高等医药院校护理学“十二五”规划教材

（供护理专业用）

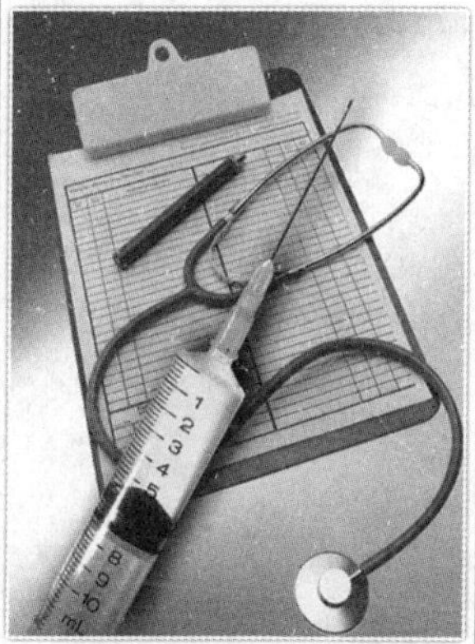

总主编　何国平　唐四元

传染病护理学

主　编　贾长宽　罗森亮

副主编　肖和平　刘志娟　陈东林　苏玉华

编　者（以姓氏笔画为序）

邓海艳　刘志娟　肖和平　吴晓莲

张希奇　李晨曦　何学文　陈东林

罗森亮　周繁华　贾长宽　雷利霞

中南大學出版社

www.csupress.com.cn

高等医药院校护理学“十二五”规划教材

（供护理专业用）

NURSING

HULI XUE

总 序

当今世界，医学科技迅猛发展，医疗对医护人员的要求越来越高，人们对健康需求越来越大，对健康越来越重视，护理工作在医院、社区、家庭的疾病防治、康复等方面起着越来越重要的作用，护士已成为国内的热门职业之一。加入 WTO 后，随着国内人才市场面向国际的开放，我国护理人才已成为目前世界各国急需的应用型、技能型、紧缺型的专业人才。护理对人才的要求除了基本技能与操作之外，还要求有不断更新知识的能力，使护士的知识从护理专业拓宽到更多学科。

护理职业的创始人南丁格尔曾说:“护理是一门艺术。”如何培养一批南丁格尔式的护理人才，是护理教育工作者的一项重要的任务。2011 年 3 月，根据国务院学位委员会公布的新修订学科目录，护理学获准成为一级学科，新的学科代码为 1011。国务院学位委员会对护理学一级学科的确认，既是对护理人员辛勤付出的肯定，也是对全国护理人员的极大鼓舞，是继国家卫生部将护理学科列入重点专科项目后，国家对发展护理学科的又一大支持。随着医学模式的转变，护理模式也发生了适应性转变，“十二五”时期如何适应新形式的发展，提高护理队伍人才素质以及实践水平，建设护理队伍和拓展护理领域，使我国护理工作水平得到整体提高，是护理教育工作者以及护理从业人员面对的重要挑战和机遇。

从教学的内涵讲，有了一支护理专业的师资队伍，就必须有一套较为完善的专业教材，以辅助教师教授护理学基本理论、基本方法、基本技能，同时也适应学科不断发展创新的要求。我们编写的系列丛书，从适应社会发展、护理职业发展和护理理念发展等层面出发，以巩固基础知识，强化前沿知识和技能为原则，选择了与现代护理发展方向紧密相关的学科，力求既适合护理人才的自主性学习，又适合教师引导性教授。

中南大学是湖南省护理专业本科自学考试主考学校，是护理专业本科网络教育招生规模最大的学校，其护理学院是全国最早的护理专业博士学位授予点，社区护理学课程被评为国家精品课程。护理学院师资力量雄厚，教学资源丰富，其悠久的教学历史和先进的教学方法、设施，已为国内外医学事业培养出众多的优秀人才。为了适应社会发展的需求，培养出更多国内外急需的护理人才，由中南大学护理学院组织湖南省及外省有护理专业教学的多家院校中教学和实践经验丰富的教授和专家编写了一套有针对性的护理专业必修课和选修课教材，即针对授课对象的不同、针对学习方法的不同、针对人才使用的不同，对以往的教材内容进行了增加或减少。本系列教材包括：

《生理学》
《病理学》
《人体解剖学》
《护理人际沟通》
《护理管理学》
《护理伦理学》
《急救护理学》
《外科护理学》
《精神科护理学》
《中医护理学(本科)》
《社区护理学》
《生物化学》
《免疫学与微生物学》
《护理专业英语》
《康复护理》
《营养护理学》
《护理学基础》
《护理学导论》
《内科护理学》
《妇产科护理》
《传染病护理学》
《中医护理学(专科)》
《护理心理学》

这套教材涵盖了护理专业基础课、主干课及人文课程，目的是帮助护理专业的学生有条理、有效率地学习，有助于学生复习课程的重点内容和自我检查学习效果，有助于学生联系相关知识，融会贯通。本套教材是自学考试、网络教育的必备教材，也是全日制护理本科学生选修之用书。为检验学生学习的效果，在本套学习教材中编写了相关模拟试题及答案，使其更切合实际，达到学习目的。

由于时间仓促，加之水平有限，书中不当之处在所难免，恳请批评指正。

何国平

前　言

《传染病护理学》教材自 2006 年 3 月出版至今已 6 年。经使用本教材的院校反馈信息认为比较适合本科和专科院校培养护理专业人才的需要，较切合当前本科、专科课程标准的要求。由于近年来又有新的传染病在全球流行，为使本教材适应新的形势，为此，我们对本教材进行了修订。

本教材在修订过程中，结合传染病新的流行趋势、特点和国内传染病学教学的实际情况，增加了当前在世界范围内流行的甲型 H1N1 流感、手足口病等疾病的护理知识。在注重基础理论、基本知识、基本技能的前提下，突出了护理内容，对护理评估、护理诊断、护理目标、护理措施、效果评价和健康指导 6 个方面进行了较大修改。为提高教材在教学、临床护理和报考护士执照的适用性，文字方面仍保持了少而精的原则。在每个章节后加了思考题，主要传染病的词汇均加了英文标注，并在附录中附有中英文词汇对照表和参考书目，以利启发学生自学。根据新的传染病防治法有关规定，对附录中传染病的隔离观察期、常用物品消毒方法和预防接种方法等内容也进行了适当调整。全书三分之一的章节由于更换了编写人是完全重写的。

本教材共分七章，第一章介绍传染病的发病规律、流行条件、特征、诊断治疗原则，重点介绍了预防和护理内容。第二章至第七章介绍了中华人民共和国传染病防治法规定管理的病毒、细菌、立克次体、寄生虫等病原体所致的20余种常见的传染病。附录了传染病的潜伏期、隔离期与接触者观察期、常用物品消毒方法表、预防接种方法表、中英文词汇对照和参考文献。

本教材既适用于护理学本科生教学，也可作为护理学专科生和在职护士继续教育的教科书。

承蒙广大师生和读者对上版教材反馈意见，使得本次修订能得以顺利进行，在此表示诚挚的感谢。由于编者能力和水平有限，难免存在不足之处，恳请使用本教材的师生、读者及护理界同仁批评指正。

编　者

2012年7月

目 录

第一章 总 论

传染病(communicable diseases)是由各种致病的病原体感染人体后所引起的具有传染性的疾病。常见的病原体为病毒、细菌、放线菌、立克次体、螺旋体、原虫和蠕虫等。原虫和蠕虫感染人体后引起的疾病又称寄生虫病。传染病是对人类健康危害很大的一组疾病。在旧社会，由于广大劳动人民缺医少药，常造成传染病在人群中广泛流行，曾夺去了千百万人的生命。新中国成立后，在“预防为主”的卫生方针指引下，开展了以除害灭病为中心的爱国卫生运动，推行免疫计划预防接种，传染病防治工作取得了巨大成就。许多传染病被控制或消灭。但有些传染病如病毒性肝炎、流行性出血热、感染性腹泻等仍广泛存在；过去已消灭的传染病如梅毒、疟疾等仍有死灰复燃的迹象；近年来，一些新发现的传染病，如艾滋病、传染性非典型肺炎、高致病性禽流感等不断传入我国；特别是随着医学科学的发展和一些诊疗新技术的应用，造成医院内感染的机会增加。因此，传染病的防治工作仍任重道远。

传染病学是研究传染病在人体的发生、发展规律，诊断、治疗、预防和促使患者恢复健康，并控制传染病在人群中发生的一门临床学科。传染病护理学除探讨传染病的一般规律外，重点是研究如何配合医生做好传染病的防治工作，促进传染病患者康复的一门临床学科。它是传染病防治工作中不可缺少的组成部分。由于传染病起病急、病情重、变化快、易播散等特点，因此，要求护理人员不仅要有传染病的护理知识，还要有高度的责任感和敏锐的洞察力，及时发现疫情，履行疫情报告职责，积极参与抢救患者，同时要熟练掌握消毒隔离技术，防止疫情扩散，积极开展卫生宣教，使人们掌握传染病的防治知识，以求达到人类社会最终消灭一切传染病的目的。

学习传染病护理学的目的在于利用已学过的基础理论知识，了解传染病的发生、发展、转归的基本规律，熟悉传染病的预防方法，杜绝传染病的传播和流行，掌握传染病的诊疗方法和护理技能，促进传染病患者的康复。

第一节　感染与免疫

一、基本概念

感染(infection)是病原体(pathogen)突破人体的防御机制，破坏机体内环境的相对稳定性，且在一定部位生长繁殖，引起不同程度的病理生理过程，又称为传染。病原体侵入机体并削弱机体防御功能，表现有临床症状者即为传染病。感染在机体内的发生、发展与转归的过程，称为感染过程。构成感染过程需要三个条件，即病原体的致病性、机体的反应性、外界环境的影响。

免疫(Immune)是指由于具有抵抗力而不患某种传染病，分先天性免疫和获得性免疫两种。

二、感染过程的表现

机体与病原体相互作用过程中，可出现以下五种不同程度的表现。

(一)病原体被清除(pathogen was cleared)

病原体侵入人体后，被机体免疫系统消灭在入侵部位或排出体外，不产生病理变化，也不引起任何临床表现。

(二)病原携带状态(pathogen be carrier state)

病原体侵入机体后，存在于机体的一定部位，但不出现疾病的临床症状，称为病原携带状态。病原携带有两种状态，一是无症状携带，即客观上不易察觉的有或无轻微临床表现的携带状态；二是恢复期携带，也称病后携带，即一般临床症状已消失，病理损伤得到修复，而病原体仍暂时或持续存在于体内。由于携带者向外排出病原体，成为具有传播感染的重要传染源。

(三)隐性感染(inapparent infection)

隐性感染也称亚临床感染(subclinical infection)病原侵袭机体后，仅出现轻微病理损害，而不出现明显的临床症状，只能通过免疫检测方能发现这一感染过程，称隐性感染。如流行性乙型脑炎、脊髓灰质炎、乙型肝炎等常有隐性感染的存在。

(四)潜伏性感染(latent infection)

病原侵入人体后，潜伏在一定部位，不出现临床表现，病原体也不被向外排出，只有当人体抵抗力降低时，病原体则乘机活跃增殖引起发病，称为潜伏性感染。常见的潜伏性感染有单纯疱疹、带状疱疹、疟疾、结核等。

(五)显性感染(apparent infection)

显性感染又称临床感染(clinical infection),病原体侵入人体后,引起机体免疫功能的改变,致使病原体不断生长繁殖,并产生毒素,导致机体出现病理变化和特有的临床表现,称为显性感染,即传染病发病。

以上感染的五种表现形式,在不同的传染病中有所不同。一般说来,隐性感染最常见,病原携带状态次之,显性感染出现比例最少,且一旦出现容易识别。上述的五种感染表现形式在一定条件下可相互转化。

三、病原体的致病性

传染过程中病原体起重要作用,其致病能力(pathogenecity)取决于以下方面。

(一)侵袭力(invasiveness)

侵袭力是指病原体突破人体的防御屏障,侵入机体并在机体内扩散的能力。某些病原体可直接侵入机体,如钩端螺旋体等;某些病原体则借助分泌的酶(如阿米巴原虫的溶组织酶、链球菌的透明质酸酶)和产生的毒素(如霍乱毒素、葡萄球菌毒素)破坏组织屏障后侵入机体;某些表面成分可抑制机体吞噬作用而促使病原体扩散。

(二)毒力(virulence)

毒力是病原体在机体内生长、繁殖、蔓延和扩散的能力。毒力由毒素和其他毒力因子组成。毒素包括内毒素和外毒素;毒力因子包括穿透能力、侵袭能力及溶组织能力等。

(三)数量

病原体入侵的数量是重要的致病条件,侵入的数量越多,引起的传染性越大,潜伏期可能越短,病情也就越严重。

(四)病原体的定位与扩散形式

病原体在人体内寄生有一定的特异的定居部位,特异性定位由特异的侵入门户与传入途径所决定,特异性定位又决定着病原体排出途径。如伤寒沙门菌经口传入,定位于肠道网状内皮系统,借助粪便排出体外。白喉棒状杆菌经鼻咽部侵入,定位于鼻咽部,借助鼻咽分泌物排出体外。不同病原体有其不同的特异性定位。

病原体在体内的扩散通过三种形式。

1. 直接扩散

病原体由原入侵部位直接向近处或远处组织细胞扩散。

2. 血流扩散

大部分病原体侵入机体后通过血液扩散，如脊髓灰质炎病毒先进入血流再经外周神经到达中枢神经系统；麻疹病毒、巨细胞病毒、单纯疱疹病毒通过吸附在白细胞或红细胞内扩散；布鲁氏菌进入单核细胞扩散；流感病毒吸附于红细胞表面；疟原虫侵入红细胞内。

3. 淋巴管扩散

病原体侵入机体后借助淋巴液到达局部淋巴结，再由淋巴结进入血流，扩散于各组织细胞。绝大部分病原体通过此种形式。

（五）变异性

病原体在长期进化过程中，受各种环境的影响，当外环境改变影响遗传信息时，引起一系列代谢上的变化，其结构形态、生理特性均发生改变。

四、传染过程中机体的免疫应答反应

传染过程中，人体的免疫反应分为非特异性和特异性免疫应答两类。免疫反应是机体的一种保护性反应，通过识别和排除病原体和抗原性异物，达到维护机体的生理平衡和内环境的稳定。变态反应则能促进病理生理过程及组织损伤，对人体多有害。

（一）非特异性免疫（nonspecific immunity）

非特异性免疫是先天性的，非针对某一特定抗原物质的免疫反应应答，其特点是有种属的差异，稳定性好，可遗传给子代，主要表现以下三方面的功能。

1. 机体屏障

机体屏障包括外部屏障和内部屏障。外部屏障如皮肤、黏膜及其分泌物等，皮肤黏膜除通过机械阻挡病原体的入侵外，还可通过分泌的汗腺液，乳酸，脂肪酸以及不同部位黏膜分泌的溶菌酶、黏多糖、胃酸、蛋白酶等对病原体发挥杀灭作用。内部屏障，如血－脑脊液屏障、胎盘屏障等。

病原体由血液进入脑组织时，血－脑屏障可起阻挡与保护作用，婴幼儿血－脑屏障不健全，病原体可侵入脑组织。胎盘屏障易阻挡母体内病原体侵入胎儿，妊娠头 3 个月内，胎盘屏障尚未健全，母体感染风疹病毒后，易通过尚未健全的胎盘屏障引起胎儿感染。

2. 吞噬作用

在肝脏、脾脏、骨髓、淋巴结、肺泡及血管内皮有固定的吞噬细胞，谓之巨噬细胞，在血液中游动的细胞名为单核细胞，以及血液中的中性粒细胞，均具有强大的吞噬作用，其吞噬过程包括趋化、吞入、调理、杀灭等。

3. 体液因子

血液、各种分泌液与组织液含有补体、溶菌酶、备解素、干扰素等杀伤物质，可直接或通过免疫调节作用清除病原体。

（二）特异性免疫（specific immunity）

特异性免疫又称获得性免疫，具有特异性，能抵抗同一种微生物的重复感染，不能遗传。分为细胞免疫与体液免疫两类。

1. 细胞免疫

T细胞是参与细胞免疫的淋巴细胞，当T细胞受到抗原刺激后，转化为致敏淋巴细胞，并表现出特异性免疫应答，免疫应答只能通过致敏淋巴细胞传递，故称细胞免疫。细胞免疫主要通过抗感染、免疫监视、移植排斥、参与迟发型变态反应起作用。其次辅助性T细胞与抑制性T细胞还参与体液免疫的调节。

2. 体液免疫

B细胞是参与体液免疫的致敏细胞。在抗原刺激下转化为浆细胞，并产生特异性抗体，即免疫球蛋白（immunoglobulin，Ig），如IgG、IgM、IgA、IgE、IgD等。抗体有中和病毒颗粒和外毒素、促进吞噬细胞吞噬、参与溶解和杀伤被感染的细胞的作用。

（三）变态反应（allergy）

抗原抗体在体内的相互作用中，转变为对人体不利表现，出现异常免疫反应，即变态反应（过敏反应）。变态反应分为四型。

1. 第Ⅰ型变态反应（速发型）

如血清过敏性休克，青霉素过敏反应，寄生虫感染时的过敏反应。

2. 第Ⅱ型变态反应（细胞溶解型）

如输血反应，药物过敏性血细胞减少。

3. 第Ⅲ型变态反应（免疫复合物型）

如出血热，链球菌感染后肾小球肾炎。

4. 第Ⅳ型变态反应（迟发型）

细胞内寄生的细菌性疾病如结核病，布鲁氏菌病，某些真菌感染等。

第二节 传染病的流行过程

传染病在人群中的发生、发展和转归的过程，称为传染病的流行过程。其发生需要三个基本条件，即传染源、传播途径和人群易感性，而流行过程本身也受社会因素和自然因素的影响。

一、流行过程的基本条件

传染病的流行必须具备三个基本条件。三个条件同时存在方能构成传染病流行，缺少其中的任何一个条件，新的传染不会发生，不可能形成流行。

（一）传染源（source of infection）

传染源是指体内带有病原体，并不断向体外排出病原体的人和动物。

1. 患者

在大多数传染病中，患者是重要传染源，然而在不同病期的患者，传染性的强弱有所不同，尤其在发病期其传染性最强。

2. 病原携带者

病原携带者包括病后病原携带和无症状病原携带，病后病原携带称为恢复期病原携带者，3 个月内排菌的为暂时病原携带者，超过 3 个月的为慢性病原携带者。病原携带者不易发现，具有重要流行病学意义。

3. 受染动物

传播疾病是以动物为传染源，动物作为传染源传播的疾病，称为动物性传染病，如狂犬病，布鲁氏菌病等。野生动物为传染源的传染病，称为自然疫源性传染病，如流行性出血热、鼠疫等病。

（二）传播途径（route of transmission）

病原体从传染源排出体外，经过一定的传播方式到达与侵入新的易感者的过程，称传播途径。传播方式分为四种。

1. 水与食物传播

病原体借粪便排出体外，污染水和食物，易感者通过污染的水和食物受染。菌痢、伤寒、霍乱、甲型病毒性肝炎等病通过此方式传播。

2. 空气飞沫传播

病原体由传染源通过咳嗽、喷嚏、谈话排出的分泌物和飞沫使易感者吸入受染。流脑、猩红热、百日咳、流感、麻疹等病,通过此方式传播。

3. 虫媒传播

病原体在昆虫体内繁殖，完成其生活周期，通过不同的侵入方式使病原体进入易感者体内。蚊、蚤、蜱、恙虫、蝇等昆虫为重要传播媒介。如蚊传播疟疾、丝虫病、乙型脑炎，蜱传播回归热，虱传播斑疹伤寒，蚤传播鼠疫，恙虫传播恙虫病。由于病原体在昆虫体内的繁殖周期中的某一阶段才能造成传播，故称生物传播。病原体通过蝇机械携带传播于易感者称机械传播。如菌痢、伤寒等。

4. 接触传播

接触传播有直接接触与间接接触两种传播方式。如皮肤炭疽、狂犬病等均为直接接触而受染。多种肠道传染病通过污染的手传染，称之间接传播。

5. 血液、体液传播

通过输液、输血或唾液、精液等传播，如乙型肝炎、艾滋病等。

（三）易感人群

易感人群是指人群对某种传染病病原体的易感程度或免疫水平。新生人口增加、易感者(susceptible)的集中或进入疫区，易引起传染病流行。病后获得免疫、人群隐性感染、人工免疫，均使人群易感性降低，不易传染病流行或终止其流行。

二、影响流行过程的因素

（一）自然因素

自然因素包括地理因素与气候因素。大部分虫媒传染病和某些自然疫源性传染病，有较严格的地区和季节性。与水网地区、气候温和、雨量充沛、草木丛生适宜于储存宿主，也适宜啮齿动物、节肢动物的生存繁衍。寒冷季节易发生呼吸道传染病，夏秋季节易发生消化道传染病。

（二）社会因素

社会因素主要与人民的生活水平，社会卫生保健事业的发展，预防普及密切相关。生活水平低，工作与卫生条件差，可致机体抗病能力低下，无疑增加感染的机会，也是构成传染病流行的条件之一。新中国成立以来消灭了烈性传染病和控制了部分寄生虫病的流行，并使呼吸道传染病发病率降低，显然与优越的社会主义制度息息相关。

三、流行特征

（一）强度特征

传染病流行过程中可呈散发、暴发、流行及大流行。

（二）地区特征

某些传染病和寄生虫病只限于一定地区和范围内发生，自然疫源性疾病也只限于一定地区内发生，如血吸虫病多发生在湖区，此类传染病有其地区分布特征，又称地方性传染病。

（三）季节特征

季节特征是指传染病的发病率随季节的变化而升降，不同的传染病大致上有不同的季节性。季节性的发病率升高与温度、湿度、传播媒介因素、人群流动有关。

(四)职业特征

某些传染病与所从事职业有关，如炭疽、布鲁氏菌病等。

(五)年龄特征

如某些传染病，尤其是呼吸道传染病，儿童发生率高。

第三节　传染病的特征

一、基本特征

(一)有病原体(pathogen)

每种传染病都有其特异的病原体，包括病毒、立克次体、细菌、真菌、螺旋体、原虫等。

(二)有传染性(infectivity)

病原体从宿主排出体外，通过一定方式，到达新的易感染者体内，呈现出一定传染性，其传染强度与病原体种类、数量、毒力、易感者的免疫状态等有关。

(三)有流行性(epidemic)

流行病在人群中连续发生，引起不同程度蔓延的特性称流行性。传染病流行表现出不同的强度和广度。若传染病在人群中散在发生称为散发；当一个地区某病的发病率超过了历年同期的发病水平称为流行；某种传染病在一个短时期内迅速传播、蔓延，超过了一般的流行强度称为大流行；若某一局部地区或单位，在短期内突然出现众多的同一种疾病的患者称为暴发。有些传染病受自然因素和社会因素的影响，其流行局限在一个地区称地方性流行；传染病流行地某一季节明显升高称季节性流行。

(四)有免疫性(immunity)

传染病痊愈后，人体对同一种传染病的病原体不再产生感染发病称为有免疫性。不同的传染病和不同的个体，病后获得免疫状态有所不同，有的传染病患病一次后可获得终生免疫，如麻疹、白喉等。若传染病痊愈后，经过一定时间，又被同一种病原体感染称再感染，如细菌性痢疾、流行性感冒；某种疾病在发病中，又被同一种病原体再度侵袭而感染称重复感染，如血吸虫、丝虫病、疟疾等；发病过程已转入恢复期或接近痊愈，而该病原体再度出现并繁殖，原症状再度出现称复发，如伤寒、疟疾；临床症状已缓解，但体温尚未正常而又复上升、症状略见加重者称再燃，如伤寒。

二、临床特征

（一）病程发展的阶段性

按传染病的发生、发展及转归，通常可分为四期。

1. 潜伏期(incubation period)

潜伏期是指病原体侵入人体起，至首发症状时间。不同传染病其潜伏期长短各异，短至数小时，长至数月乃至数年。同一种传染病，各患者之潜伏期长短也不尽相同。通常细菌潜伏期短于蠕虫病。细菌性食物中毒潜伏期短，短至数小时。狂犬病、获得性免疫缺陷综合征其潜伏期可达数年。推算潜伏期对传染病的诊断与检疫有重要意义。

2. 前驱期(prodromal period)

前驱期是潜伏期末至发病期前，出现某些临床表现的一短暂时间，一般1~2天，呈现乏力、头痛、微热、皮疹等表现。多数传染病看不到前驱期。

3. 发病期(period of apparent manifestation)

发病期又称症状明显期，是各传染病的特有症状和体征，随病程发展陆续出现的时期。症状由轻而重，由少而多，逐渐或迅速达高峰。随机体免疫功能的产生与提高趋向恢复。

4. 恢复期(conbalescent period)

恢复期是病原体完全或基本消灭，免疫力提高，病变修复，临床症状陆续消失的时间。多为痊愈而终结，少数疾病可留有后遗症。

（二）常见的症状和体征

1. 发热及热型

发热为传染病的共同表现，然而，不同传染病其热度与热型又不尽相同。按热度高低可呈低热、中度热、高热和超高热。按热型分为稽留热，多见于伤寒；弛张热，多见于伤寒缓解期、败血症以及化脓性感染性疾病；间歇热，见于疟疾；波状热，见于布鲁氏菌病；回归热，见于回归热病；双峰热，多为黑热病；消耗热，多见于结核病。

2. 皮疹

皮疹为传染病特征之一。不同传染病有不同的疹形，包括斑疹、丘疹、斑丘疹、红斑疹、玫瑰疹、瘀点、疱疹、脓疱疹、荨麻疹等。皮疹出现的天期、部位、出疹顺序、皮疹的数目等，各种传染病不完全相同。常见出疹性传染病有猩红热、麻疹、水痘、斑疹伤寒、伤寒、流行性脑脊髓膜炎、流行性出血热、败血症等。

3. 中毒症状

病原体及其毒素进入血循环乃至扩散全身，可出现四种形式的中毒症状。

(1)毒血症(toxemia)：是指病原体在局部繁殖，所产生的内毒素与外毒素进入血循环，使全身出现中毒症状者。

(2)菌血症(bacteremia)：是指病原菌在感染部位生长繁殖，不断入血，只作短暂停留，并不出现明显临床症状者。病毒侵入血循环者称病毒血症(viremia)，其他病原体亦然，如立克次体血症(rickettsemia)，螺旋体血症(spirochetemia)等。

(3)败血症(sopticemia)：病原菌在局部生长繁殖，不断侵入血循环并继续繁殖，产生毒素，引起全身出现明显中毒症状及其他组织器官明显损伤的临床症状等。

(4)脓毒血症(pyemia)：病原体由血流扩散，到达某一或几个组织器官内繁殖，使之损害，形成迁徙性化脓性病灶者。

(三) 临床类型

传染病的临床类型有助于诊断、判断病情变化及传染病转归等，可将传染病分为各种临床类型。根据起病缓急及病程长短，分为急性、亚急性和慢性(包括迁延型)。按病情轻重分为轻型、普通型、重型及暴发型。按病情特点分为典型与非典型：非典型包括顿挫型及逍遥型，顿挫型的特征是指症状出现后，短时间内得到缓解或即行消失，如伤寒和脊髓灰质炎患者中的少数病例；逍遥型的特征是症状不明显，但病变仍在进行，突然出现并发症而加重病情，此类型可见于伤寒患者，常常在发生肠出血及肠穿孔时方被发现。

第四节 传染病的诊断

早期正确诊断传染病，是采取防止疫情扩散和促进患者康复的基础。特别是鼠疫、霍乱等烈性传染病以及艾滋病，对首例的诊断具有重要意义，其诊断方法与步骤如下。

一、临床特点

传染病的诊断包括详细询问病史及体格检查并加以综合分析。依其潜伏期长短、起病的缓急、发热特点、皮疹特点、中毒症状、特殊症状及体征可作出初步诊断。如猩红热的红斑疹，麻疹的口腔黏膜斑，百日咳的痉挛性咳嗽，白喉的假膜，流行性脑脊髓膜炎的皮肤瘀斑，伤寒的玫瑰疹，脊髓灰质炎的肢体弛缓性瘫痪、流行性出血热的“三红”(颜面部红、颈部红、前胸部红)及球结膜水肿等。

二、流行病学资料

流行病学资料包括发病地区、发病季节、既往传染病情况、接触史、预防接种史；还包括年龄、藉贯、职业、流行地区旅居史等，结合临床资料的归纳分析，有助于临床诊断。

三、实验室检查

（一）三大常规检查

1. 血液常规

大部分细菌性传染病白细胞总数及中性粒细胞增多，唯有伤寒减少，布鲁氏菌病减少或正常。绝大多数病毒性传染病白细胞总数减少且淋巴细胞比例增高，但流行性出血热、流行性乙型脑炎总数增高。血中出现异型淋巴细胞，见于流行性出血热、传染性单核细胞增多症。原虫病白细胞总数偏低或正常。

2. 尿液常规

流行性出血热、钩端螺旋体病的患者尿内有蛋白、白细胞、红细胞、且前者尿内有膜状物。黄疸型肝炎尿胆红质阳性。

3. 粪便常规

菌痢、肠阿米巴病，呈黏液脓血便和果酱样便；细菌性肠道感染多呈水样便或血水样便或混有脓及黏液；病毒性肠道感染多为水样便或混有黏液。

（二）病原体检查

1. 直接检查

脑膜炎双球菌、疟原虫、微丝蚴、溶组织阿米巴原虫及包囊，血吸虫卵，螺旋体等病原体可在镜下查到及时确定诊断。

2. 病原体分离

依不同疾病取血液、尿、粪、脑脊液、骨髓、鼻咽分泌物、渗出液、活检组织等进行培养与分离鉴定。细菌能在普通培养基或特殊培养基内生长，病毒及立克次体必须在活组织细胞内增殖，培养时根据不同的病原体，选择不同的组织与培养基或动物接种。

（三）免疫学检查

免疫学检查是一种特异性的诊断方法，广泛用于临床检查，以确定诊断和流行病学调查。血清学检查可用已知抗原检查未知抗体，也可用已知抗体检查未知抗原。抗体检查抗原的称反向试验，抗原抗体直接结合的称直接反应，抗原和抗体利用载体相结合的称间接反应。测定血清中的特异性抗体需检查双份血清，恢复期抗体滴度需超过病初滴度 4 倍才有诊断意义。免疫学检查包括：

1. 特异抗体检测

①直接凝集试验；②间接凝集试验；③沉淀试验；④补体结合试验；⑤中和试验；⑥免疫荧光检查；⑦放射免疫测定；⑧酶联免疫吸附试验。

2. 细胞免疫功能检查

常用的有皮肤试验，E 玫瑰花形成试验，淋巴细胞转化试验，血液淋巴细胞计数，T 淋巴细胞计数及用单克隆抗体检测 T 细胞亚群以了解各亚群 T 细胞数和比例。

3. 分子生物学检测

利用核素 ^{32}P 或生物素标记的分子探针可以检出特异性的病毒核酸。近年发展起来的聚合酶链反应技术(polymerase chain reaction，PCR)是利用人工合成的核苷酸序列作为“引物”，在耐热 DNA 聚合酶的作用下，通过变化反应温度，扩增目的基因，用于检测体液、组织中相应核酸的存在，在扩增循环中 DNA 片段上百万倍增加是很特异和非常灵敏的方法。随着分子生物学技术的进步发展，可以设想分子生物学技术在传染病诊断方面有着光辉的前景。

4. 其他

有气相色谱、鲎试验、诊断性穿刺、乙状结肠镜检查、活体组织检查、生物化学检查、X 线检查、超声波检查、核素扫描检查、电子计算机体层扫描(CT)等检查。

第五节　传染病的治疗

一、治疗原则

(一)正确治疗、精心护理与消毒隔离相结合

早发现、早隔离、早治疗是消灭病原体，控制传染病的流行的关键。精心制定相应的护理措施是促进患者康复的重要一环。在做好治疗与护理的同时，还必须做好隔离、消毒、疫情报告、接触者的检疫与流行病学调查等工作。

(二)病原治疗与对症支持治疗相结合

针对病原消灭病原体、中和毒素是最根本、最有效的治疗措施。对症支持治疗是增强患者抗病能力、提高治愈率、促使患者早日康复的重要措施，也是实施病原治疗的基础。

(三)西医治疗与中医药治疗相结合

中医学对传染病的治疗积累了丰富的经验，中西医结合起着互为补充、提高疗效的作用。

二、治疗方法

（一）一般治疗与支持治疗

根据传染病的传染性、传播途径和传染期的不同，收住相应隔离病室（详见本章第七节）。病室保持安静、清洁，空气流通，使患者保持良好的休息状态。同时要做好病室的消毒工作（详见本章第七节）。注意饮食调节，根据不同的病情给予流质、半流质软食等，对进食困难的患者需喂食、鼻饲或静脉补液，以维持水、电解质平衡，保证足够的热量，供给必要的营养及各种维生素。

（二）病原治疗

病原治疗有清除病原体，控制病情发展，消除症状和治愈患者的作用，是治疗传染病的关键措施。常用的治疗有：

1. 抗生素疗法

病原治疗中抗生素的应用最为广泛，对细菌、立克次体和螺旋体感染有较好的疗效。常用的抗生素有青霉素类、头孢菌素类、氨基苷类、四环素类、氯霉素类、大环内酯类、多黏菌素类、林可霉素类等。选用抗生素的原则是：

（1）严格掌握适应证，先用针对性强的抗生素。

（2）病毒感染性疾病抗生素无效，不宜选用。

（3）用抗生素前需要作病原培养，并按药敏试验选药。

（4）多种抗生素治疗无效的未明原因发热患者，不宜继续使用抗生素。

（5）对疑似细菌感染又无培养结果的危急患者，或免疫功能低下的传染病患者可试用抗生素。

（6）预防性应用抗生素必须目的性明确。

2. 免疫疗法

（1）抗毒素（sntitoxin）：用于治疗白喉、破伤风、肉毒杆菌中毒等外毒素引起的疾病。

（2）免疫调节剂（immunomodulator）：临床多用左旋咪唑、胎盘肽、白细胞介素-α 等。

3. 抗病毒疗法

（1）金刚烷胺、金刚烷乙胺可改变膜表面电荷阻止病毒进入细胞，用于甲型流感预防。

（2）碘苷（疱疹净）、阿糖腺苷、利巴韦林（病毒唑）等可阻止病毒基因的复制，用于疱疹性脑炎、乙型脑炎、乙型肝炎、流行性出血热等的治疗。

（3）干扰素、聚肌胞等药通过抑制病毒基因起作用，用于乙型肝炎、流行性出血热等疾病的治疗。

4. 化学药物疗法

常用磺胺药治疗流行性脑脊髓膜炎，氯化喹啉、伯氨喹啉治疗疟疾，吡喹酮治疗血吸虫病和肺吸虫病，甲硝唑（灭滴灵）治疗阿米巴病，海群生治疗丝虫病。喹诺酮类药物对沙门氏菌、各种革兰阴性菌、厌氧菌、支原体、衣原体有较强的杀灭作用。

（三）对症治疗

1. 降温

对高热患者可用冰袋、乙醇擦浴、温水灌肠等物理疗法，也可针刺合谷、曲池、大椎等穴位。超高热患者可用亚冬眠疗法，也可间断使用肾上腺皮质激素。

2. 纠正水、电解质及酸碱失衡

高热、呕吐、腹泻、大汗、多尿等易致失水、失盐、酸中毒等，可通过口服及静脉给予纠正。

3. 镇静止惊

因高热、脑缺氧、脑水肿、脑疝等发生的惊厥或抽搐，应立即采用降温、镇静药物、脱水药等处理。

4. 心功能不全

应给予强心药、改善血循环、纠正与解除引起心功能不全的诸因素。

5. 微循环障碍

补充血容量、纠正酸中毒、调整血管舒缩功能。

6. 呼吸衰竭

去除呼吸衰竭的原因，保持呼吸道通畅，吸氧，呼吸中枢兴奋药应用，人工呼吸机辅助呼吸等。

（四）中医中药治疗

传染病在中医学属温病范畴。卫、气、营、血分别代表传染病的病期、病程发展的不同阶段。依次采用解表宣肺、清气泻下、清营开窍及滋阴化瘀的治则施以治疗。常用的方剂有银翘散、桑菊饮、白虎汤、至宝丹、安宫牛黄丸、紫雪丹等。许多中草药具有抗菌、抗病毒、调节免疫功能的作用。中西医结合治疗流行性乙型脑炎、病毒性肝炎、流行性出血热、晚期血吸虫病等都取得了较好的效果。针灸疗法在传染病的治疗中应用范围广泛，对退热、止惊、止痛、肢体瘫痪及其他后遗症的治疗，均有不同程度的效果。

第六节 传染病的预防

传染病的预防是为了控制和消灭传染病，从而达到保护人民健康、保证社会安定、促进国家现代化建设的目的。临床医护人员往往是传染病患者的首先发现者，因此及时报告和隔离患者就成为了医护人员义不容辞的义务和责任。针对传染病流行过程的三个基本环节，认真贯彻预防为主的方针，采取综合性防疫措施。其主要措施如下：

一、管理传染源

根据2004年8月28日中华人民共和国第十届全国人民代表大会常务委员会第十一次会议修订通过的《中华人民共和国传染病防治法》规定，传染病分为甲类、乙类和丙类。

甲类传染病(2种)是指：鼠疫、霍乱。

乙类传染病(26种)是指：传染性非典型肺炎、艾滋病、病毒性肝炎、脊髓灰质炎、人感染高致病性禽流感、甲型H1N1流感、麻疹、流行性出血热、狂犬病、流行性乙型脑炎、登革热、炭疽、细菌性和阿米巴性痢疾、肺结核、伤寒和副伤寒、流行性脑脊髓膜炎、百日咳、白喉、新生儿破伤风、猩红热、布鲁氏菌病、淋病、梅毒、钩端螺旋体病、血吸虫病、疟疾。

丙类传染病(11种)是指：流行性感冒、流行性腮腺炎、风疹、急性出血性结膜炎、麻风病、流行性和地方性斑疹伤寒、黑热病、包虫病、丝虫病、感染性腹泻病(除霍乱、细菌性和阿米巴性痢疾、伤寒和副伤寒以外)、手足口病。

(1)强制管理传染病，发现甲类传染病和乙类传染病中的肺炭疽、传染性非典型性肺炎、脊髓灰质炎、高致病性禽流感的患者、疑似患者、其他暴发性传染病、新发传染病，以及不明原因的传染病疫情，接诊医生诊断后城镇应在2小时以内，农村6小时以内，以最快方式向当地县级疾病控制机构报告，同时填送传染病报告卡。对其他乙类患者和疑似患者城镇6小时以内，农村12小时以内向疾病控制机构报告。丙类传染病患者、疑似患者要求在24小时以内向疾病控制机构报告。

(2)属监测管理的传染病，卫生防疫人员和医护人员，对疫情不得隐瞒、谎报或授意他人隐瞒与谎报疫情，否则属违法行为。

(3)要求早发现、早诊断、早隔离和积极治疗患者。特别是对食品制作供销人员、炊事员、保育员作定期带菌检查，及时发现、及时治疗和调换工作。对传染病接触者，须进行医学观察、留观、集体检疫，必要时进行免疫疗法或药物预防、预防接种。有关接触者检疫期和观察期参阅附录。

(4)对动物传染源，有经济价值的野生动物及家畜，应隔离治疗，必要时宰杀，并加以消毒，无经济价值的野生动物发动群众予以捕杀。

二、切断传播途径

根据传染病的不同传播途径，采取不同防疫措施。肠道传染病做好床旁隔离、吐泻物消毒、加强饮食卫生及个人卫生、做好水源及粪便管理。呼吸道传染病，室内应开窗通风，使空气流通、定时进行空气消毒，戴口罩，做好个人防护。虫媒传染病，应有防虫设备，并采用药物杀虫、防虫、驱虫。

三、保护易感人群

提高人群抵抗力，有重点、有计划的进行预防接种，提高人群特异性免疫功能。人工自动免疫是有计划的对易感者进行疫苗、菌苗、类毒素的接种，接种后免疫力在1~4周内出现，持续数月至数年。人工被动免疫是紧急需要时，注射抗毒血清、丙种球蛋白、胎盘球蛋白、高效免疫球蛋白。注射后免疫功能迅速出现和提高，维持1~2个月即失去作用。儿童计划免疫对传染病预防起着关键性的作用，具体的免疫接种方法参阅附录。

第七节　传染病的护理

一、传染病护理工作特点

传染病具有传染性，在一定条件下可以造成传播，对人类健康危害极大，故做好传染病的护理工作有着特别重要的意义。

(1)传染病发病急、变化快、病情重、并发症多、死亡率高，所以从事传染病护理工作的人员应有高度的责任感和敏锐的洞察力，准确、细致地观察病情，及时发现病情变化，配合医生争分抢秒地采取抢救措施，挽救患者生命。

(2)严格实行消毒、隔离制度是传染病护理工作的重点，传染病医院是传染病患者集中的场所，如不严格实行消毒、隔离制度，易造成传染病的传播和扩散。因此，要求从事传染病护理工作的人员必须熟悉各种传染病病原体的特性及其流行的环节，掌握各种消毒、隔离操作技术。严格遵守各项管理制度，有效地控制传染病的传播。

(3)从事传染病护理工作的人员也是传染病的责任报告人之一，应熟悉传染病报告制度，及时准确向有关部门报告疫情。

(4)传染病护理工作繁杂，从事传染病护理工作的人员不仅要参加治疗、抢救和护理患者，还要做好患者及其亲属的思想工作，宣传预防传染病的有关知识，指导相关人员掌握消毒、隔离方法。因此，要求护理人员要沉着冷静、思绪清晰、有条不紊地做好各项工作。

二、传染病的消毒

(一)消毒的定义

消毒是用物理或化学方法消灭停留在不同传播媒介物上的病原体，以切断传播途径，阻止和控制传染的发生。

(二)消毒种类

1. 预防性消毒

对可能受到病原体污染的人员、物品和场所实施的消毒措施，以预防传染病的发生。如医护人员手臂的消毒、饮水消毒及被服、餐具等的消毒。

2. 疫源区的消毒

疫源区的消毒是指对存在或曾经存在传染源的地域进行消毒，其目的是消灭由传染源排泄到外界的病原体，可分为随时消毒和终末消毒两种：

(1)随时消毒：指随时对传染源排出的排泄物、分泌物及其所污染的物品进行消毒，如患者呕吐物、痰液、粪便的消毒处理等。

(2)终末消毒：指传染源离开疫源区所进行的最后一次彻底的消毒。如患者痊愈或死亡后，对患者的居住地及用物的消毒。

(三)消毒方法

参阅本教材附录二各种物品常用消毒方法及护理学基础有关章节。

三、传染病的隔离

(一)隔离的定义

隔离是把传染病患者或病原携带者，与健康人和非传染患者分开，安置在指定地方，进行集中治疗和护理，以防传染和扩散。

(二)传染病科室的设施要求

1. 传染病门诊的设施

传染病科门诊应与普通门诊分开，并分别设置消化道传染病、呼吸道传染病等诊室，每个诊室为1个隔离单位，只诊治相应的传染病患者。有条件的医院应另设挂号收费处、小药房、治疗室、观察室等。

2. 传染病病房的设施

传染病病房应分设患者生活区与医护人员工作区两部分，由较宽的内走廊隔开，病房内应安装紫外线灯、消毒柜等消毒设备，以及防蚊、蝇设备和污物处理、污水净化装置。

3. 传染病房划区及隔离要求

根据污染程度及工作需要，将传染病房划分为清洁区、污染区与半污染区。各区隔离要求有所不同：

(1)清洁区：指未被病原体污染的区域，如值班室、配餐室、会议室等。

隔离要求：①患者和患者接触过的物品不得进入清洁区；②工作人员与患者接触后应更衣、洗手消毒后才能进入清洁区。

(2)污染区：指常与患者接触或经常被病原体污染的区域，包括病室、患者洗漱间、厕所及入院处置间等。

隔离要求：①工作人员进入污染区时应按不同病种的隔离要求做好防护措施；②工作人员离开污染区时应按要求做好消毒工作；③污染区的一切用物必须经严格消毒后方可送入半污染区。

(3)半污染区：指有可能被病原体污染的区域，如内走廊、医护办公室、治疗室及消毒室等。

隔离要求：①工作人员进入半污染区时一般不穿隔离衣，以减少交叉感染机会；②患者不得进入半污染区；③治疗室内已消毒的物品要与污染的物品严格区分放置，由病室带回的物品应先消毒后放置在室内指定位置。

(三)隔离种类

1. 呼吸道隔离(蓝色标志)

适用于各种呼吸道传染病，如麻疹、流行性腮腺炎、流行性脑脊髓膜炎等。隔离要求：

(1)相同病种住同一房间，床与床之间距离为2米。必要时屏风遮挡。

(2)接近患者时应戴口罩，必要时穿隔离衣和戴手套。

(3)患者如要到其他科室做检查时必须戴口罩。

(4)患者的呼吸道分泌物或被分泌物污染的物品需消毒处理后弃去或再使用。

(5)病室每天进行空气消毒2次，保持空气流动和适当的温、湿度；地面用消毒液每天擦洗2次。

2. 消化道隔离(棕色标志)

适用于消化道传染病，如伤寒、甲型肝炎、细菌性痢疾等。隔离要求：

(1)最好按病种分室收治患者，不同病种同居一室时，病床之间必须实行床边隔离，并挂上“床旁隔离”标记。

(2)护理患者时要穿隔离衣，做不同病种护理时要更换隔离衣，操作完毕要严格消毒洗手。

(3)患者的餐具、便器要专用，用后要消毒。患者的呕吐物及排泄物要进行消毒处理。

(4)患者之间不能交换物品。

(5)做好病室的防蝇、灭蝇及灭蟑螂工作。

3. 严密隔离(黄色标志)

适用于甲类传染病及传染性强、死亡率高的传染病，如霍乱、鼠疫和传染性非典型性肺炎等。隔离要求：

(1)收住单房，门上标明“严密隔离”标记。门口设置用消毒液浇洒的脚垫，门把手包以消毒液浸湿的布套。

(2)病房内设备物品专用，物品未经严密消毒处理不得拿出室外。

(3)进入室内必须戴帽子、口罩、穿隔离衣及换隔离鞋。

(4)患者的食具、便器、排泄物及分泌物均按不同的处理方法严格消毒处理。

(5)患者禁止出病室，禁止探视和陪住。

(6)病室每天须消毒 1～2 次，患者出院或死亡，其病室必须进行终末消毒。

4. 接触隔离(橙色标志)

适用于病原体直接或间接地接触皮肤或黏膜而引起的传染病，如破伤风、狂犬病等。隔离要求：

(1)不同病种应分室收住。

(2)接触患者或为患者进行护理操作时应戴帽子、戴口罩、穿隔离衣及戴手套，护理不同病种的患者时，须更换隔离衣及手套，并应清洁洗手。

(3)已被污染的用具和敷料应严密消毒或焚烧。

(4)患者出院或死亡，病室应进行终末消毒。

5. 血液、体液隔离(红色标志)

适用于由血液、体液及血制品传播的传染病，如乙型肝炎、艾滋病等。

(1)同病种患者可同居一室，不同病种应分室收住。

(2)接触患者的血液、体液时需戴手套。必要时穿隔离衣及戴护目镜。

(3)医疗器械尽可能使用一次性用品，没有条件时应对器械进行严格消毒。

(4)被患者的血液或体液污染的物品，应销毁或装入污物袋中，并作好标记，送出病房进行彻底消毒处理或焚烧。

(5)护理患者或接触患者的血液、体液后，要消毒双手才能再检查护理其他患者。

四、传染病常见症状及其护理

(一)发热

当体温调节中枢受致热原作用或本身功能障碍时，使产热增加，而散热相对减少，使体温升高超过正常范围的高限时，称为发热。是多数传染病引起的常见症状之一。

发热对机体代谢及重要系统功能均可产生影响，如可使机体分解代谢增强，消耗增加，导致患者体重下降、免疫功能降低。发热引起呼吸加快、皮肤水分蒸发增多和消化液分泌减少，导致机体水、电解质及酸碱失衡，出现口干、食欲不振、恶心呕吐，甚至休克。高热还可影响患者的神经系统，出现烦躁不安、谵语，小儿高热易发生惊厥。

1. 护理诊断

(1)体温增高　与病原体感染有关。

(2)体液不足　与体温增高呼吸加快、皮肤水分蒸发增多有关。

(3)知识缺乏

2. 护理目标

(1)体温得到控制。由发热引起的身心不适减轻。

(2)水、电解质失衡得到及时补充。

(3)患者及其亲属了解发热的相关知识，能配合治疗与护理。

3. 护理措施

(1)心理护理：做好解释和指导工作，使患者及其亲属了解发热的相关知识，消除心理恐惧，积极配合治疗和护理。

(2)卧床休息：发热时应嘱患者卧床休息，保持一定的室温和室内空气流动，使患者心情平静，勤换体位，促进患者舒适，防止发生压疮。

(3)营养与饮食：能口服者应给以高热量、高蛋白、富含维生素、易消化的流质或半流质饮食，注意补充足够的液体；不能进食者应给予静脉输液，以维持水、电解质平衡。

(4)病情观察：注意观察生命体征、意识、瞳孔的变化，记录每天出入量和体重，观察发热引起的身心反应的变化、治疗及护理效果等。

(5)降温措施：可采用物理降温，如温水擦浴、乙醇擦浴、冰袋、冰水灌肠等。但应注意有皮疹的患者禁用乙醇擦浴，以避免对皮肤的刺激。对持续高热物理降温效果不明显者，可按医嘱采用药物降温。护士应了解退热药的成分、药理作用、禁忌证等，避免发生不良反应及过敏反应。还应注意用量不宜过大，以免大量出汗引起虚脱。高热伴惊厥者，可应用人工冬眠疗法，行人工冬眠时应注意观察生命体征和保持呼吸道通畅，并注意做好皮肤护理，防止冻伤。

（6）一般护理：注意保持口腔卫生、协助患者在饭后、睡前漱口，病情危重者给予特殊口腔护理，避免口腔内感染。做好患者皮肤护理，大出汗后应用温水擦拭，及时更换内衣、被褥，保持皮肤清洁、干燥，预防感染。

4. 效果评价

（1）体温是否降至正常，发热引起的身心反应是否消失，患者感到舒适。

（2）患者水、电解质是否得到及时补充，体液不足症状是否消失。

（3）患者及亲属能否说出发热的有关知识，并能配合医生进行相关治疗和护理。

（二）皮疹

皮疹是一种临床常见的皮肤损害，不仅可在皮肤病及全身各系统疾病中出现，而且在许多传染病发热的不同时期也可出现。常见的发疹性传染病有水痘、猩红热、麻疹、伤寒、斑疹伤寒、流行性出血热、流行性脑脊髓膜炎等。

1. 护理诊断

（1）皮肤完整性受损　与病原体及代谢产物造成损伤有关。

（2）知识缺乏

2. 护理目标

（1）皮肤完整性恢复。

（2）患者及其亲属了解皮疹的相关知识，能配合治疗与护理。

3. 护理措施

（1）向患者及其亲属讲解皮肤护理的重要性，指导其掌握皮肤的自我护理的方法。

（2）休息与饮食：皮疹较重、伴有发热等症状者应卧床休息。应避免进食辛辣刺激性食物。

（3）病室应保持清洁，保持空气流通，定时进行空气及被服消毒。

（4）病情观察：观察生命体征、意识状态、皮疹消长情况及治疗护理效果等。

（5）皮肤护理：①注意保持皮肤清洁，每天用温水轻擦皮肤，避免用肥皂水、乙醇等刺激性溶液擦拭皮肤；②衣着应宽松，内衣裤应勤换洗，床褥应保持清洁、松软、平整、干燥；③皮肤瘙痒者可涂炉甘石洗剂，避免搔抓，以免抓伤皮肤造成感染；④皮疹结痂后让其自行脱落或用消毒剪刀剪去痂皮；⑤翻身时应注意保护皮疹，防止皮疹部皮肤擦伤发生破溃，并应防止大、小便浸渍以免发生感染；⑥若皮疹发生破溃后应用消毒纱布包扎给予保护，如有感染者定时换药处理；⑦发生在口腔的黏膜疹，应做好口腔护理，进食后用温水漱口，每天用温热的0.9%氯化钠溶液或朵贝尔溶液彻底清洗口腔2～3次，以保持口腔清洁、黏膜湿润。同时，避免进食过冷、过热和硬质食物。

4. 效果评价

(1)受损皮肤是否保持完好，无继发性损伤。

(2)患者及其亲属是否了解皮疹有关知识，主动配合治疗及护理。

(三)惊厥

惊厥是指四肢、躯干与颜面骨骼肌非自主的强直与阵挛性抽搐。常为全身性、对称性，伴有意识丧失。常导致惊厥的传染病有：流行性乙型脑炎、流行性脑脊髓膜炎、中毒性痢疾、脑型疟疾、脑囊虫病等。

惊厥可引起心率增快，血压增高，汗液、唾液及支气管分泌物增加，还可导致呼吸暂停、发绀，使脑缺血、缺氧，并发或加重脑水肿。

1. 护理诊断

(1)有窒息的危险　与惊厥发作有关。

(2)有受伤的危险　与惊厥发作有关。

2. 护理目标

(1)窒息被及时发现和处理。

(2)患者未发生意外性损伤。

3. 护理措施

(1)患者安置安静的单间病房，有专人守护，设置床挡，必要时用约束带约束患者。破伤风患者应避免声音、强光刺激。各种检查、护理和治疗操作集中进行，尽可能减少对患者的刺激，防止惊厥发作。

(2)病情观察：应观察生命体征、瞳孔和意识变化，注意惊厥次数、发作持续时间、间隔时间、抽搐部位和方式，有无并发发绀、大小便失禁和骨折等。

(3)保持呼吸道通畅：患者取仰卧位，头偏向一侧，松解衣服领口，取下假牙，清除呼吸道分泌物，给予持续吸氧。为防止舌后坠阻塞呼吸道或舌咬伤，用包纱布的压舌板置于上下齿之间，并用舌钳夹住舌向外牵拉。

(4)惊厥发作时切勿强行牵拉或按压患者肢体，以防引起骨折。

(5)用药护理：按医嘱及时应用抗惊厥药物，注意药物种类、剂量、给药途径及不良反应，注意观察用药后的反应等。

4. 效果评价

(1)窒息能否及时发现及处理。

(2)惊厥是否得到及时有效地控制，未发生骨折等意外性损伤。

（四）意识障碍

意识障碍是指患者对自我的感知和客观环境的识别能力发生不同程度的丧失。引起意识障碍常见的传染病有：流行性乙型脑炎、流行性脑脊髓膜炎、中毒性痢疾、伤寒、重型肝炎、脑型疟疾、脑囊虫病等。意识障碍根据其程度不同可分为：嗜睡、意识模糊、昏睡、昏迷。

意识障碍导致各种反射减弱或消失，使患者机体抵抗力降低，易发生各种感染。不能自动改变体位，使局部组织受压产生压疮。深昏迷患者易发生窒息、坠床等意外。

1. 护理诊断

（1）意识障碍　与各种传染病引起脑实质病变或脑水肿有关。

（2）潜在并发症　肺部感染、肺不张：与各种反射减弱或消失有关。

（3）有皮肤完整性受损的危险　与不能自主改变体位有关。

2. 护理目标

（1）患者神志清醒，生命体征稳定。

（2）肺部并发症被及时发现和处理，重要器官无损害。

（3）皮肤无受损，压疮减少发生。

3. 护理措施

（1）病情观察：密切观察生命体征、神志、瞳孔和神经系统体征的变化，注意心、肺体征的变化情况，准确记录出入量。

（2）体位：昏迷患者应取平卧位，头偏向一侧。疑有脑水肿者取头高脚低位（头部抬高15°～30°），待病情好转后，可酌情采取平卧位或侧卧位。

（3）通畅呼吸道与吸氧：定时吸出呕吐物及呼吸道分泌物，痰多者可用雾化吸入或拍背等方法助痰排出。有舌后坠者用舌钳将舌拉出，并托起下颌。给予持续吸氧。

（4）维持水、电解质平衡及供给营养：昏迷者应禁食，按医嘱静脉输液。有明显颅压增高者，每天输液量控制在1500mL左右（小儿50～80mL/kg），一般以葡萄糖液为主，少用含钠液，并注意补钾，以维持电解质平衡。昏迷时间较长者可给以鼻饲。以维持患者的营养。

（5）皮肤护理：为防止皮肤受压出现压疮，应保持床单清洁、干燥、平整，骨突起处应垫海绵垫或气圈，隔2～3小时给患者翻身1次，并用红花酒精液按摩受压处皮肤。

（6）五官护理：每天口腔清洗2次；张口呼吸者，可用双层湿纱布盖于口鼻部，避免口腔及呼吸道黏膜干燥；口唇干裂时可涂甘油；眼睑闭合不全者，每天清洗眼睛1～2次，并用0.9%氯化钠溶液湿纱布或眼罩进行保护。

(7)泌尿系统护理：昏迷患者常留置导尿管，应每3～4小时放尿1次；定时更换导尿管及集尿袋；定时清洗尿道外口，女性患者定时冲洗外阴；大便后肛门及其周围也应冲洗干净。

(8)有肢体瘫痪者，应将肢体放于功能位，并进行肢体按摩及被动运动，以防止肌肉挛缩及功能障碍。

4. 效果评价

(1)患者神志是否清醒。

(2)有无发生并发症。生命体征及重要脏器功能是否正常。

(3)皮肤有无受损，是否发生压疮。

(五)腹泻

腹泻是指排便次数较正常增加、排泄量大、粪质稀薄，并含有异常成分，如黏液、脓血、未消化的食物及脱落的肠黏膜等。是消化道传染病的主要症状。

1. 护理诊断

(1)腹泻　与病原体引起肠道感染有关。

(2)有体液不足的危险　与消化道丢失水分有关。

2. 护理目标

(1)腹泻症状消失，患者的排便次数及大便性状恢复正常。

(2)水、电解质失衡得到及时补充。

3. 护理措施

(1)病情观察：注意观察生命体征、脱水征、全身营养状况、腹痛及排便情况、肛门周围皮肤有无破损，并记录出入量及排便次数、量及性状。

(2)休息与饮食护理：腹泻频繁、全身症状明显者宜卧床休息。能进食者应给以少渣、易消化的流食或半流食，忌食生冷及刺激性饮食，注意少量多餐。伴有呕吐者应禁食，给以静脉补液。腹泻好转后应逐渐增加饮食量，以维持机体营养。

(3)维持水、电解质平衡：根据出入量及脱水情况，及时补充水分及电解质。轻度脱水者可采用口服补液，少量、多次给患者喂服。中度及重度脱水时应及时给予静脉补液。补液过程中，应根据电解质检查结果及时调整补液的质和量，并注意观察心率及肺部变化，防止发生急性肺水肿。

(4)肛周皮肤护理：对排便频繁者，便后宜用软纸擦拭，以免损伤肛门周围皮肤。注意保持肛门周围皮肤清洁干燥，每天用温水或1∶5000高锰酸钾水坐浴。局部皮肤发红者可涂氧化锌软膏保护。勤换内裤及床单，并保持内裤、床单清洁和干燥。

(5)用药护理：应严格按医嘱使用药物治疗，治疗过程中应注意观察药物的疗效及不良反应，并及时向主管医生反映。

(6)标本采集：向患者说明留取标本的目的、方法及注意事项。按检查的要求嘱腹泻患者留取粪便标本，并及时送检。以提高粪便检查阳性率。

(7)腹泻患者的呕吐物及排泄物应按不同传染病的隔离要求进行消毒处理。

4. 效果评价

(1)患者腹泻及伴随症状是否消失。

(2)患者水、电解质是否得到及时补充，体液不足症状是否消失。

【思考题】

1. 名词解释：感染、免疫、病原携带状态、隐性感染、季节性流行。
2. 感染过程有哪些表现方式？
3. 病原体的致病性取决于哪些方面？
4. 变态反应分哪几型？临床上青霉素过敏属哪型变态反应？
5. 传染病流行必须具备哪些基本条件？
6. 流行病有哪些基本特征？
7. 传染病的常见症状和体征有哪些？
8. 诊断发疹性传染病应注意哪些方面？
9. 简述传染病的治疗原则。
10. 如何预防传染病？
11. 传染病的隔离有哪几种？各用何种颜色作标志？
12. 传染病护理工作有何特点？

（罗森亮）

第二章　病毒感染性传染病患者的护理

第一节　病毒性肝炎

病毒性肝炎(viralhepatitis)是由多种肝炎病毒引起，以肝脏炎症和坏死病变为主的一组传染病，具有传染性强、传播途径复杂、流行面广、发病率高等特点。临床上以乏力、食欲减退、恶心、呕吐、肝肿大及肝功能异常为主要表现，部分患者可有黄疸和发热。按病原学分类，目前确定的病毒性肝炎分甲型、乙型、丙型、丁型和戊型肝炎五种。其中甲型和戊型主要表现为急性肝炎，一般不转为慢性，乙型、丙型和丁型肝炎主要表现为慢性肝炎并可发展为肝硬化和肝细胞癌。

【病原学】

(一)各型病毒的基本特征

上述 5 种肝炎病毒中，除乙型肝炎病毒属 DNA 病毒外，其余均属 RNA 病毒。

(二)各型肝炎病毒的抗原抗体系统

1. 甲型肝炎病毒(HAV)

属嗜肝 RNA 病毒科，无包膜，球形。HAV 只有 1 个血清型和 1 个抗原抗体系统。免疫球蛋白 M(IgM)型抗体仅存在于起病后 6 个月之内，它是近期感染的标志；免疫球蛋白 G(IgG)型抗体则可保存多年，它是过去感染的标志。HAV 抵抗力较强，加热 100℃5 分钟或紫外线照射 1 小时可灭活。

2. 乙型肝炎病毒(HBV)的主要抗原抗体系统

(1)乙型肝炎表面抗原(HBsAg)与抗 - HBs：血中 HBsAg 阳性是 HBV 感染的标志。抗 - HBs 是一种保护性抗体，急性 HBV 感染者 HBsAg 在血清中消失一段时间后出现，表示感染的恢复和免疫功能产生能长期存在。

(2)HBcAg 与抗 - HBc：HBcAg 是 HBV 复制的指标。抗 - HBc 在 HBsAg 出现后 3 ~5 周出现。IgM 型抗 - HBc 只存于乙型肝炎急性期和慢性肝炎急性发作期。IgM 型抗 - HBc 出现较迟，但可保持多年，甚至终生。

(3)HBeAg 与抗 - HBe：HBeAg 是 HBV 活动性复制和有传染性的重要标志。HBeAg 消失后出现抗 - HBe，表示急性感染后期，病毒复制减少，传染性减弱。

3. 丙型肝炎病毒(HCV)的抗原抗体系统

由于HCV在血中浓度低，一直未能在血中检出HCVAg，仅能用针对某一基因片段的单克隆抗体以免疫法检出肝细胞上的HCVAg。抗－HCV为非保护性抗体，它的检出说明患者有传染性。用一般化学消毒剂和加热100℃ 5分钟可使HCV灭活。

4. 丁型肝炎病毒(HDV)

只有一个抗原抗体系统，HDV是一种缺陷病毒，必须有HBsAg的存在才能复制。

5. 戊型肝炎病毒(HEV)

属RNA病毒，可在戊型肝炎患者潜伏期末和急性期之初的粪便中检出HEV。在HEV感染者血中可检出抗－HEV。

【流行病学】

甲型与戊型肝炎主要由感染者从粪便中排出病毒，无慢性感染和病毒携带者。乙、丙、丁型肝炎患者和病毒携带者通过血液和体液排出病原体。

(一)传染源

传染源主要是患者和病毒携带者。急性患者和亚临床感染者是甲型和戊型肝炎的主要传染源；而乙型、丙型、丁型肝炎的主要传染源是慢性患者和病毒携带者。

(二)传播途径

1. 粪－口传播

甲型和戊型肝炎都以粪－口为主要传播途径。传播方式多样，一般情况下，日常生活接触是散发性发病的主要传播方式，而经水和食物的传播，则是甲型和戊型肝炎暴发流行的主要传播方式。

2. 体液传播

是乙型、丙型、丁型肝炎的主要传播途径，含有肝炎病毒的体液或血液可通过输血、注射、针刺、性接触等方式传播。

3. 母婴传播

包括经胎盘、分娩、哺乳、喂养等方式传播给婴幼儿。是乙型、丙型肝炎的传播方式之一。

(三)易感人群

人类对各型肝炎普遍易感。不同类型的肝炎病后免疫力不同，各型间无交叉免疫，因而可发生重叠感染。

1. 甲型肝炎

感染HAV后可获得持久的免疫力。故6个月以下的婴儿不易感染，感染主要集中在幼儿和学龄前儿童，一旦流行，成人和儿童均易感染。

2. 乙型肝炎

新生儿不具备来自母体的抗体，因而普遍易感。通过人工主动免疫和被动免疫可能获得抗HBV的能力。随着年龄的增长，通过少量多次感染可获得主动免疫。

3. 丙型肝炎

感染后对原来的毒株和对不同的毒株都能易感，血清抗－HCV无保护性。

4. 丁型肝炎

HBsAg阳性人群普遍易感，抗－HDV IgG并非保护性抗体。

5. 戊型肝炎

儿童亚临床感染多见。病后可获免疫力，未发现二次发病者。

（四）流行特点

甲型肝炎发病有明显的季节性，以秋冬季节为高峰。戊型肝炎多流行在雨季或洪水过后；乙、丙、丁型肝炎则无明显季节性。

【发病机制】

（一）甲型肝炎

HAV引起肝细胞损伤的机制尚未完全明了。HAV引起肝细胞损伤的机制可能与下列有关：①肝细胞损伤通过免疫应答介导；②免疫复合物可能也参与发病机制。病毒本身不直接引起细胞病变。

（二）乙型肝炎

①组织损伤主要由于机体的免疫应答所致；②不排除病毒本身引起组织损伤的可能性。

（三）丙型肝炎

丙型肝炎急性期，丙型肝炎病毒的直接致病作用可能是肝细胞损伤的主要原因，可能通过干扰肝细胞内蛋白合成而实现。慢性丙型肝炎时，免疫损伤可能是肝细胞损伤的主要原因。

（四）丁型肝炎

急性感染丁型肝炎时，HDV在完成自身生活周期的同时发挥其对宿主肝细胞的直接毒性作用，可能是肝细胞损伤的主要原因；慢性感染时，宿主机体免疫反应可能是肝细胞损伤的主要原因。

（五）戊型肝炎

戊型肝炎引起肝细胞病变的机制可能主要是HEV在肝细胞中复制造成的

直接损害，免疫反应性损害可能是加重因素。

【病理变化】

急性肝炎有肝脏肿大，肝细胞变性坏死与再生，汇管区炎性细胞浸润；慢性肝炎主要病变为肝细胞坏死，肝小叶纤维组织增生。急性重型肝炎以肝脏缩小，大量肝细胞坏死淤胆为特征。由于胆细胞坏死、对胆红素摄入、结合、排泄功能障碍，常导致肝细胞性黄疸、肝功能下降，使血氨及其他毒性物质积蓄引起肝性脑病，肝脏合成凝血因子障碍导致出血，血浆蛋白合成减少或门静脉高压导致腹水发生，甚至引起肝－肾综合征，危及生命。

【临床表现】

甲型肝炎潜伏期为15～45天，常见30天左右；乙型肝炎为28～180天，常见60～90天；丙型肝炎为15～182天，常见40天左右；丁型肝炎重叠感染为3～4周，联合感染为6～12周；戊型肝炎为10～75天，常见40天左右。根据黄疸的有无、病情的轻重和病程的长短，临床上可分为急性肝炎(黄疸型和无黄疸型)、慢性肝炎(迁延性肝炎和活动性肝炎)、重症肝炎(急性和亚急性)和淤胆型肝炎。

(一)急性肝炎

1. 急性黄疸型肝炎

病程2～3个月，以甲型肝炎为多见。典型急性黄疸型肝炎临床表现的阶段性较为明显，可分为3期：

(1)黄疸前期：①急性起病，疲倦乏力为最常见症状，可有畏寒、发热；②常有食欲减退、厌油、恶心、呕吐、腹痛、腹胀、腹泻、肠鸣音亢进等消化道症状；③于本期末小便颜色加深，继而巩膜及皮肤先后出现黄染；④少数病例以发热、头痛、上呼吸道症状等为主要症状。本期持续1～21天，平均5～7天。

(2)黄疸期：①自觉症状减轻，但尿色加深，巩膜、皮肤出现黄染，为此期最主要表现，约于2周内达高峰；②部分患者可有大便颜色变浅、皮肤瘙痒、心动过缓等肝内梗阻性黄疸表现；③肝大、质地充实、有压痛、叩击痛，部分患者有脾大、肝功能检查有明显异常。本期持续2～6周。

(3)恢复期：①黄疸逐渐消退；②其他症状减轻以至消失，精神食欲明显好转；③肝、脾回缩；④肝功能逐渐恢复正常。本期持续2周至4个月，平均1个月。

急性乙型肝炎起病较慢，常无发热，在黄疸前期出现皮疹、关节痛等免疫复合物病(血清病)样表现较甲型肝炎常见，部分患者可能变为慢性肝炎。

急性丙型肝炎临床表现与乙型肝炎相似而较轻，黄疸发生率及转氨酶升高程度较乙型肝炎为低，但约有50%以上的病例转为慢性。

急性丁型肝炎有两种表现形式：①与HBV同时感染（co－infection）。临床表现与急性乙型肝炎相似，恢复后仅5%以下转为慢性。②在HBV感染基础上重叠感染（superinfection）HDV。此时病情频频加重，容易转变为重症肝炎，恢复后有70%转为慢性。

急性戊型肝炎临床表现与甲型肝炎相似，但淤胆症状常见，病情较严重，容易发展为重症肝炎，尤其是妊娠后期合并戊型肝炎者以及HBV感染者重叠感染HEV或HCV时。

2. 急性无黄疸型肝炎

本型较黄疸型肝炎多见，可发生于5型病毒性肝炎中的任何一种。由于无黄疸而不易被发现，易漏诊。临床表现特点：①大多缓慢起病，症状轻；②主要症状为乏力、食欲不振、腹胀、肝区疼痛等消化道症状；③多数有肝大并有压痛、叩击痛，偶有肝、脾大；④肝功能损害较黄疸型轻；⑤部分患者无明显症状，往往在体检时才发现肝大、肝功能异常或HBV标志阳性等。本型病程长短不一，大多于3～6个月内恢复。部分转为慢性，见于乙型和丙型肝炎。

（二）慢性肝炎

慢性肝炎仅见于乙型、丙型、丁型3型肝炎。

1. 慢性迁延性肝炎

①急性肝炎患者迁延不愈，病程超过半年；②反复出现乏力、食欲不振、肝区隐痛不适、腹胀等消化道症状；③体查有肝肿大、压痛，可有轻度脾肿大；④肝功能示血清转氨酶反复增高或持续升高；⑤肝活检有轻度肝炎病理改变，也可有轻度纤维组织增生；⑥轻病程迁延可达数年。

2. 慢性活动性肝炎

①病程超过1年以上；②厌食、恶心、呕吐、腹胀、腹泻等消化道症状明显；③常可出现肝外多脏器损害的症状，如关节炎、肾炎、结肠炎、甲状腺炎、心肌炎、胸膜炎及眼口干燥综合征等；④肝大，压痛和质地中等以上，可伴有蜘蛛痣、肝掌、毛细血管扩张或肝病面容、进行性脾大等表现；⑤肝功能持续异常，或有明显波动，尤其是血浆蛋白改变，肝纤维化指标升高；⑥肝活检有轻型慢性活动性肝炎的病理改变。

（三）重症肝炎

5型肝炎病毒感染均可导致重症肝炎，发病率占全部病例的0.2%～

0.5%，但病死率高。

1. 急性重症肝炎

急性重症肝炎也称暴发型肝炎(fulminant hepatitis)，通常以急性黄疸型肝炎起病，由于病后未适当休息、酗酒、服用损害肝脏药物、妊娠或合并感染等诱因，病情在10天内迅速恶化，并出现下列症状：①黄疸迅速加深；②明显出血倾向；③肝脏迅速缩小，可有肝臭；④肝性脑病有烦躁、谵妄、定向力和计算力障碍、嗜睡以至昏迷；⑤肝－肾综合征，尿少、尿闭及氮质血症等；⑥肝功能检查可有酶胆分离现象，即胆红素明显增高，而转氨酶不高；⑦常因合并消化道出血、脑水肿、感染及急性肾衰竭而死亡。病程一般不超过10～14天。

2. 亚急性重症肝炎

亚急性重症肝炎也称亚急性肝坏死。临床特点：①临床症状与急性重症肝炎相似，但在起病10天以后出现。②主要症状有黄疸进行性加深、出血倾向、腹水、肝缩小、烦躁或嗜睡、极度乏力，明显的食欲减退或顽固的恶心呕吐等。后期出现肝性脑病。③可因发生肝性脑病、肝－肾综合征而死亡，或发展成肝坏死后肝硬化。

3. 慢性重症肝炎

慢性重症肝炎也称慢性肝炎亚急性肝坏死。表现同亚急性重症肝炎，但有慢性活动性肝炎或肝硬化病史、体征及肝功能损害。

(四)淤胆型肝炎

淤胆型肝炎也称毛细胆管炎型肝炎。临床特点：①以肝内梗阻性黄疸为主要表现，如皮肤瘙痒、大便呈灰白色、肝大等；②消化道症状较轻；③肝功能示直接胆红素、碱性磷酸酶(AKP)、γ－谷氨酰转换酶(γ－GT)、胆固醇增高，血清转氨酶轻度升高或接近正常；④黄疸可持续数月至1年以上，大多数患者可恢复，仅少数发展为胆汁型肝硬化。

【实验室及其他检查】

(一)血常规检查

白细胞总数正常或稍低，淋巴细胞相对增多，偶见异常淋巴细胞。重症肝炎患者的白细胞总数及中性粒细胞均可增高。白细胞总数一般不超过15×10^9/L。

(二)肝功能检查

1. 血清酶测定

常检查的酶有：

(1)丙氨酸氨基转移酶(ALT，又称为谷丙转氨酶GPT)：最常用，此酶在肝细胞浆内含量最丰富，肝细胞损害时即释出细胞外，因此是非特异性肝损害指标。

(2)天门冬氨酸氨基转移酶(AST，又称为谷草转氨酶 GOT)：其意义与 ALT 相同，但特异性较 ALT 为低。

(3)碱性磷酸酶(ALP 或 AKP)：ALP 明显增高见于淤胆型肝炎、梗阻性肝炎、肝癌等。

(4)胆固醇、胆固醇酯、胆碱酯酶：①肝细胞损害时，总胆固醇减少，可用来评估肝脏储备功能及肝病预后；②重症肝炎患者，该酶明显下降，提示预后不良；③梗阻性黄疸时，该酶增高。

2. 血清蛋白质测定

血清蛋白质包括血清清蛋白、总蛋白、球蛋白的测定。

3. 凝血酶原时间(PT)测定

凝血酶原主要由肝脏合成，肝病时凝血酶原时间长短与肝损害程度成正比。凝血酶原活动度 $<40\%$ 或凝血酶原时间比正常对照延长 1 倍以上时提示肝损害严重。

(三) 肝炎病毒标记物检测

各型肝炎病毒感染后的血清标志物出现时间和临床意义见表 2－1－1。

表 2－1－1　各型肝炎病毒感染后的血清标志物出现时间及临床表现

类型	血清学标志	出现时间	临床意义
甲型肝炎	抗 HAV－IgM	发病初期即可测出，1～2 个月后滴度和阳性率逐渐不降，3～4 个月大部分消失	阳性则可诊断为甲型肝炎(应注意类风湿因子引起假阳性)，阴性可排除甲型肝炎。用于甲型肝炎患者或隐性感染者的早期诊断
	抗 HAV－IgG	感染后 3～12 周出现，6 个月时达高度，可终身存在	是判断人群 HAV 自然感染强度和甲肝疫苗人群免疫效果的主要指标，主要用于流行病学研究。如抗体滴度恢复期较急性期增高 >4 倍，可诊断为 HAV 近期感染
	HAV－RNA	急性期	非常规检测，多用于科研

续表 2－1－1

类型	血清学标志	出现时间	临床意义
乙型肝炎	HBsAg	HBV 感染后 4～7 周开始出现	①急性乙型肝炎的潜伏期或急性期；②慢性 HBsAg 携带者；③HBV 所致的慢性肝病
	抗－HBs	HBV 感染后 6～23 周开始出现	①已往感染过 HBV；②乙肝疫苗或特异性高效价免疫球蛋白注射后产生主动、被动免疫效果
	HBeAg	在急性乙肝潜伏期的后期出现，随 HBsAg 消失而消失	①可作为急性乙型肝炎辅助诊断和判断预后的指标；②有助于确定乙肝患者、乙肝病毒携带者及孕妇感染乙肝的传染性强弱；③反映 HBV 复制
	抗－HBe	HBeAg 消失后，经过"窗口期"(1～12 个月)出现	抗－HBe 阳性多为病情稳定，预后较好的标志。近年来发现抗－HBe 阳性而 HBV DNA 阳性，常提示有前 C 基因变异，可能与肝炎慢性化有关
	抗－HBc	抗－HBc 多在发病第 1 周后出现，持续时间长	高滴度抗－HBc 表示现行感染，常与 HBsAg 并存。低滴度抗－HBc 表示既往感染，常与抗－HBs 并存。抗 HBc－IgM：①对急性乙型肝炎诊断十分重要；②慢性 HBV 感染者中，与病情活动及损害轻重有关；③高滴度、长期(＞6 个月)抗 HBc－IgM(阳性)预示肝炎慢性化
丙型肝炎	HBV DNA	与 HBsAg 几乎同时出现于血液中	反映 HBV 感染及病毒复制
	抗 HCV－IgM	HCA 感染早期出现	对急性肝炎早期诊断及预后判断、慢性肝炎的活动性、药物疗效判定等均有价值
	抗 HCV－IgG	HCV 感染后，经较长"窗口期"后出现	HCV 感染的指标，不能判断病毒感染的阶段，无保护性
	HCV RNA	HCV 感染早期出现	血清中 HCV RNA 量与 HCV 在肝内的表达量一致，有助于 HCV 感染的早期诊断，可作为抗病毒药物疗效评价的指标

续表 2－1－1

类型	血清学标志	出现时间	临床意义
丁型肝炎	HDVAg	发病第 2 周阳性率 100%，持续时间短	HDV 感染早期及慢性期
	抗 HDV－IgM	继 HDVAg 出现，持续时间较短	急性丁型肝炎早期诊断的指标之一，若持续阳性则预示感染趋于慢性化
	抗－HDV	发病后 9～17 周，且可能出现时间短暂	是慢性 HDV 感染的标志
	HDV RNA	HDV 在肝细胞复制并释放入血时阳性	病毒复制的标志物
戊型肝炎	抗 HEV－IgM	出现和消失均较早，8 个月后全部消失	可作为 HEV 急性感染的诊断指标
	抗－HEV	感染后的 2 周出现，一般感染后 6～12 个月自动消失	HEV 急性感染的一项辅助指标
	HEV RNA	感染早期出现	①早期诊断 HEV 感染；②对抗体检测结果进行确证；③判断患者排病毒期限；④分子流行病学研究

【诊断要点】

肝炎的诊断必须依据流行病学资料、症状、体征和实验室检查等加以分析而确定。各型病毒型肝炎的确诊主要借助于抗原抗体测定，必要时可作肝穿刺病理检查。

【治疗要点】

病毒性肝炎目前尚缺乏可靠的特效治疗方法。各型肝炎的治疗原则以适当休息、合理营养为主，辅以适当药物，避免饮酒、过劳和损害肝脏药物。各临床类型肝炎的治疗重点则有所不同。

（一）急性肝炎

以一般治疗及支持疗法为主，密切观察病情，特别是老年、妊娠、手术后或免疫功能低下者，若病情较重，应及时按重症肝炎处理。如确诊为急性丙型肝炎者应争取早期抗病毒治疗。

（二）慢性肝炎

除一般治疗及支持疗法外，根据患者具体情况采取抗病毒、调节免疫、保护肝细胞、改善肝功能、抗纤维化及心理治疗等。

(三)重症肝炎

以综合疗法为主，加强监护与护理，密切观察病情。包括：①加强支持疗法；②抑制炎症、肝细胞坏死及再生；③改善肝脏微循环，减低内毒素水平；④预防和治疗各种并发症如肝性脑病、脑水肿、出血、肾功能不全、感染等；⑤有条件可行肝移植。

【预防】

应采取以切断传播途径为重点的综合性预防措施，特别是须加强粪便和饮水的消毒管理，切断病毒从口入的途径。同时，应严格各种注射，杜绝血液、体液的传播。

(一)控制传染源

1. 患者的隔离

各型急性肝炎患者的隔离期按各型病毒性肝炎的传染期而定。慢性乙型和丙型肝炎患者应分别按病毒携带者管理。

2. 携带者的管理

无症状 HBV 和 HCV 携带者应进一步检测各项传染性指标，包括 HBeAg、HBV DNA、抗 - HCV 和 HCV RNA，阳性者表明传染性强，应禁止献血和从事托幼工作。

(二)切断传播途径

1. 甲型和戊型肝炎

重点在于加强饮食、饮水环境卫生管理和加强个人卫生、粪便管理等，防止病从口入。

2. 乙型、丙型、丁型肝炎

重点在丁防止通过血液和体液的传播。加强对献血员和血液制品的管理，HBsAg 和抗 - HCV 阳性者不得献血，阳性血液不得使用；提倡使用一次性注射用具，防止医源性传播；加强对服务行业的管理，坚决遏制卖淫嫖娼、吸毒贩毒等丑恶活动。

(三)保护易感人群

1. 主动免疫

①甲型肝炎疫苗，主要用于婴幼儿、儿童及其他高危人群和血清抗 HAV - IgG 阴性者；②乙型肝炎疫苗，新生儿(尤其是母亲 HBsAg 阳性者)出生后 24 小时内都应立即接种乙型肝炎疫苗。

2. 被动免疫

①人血丙种球蛋白主要用于接触甲肝患者的易感儿童；②乙型肝炎免疫球蛋白(HBIG)主要用于阻断母婴传播，也可用于已暴露于 HBV 的易感者。

【护理】

(一)护理评估

1. 一般情况

年龄、性别、身高、体重、婚配、生育、文化程度、职业等。

2. 健康史

(1)病史：询问患者的热程、发热程度及体温变化规律；有无食欲不振、体重减轻、恶心、呕吐；皮肤黄疸持续的时间、是否进行性加重、有无皮肤瘙痒、瘙痒部位及程度；有无出血的表现；患者神志及精神状态的变化等。

(2)流行病学资料：询问当地有无肝炎流行；有无与肝炎患者密切接触；个人饮食及饮水卫生情况；有无注射、输血及使用血制品的历史；是否进行过肝炎疫苗接种等。

3. 体格检查

生命体征、身高、体重、神志状态、营养状况、皮肤和黏膜有无黄疸、搔抓痕迹或破损、肝脏和脾脏大小、肝脏有无压痛及叩痛等。

4. 实验室资料

肝功能、肝炎病毒标记物检测等。

5. 心理社会资料

患者对肝炎一般知识的了解情况、对预后的认识、对所出现的各种症状的心理反应及表现；患者对患肝炎后住院隔离的认识，有无被歧视、孤独感，是否有意回避他人；患病后对工作、学习、家庭造成影响，家庭经济情况；社会支持系统对肝炎的认识及对患者的关心程度；患者的应对能力等。

(二)主要护理诊断

1. 活动无耐力

与肝细胞受损有关。

2. 营养失调

低于机体的需要量：与摄入不足和(或)呕吐有关。

3. 有皮肤完整性受损的危险

与胆盐沉着刺激皮肤引起瘙痒有关；与大量腹水形成、长期卧床有关。

4. 知识缺乏

缺乏病毒性肝炎的防治知识。

5. 有继发感染的危险

与患者机体抵抗力下降、长期应用抗生素易合并院内交叉感染有关。

(三)护理目标

(1)患者活动后未出现呼吸困难、心悸等症状。

(2)患者体重增加，恢复基础水平，清蛋白、血红蛋白值在正常范围内。

(3)患者皮肤完整无损害。

(4)患者能复述病毒性肝炎的传播途径、临床经过、治疗的有关知识。

(5)患者无感染发生或感染能被及时发现和处理。

(四)主要护理措施

1. 休息

在目前无特效治疗药物的情况下，休息是治疗急性肝炎的主要措施。急性肝炎早期应卧床休息，避免劳累、并发感染等，以免加重肝损害。待症状好转、黄疸消退、肝功能改善后，可逐渐增加活动量，但以不感疲劳为度。肝功能正常1～3个月后可恢复日常活动及工作，避免过劳及重体力劳动。

2. 饮食

根据饮食原则，结合病情，指导合理饮食。①重症肝炎急性期患者有食欲不振、厌油、恶心、呕吐等，因此，患者宜进食清淡、易消化、适合患者口味，低脂、低盐、高糖、富含维生素的流质或半流质饮食。黄疸消退，食欲好转后，应避免暴饮暴食。恢复期患者可逐渐过渡至普通饮食。②慢性肝炎患者适当增加蛋白质摄入，每天1.5～2.0/kg。以优质蛋白质为主，如牛奶、鸡蛋、瘦猪肉、鱼等。慢性肝炎合并肝硬化、血氨偏高者，应限制或禁食蛋白质，每天蛋白质摄入量<0.5g/kg。合并腹水、少尿者，应低盐或无盐饮食，钠限制在500mg/d，进水量每天不超过1000mL。

3. 做好心理护理

急性肝炎患者由于起病急、病情重，慢性肝炎患者因久治不愈，均易产生紧张、焦虑、悲观等不良情绪，使大脑皮质高度紧张，进一步加重乏力等不适，对肝脏恢复极为不利，故应多与患者沟通，告知患者所患肝炎的类型、传播途径、隔离期、隔离措施、消毒方法及其亲属如何进行预防等，指导患者保持豁达、乐观心情，增强战胜疾病的信心。

4. 协助做好生活护理

定时洗擦身体、更换衣服，勤翻身、拍背、皮肤按摩，防止压疮形成。及时清理大小便。做好眼、鼻、口腔的清洁护理。穿着布制柔软、宽松内衣裤，并保持床单清洁、干燥；不用有刺激性的肥皂与化妆品；皮肤瘙痒严重者可给以局部涂擦止痒剂，也可口服抗组胺药物；及时修剪指甲，避免搔抓，以防止皮肤破损，如已有破损应注意保持局部清洁、干燥，预防感染。

5. 并发症的护理

(1)潜在的并发症：肝性脑病。

①避免各种诱发肝性脑病的诱因，如使用大剂量利尿药、高蛋白饮食、使

用镇静和安眠药物、大量放腹水、消化道出血、并发感染、过劳等。

②密切观察病情，注意肝昏迷早期表现。患者若有严重的肝功能障碍，出现情绪异常、性格改变、烦躁或淡漠、思维混乱、语言失去逻辑性、行为反常、定向力障碍、计算力或记忆力减退、睡眠规律倒错等，应及时报告医生。

③做好安全防范工作，防止患者出走、自伤、坠床，必要时加床栏、使用约束带。

④配合医生抢救肝性脑病的患者。

(2)潜在的并发症：出血。

①观察出血表现，如局部穿刺后出血难止，皮肤瘀点、瘀斑、牙龈出血、鼻出血、呕血、便血等。应密切观察生命体征，注意出血程度，做到早期发现，及时处理。

②监测凝血酶原时间，血小板计数、血型、血红蛋白，必要时配血备用。

③嘱患者注意避免碰撞、损伤，不要用手挖鼻、用牙签剔牙，不用硬牙刷刷牙，以免诱发出血。

(3)潜在的并发症：肝－肾综合征。

①重症肝炎、肝衰竭患者应严格记录24小时尿量，监测尿常规、尿比重及尿钠、血尿素氮、肌酐及血清钾、钠等，发现异常应及时报告医生。

②避免各种诱因，如消化道大出血、大量利尿、大量及多次放腹水等，注意防止合并感染，禁止使用肾毒性药物。

③遵医嘱使用扩张血容量、扩张肾血管等药物，以防止急性肾功能不全，注意观察药物疗效。

(五)效果评价

(1)患者日常活动耐受水平提高，能进行适当的户外活动，无气促、疲乏无力感觉。

(2)患者营养状况良好，饮食量增加，体重在正常范围内。

(3)患者皮肤完整无损害。能解释皮肤瘙痒原因，并会正确执行皮肤自我护理。

(4)患者能复述病毒性肝炎的传播途径、临床经过、治疗的有关知识，并能正确实施预防措施及治疗计划。

(5)患者体温在正常范围内，无继发感染的发生，或感染能被及时发现、处理，自我护理的能力增强。

【健康指导】

(1)向患者及其亲属宣传病毒性肝炎的家庭护理和自我保健知识。强调急性肝炎彻底治愈的重要性，实施恰当的治疗计划，促进疾病早日康复。

(2)避免过度劳累、暴饮暴食、酗酒、不合理用药、感染、不良情绪等。

(3)凡接受输血、大手术应用血制品的患者，出院后应定期检测肝功能及肝炎病毒标记物，以便早期发现由血液和血制品为传播途径所致的各型肝炎。

【思考题】

1. 名词解释：病毒性肝炎、HBsAg。

2. 乙肝血清检测三大抗原抗体系统具体项目是什么？有何临床意义？

3. 简述切断乙型肝炎传播途径的措施。

4. 重型肝炎如何分型？各型临床表现有哪些？

5. 简述重症肝炎预防感染的措施。

6. 病例分析：

患者女性，16 岁，因畏寒发热，全身乏力，恶心，食欲减退，上腹部胀痛及右上腹隐痛 7 天，近 4 天来发现尿如浓茶色，而于 2010 年 3 月 15 日扶行入院。既往体健，其母 HBsAg(+)，无长期服药史，未到过湖区，同学中有类似患者多人。

体检：体温 38℃，脉搏 90 次/min，呼吸 22 次/min，发育营养尚好，皮肤巩膜明显黄染，皮肤未见出血点、肝掌及蜘蛛痣，全身浅表淋巴结不大，颈软，心肺正常，腹软，肝于肋下 1.5cm，质软，压痛，脾侧位肋下刚扪及。

实验室检查：血红蛋白 124g/L，白细胞总数 5.8×10^9/L，中性粒细胞 0.48，淋巴细胞 0.52，血清总胆红素 124.8μmol/L，ALT 280U/L，抗 HAV－IgM(+)。问题：

(1)最可能的医疗诊断是什么？

(2)写出主要的护理诊断。

(3)就其中最主要的两个护理诊断制定出相应的护理措施。

(陈东林)

第二节 艾滋病

艾滋病是获得性免疫缺陷综合征(acquired immune deficiency syndrome, AIDS)的简称。是由人类免疫缺陷病毒(human immunodeficiency virus, HIV)引起的致命性传染病。本病主要通过性接触和体液传播，病毒主要侵犯和破坏辅助性 T 淋巴细胞($CD4^+$T 淋巴细胞)，使机体细胞免疫功能严重受损，导致各种机会性感染和肿瘤的发生。本病传播迅速，发病缓慢，病死率极高。

【病原学】

人免疫缺陷病毒属逆转录病毒科，包括 HIV－1 和 HIV－2 两型，均为单链 RNA 病毒。本病毒为圆形，直径为 100～120nm，为双层结构，外膜由 72 个刺突组成，内含有 2 种主要外膜蛋白 gp120 和 gp41。HIV 的核心部分由病毒 RNA 及核心蛋白（p24、p6）组成，并含有逆转录酶、整合酶、蛋白酶等。病毒在体外抵抗力较弱。对热敏感，在 60℃以上就能灭活，干燥环境中很快死亡。不耐酸碱，常用的漂白粉、4% 甲醛溶液、6% 过氧化氢、新鲜 2% 戊二醛溶液、2% 氯胺等都能杀死艾滋病病毒。

【流行病学】

艾滋病的流行速度快，是一种目前还没有得到有效控制的、波及全球、威胁全人类的严重传染病。尽管医学界人士采取了不懈努力，但艾滋病病毒的感染者还是与日剧增。根据联合国有关机构发表的最新数据显示，艾滋病流行至今，全球大约已有 6000 万人感染了艾滋病病毒，2500 万人死于艾滋病相关疾病。我国艾滋病流行正处于快速增长期，HIV 感染者人数正在以每年 30% 以上的速度递增，我国地域广阔、人口众多，经济发展不平衡，特定人群和部分重点地区已经出现艾滋病高流行态势，疫情正从高危人群向一般人群扩散，艾滋病流行的危险因素广泛存在，防治形势严峻。

（一）传染源

患者和无症状的艾滋病病毒携带者是本病的传染源，伴有性病者传染性更强。

（二）传播途径

目前公认的传染途径有 3 种：①性接触传播，包括同性恋、多个性伴侣和患病异性性接触，是本病主要传播途径；新的数据表明 32% 的新感染者就是男同性性行为者，40% 是来自于异性的性行为，这就表明通过性行为的传染占了 70% 以上。②血液传播，包括输入被 HIV 污染的血或血制品，静脉药瘾者共用针头、针管，移植感染者的组织器官等。③母婴传播，感染 HIV 的孕妇可以通过胎盘、产程中及产后血性分泌物或哺乳等方式传播给婴儿。

（三）易感人群

普遍易感，尤其是同性恋者、静脉药瘾者、血友病及接收多次输血者均为高危人群。

【发病机制】

主要是 $CD4^+$ T 淋巴细胞在 HIV 直接和间接作用下，细胞功能受损和大量破坏，导致细胞免疫功能缺陷。由于其他免疫细胞均不同程度受损，因而促使并发各种严重机会性感染和肿瘤的发生。

【病理变化】

本病的病理改变主要见于淋巴结和胸腺等免疫组织。

（一）淋巴结病变

淋巴结病变有两类：①反应性病变，包括淋巴结滤泡萎缩、淋巴细胞缺失、淋巴结滤泡增生性淋巴结肿；②肿瘤性病变，包括卡波济肉瘤和其他淋巴瘤。

（二）胸腺的病变

可有萎缩性、退行性或炎性病变。

（三）其他

HIV 常侵犯中枢神经系统，产生脑质细胞大片性坏死、血管周围炎性浸润和脱髓鞘改变。

【临床表现】

艾滋病潜伏期 9 天至 10 年以上，常见 15～60 天。美国疾病控制与预防中心（CDC）将 HIV 感染过程分为 4 期。

（一）I 期（急性感染）

HIV 感染后数周出现一过性单核细胞增多症或流感样症状，表现为发热、全身不适、头痛、厌食、恶心、肌痛、关节痛等。并伴有全身、枕部及腋下淋巴结肿大。血清中可检出 HIV 及 p24 抗原。病程呈自限性，症状一般持续了 3～14 天后自然消失。

（二）Ⅱ期（无症状感染）

本期可由原发 HIV 感染或急性感染症状消失后延伸而来。临床上没有任何症状，仅少数人可有持续性全身淋巴结肿大。此时血清中能检出ⅢV 以及ⅢV 核心和包裹蛋白的抗体。但 $CD4^+$ 细胞数正常，$CD4^+/CD8^+$ 比值也正常。此阶段可持续 2～10 年或更长，具有传染性。

（三）Ⅲ期（持续性全身淋巴结肿大综合征）

Ⅲ期为无症状 HIV 感染期发展到艾滋病期的过渡阶段。主要表现为全身淋巴结肿大，除腹股沟淋巴结肿大外至少还有 2 处以上部位的淋巴结肿大。淋巴结直径在 1cm 以上，质地柔韧，无压痛，无粘连，能自由活动。镜检为反应性增生。淋巴结一般持续肿大 3 个月以上。实验室检查除抗 - HIV 抗体阳性外，尚有 $CD4^+$ T 淋巴细胞数减少。

（四）Ⅳ期（艾滋病）

Ⅳ期主要特征是体内免疫系统严重破坏，出现各种病毒、细菌、真菌等所致机会性感染和发生肿瘤。可波及全身各系统，引起相应各种临床表现。本期可出现 5 种表现：

1. 艾滋病相关综合征

表现为长期发热、盗汗、乏力、厌食、体重减轻、慢性腹泻等。除全身淋巴结肿大外，可有肝、脾大。

2. 神经系统症状

除上述症状外可有头痛、癫痫、进行性痴呆及下肢瘫痪等。

3. 机会性感染

主要是由于严重的细胞免疫缺陷而出现多种致病菌性微生物感染，包括卡氏肺孢子虫、隐孢子虫、弓形虫、新生隐球菌、假丝酵母菌、结核分枝杆菌、巨细胞病毒、疱疹病毒、EB 病毒等感染，其中以卡氏肺孢子虫引起的肺炎最常见，并且是引起艾滋病患者死亡的主要原因。

4. 并发其他疾病

如慢性淋巴性间质性肝炎等。

5. 继发各种恶性肿瘤

如卡氏肉瘤、非霍奇金淋巴瘤等。

【实验室及其他检查】

(一)血常规检查

有不同程度的贫血和白细胞计数降低，血小板可减少，尿蛋白常阳性。

(二)免疫学检查

T 淋巴细胞绝对计数下降，$CD4^+$ T 淋巴细胞计数也减少[正常值为$(0.8\sim1.2)\times10^9/L$]。$CD4^+/CD8^+<1.0$(正常值为$1.2\sim1.5$)。

(三) 特异性检查

1. 抗 - HIV 抗体测定

主要检查 p24 抗体和 gp120 抗体。先用酶联免疫吸附测定(ELISA)法做初筛试验，再做固相放射免疫沉淀法(SRIP)或蛋白印迹法(WB)来确诊。

2. 抗原检查

可用 ELISA 法测定 p24 抗原，也用于早期诊断和病情监测。

3. 病毒分离

是诊断艾滋病的重要依据。但实验要求高，只适用于实验研究。

4. 核酸测定

采用核酸探针及聚合酶链反应方法可直接检出极微量的病毒基因，为 HIV 感染者及 AIDS 患者病原诊断提供了准确可靠的方法。

【诊断要点】

主要依据流行病学(高危人群)、临床表现特点进行诊断，确诊有赖于实验室检查 HIV 抗体阳性。

【治疗要点】

艾滋病是一种难治的传染病。目前尚无特别有效的治疗方法。当明确 HIV 感染和诊断艾滋病后，应从三个方面进行治疗，即抗病毒治疗，抑制 HIV 复制；使用免疫增强药物，提高抗体免疫功能；治疗和预防机会性感染和治疗并发的肿瘤等。

【预防】

（一）控制传染源

应注意隔离患者和无症状病毒携带者。患者的血液、排泄物和分泌物应严格消毒。严禁 HIV 感染者献血、献精液和献器官。加强国境检疫。禁止艾滋病患者及抗 - HIV 阳性的外国人入境，已入境者应限期出境。

（二）切断传播途径

加强宣传教育，严禁毒品注射，取缔娼妓，禁止性乱交及提倡使用避孕套。严格检查血液制品，推广使用一次性注射器。严格消毒患者使用过的物品及医疗器械。为减少母婴传播机会，提倡 HIV 感染者不结婚，已结婚者不怀孕，已怀孕者终止妊娠，已分娩者不喂母乳。

（三）保护易感人群

保护易感者最好、最有效的办法是注射 AIDS 疫苗，目前世界各地正致力于有效的预防 AIDS 疫苗的研究。

【护理】

（一）护理评估

1. 一般情况

年龄、性别、身高、体重、婚配、生育、文化程度、职业等。

2. 健康史

（1）病史：患病的起始时间，有无明显起因，主要症状及其特点，有无伴随症状及并发症，既往检查、治疗经过及效果，目前的主要不适及用药，潜伏期的长短，有无毒血症状等。

（2）流行病学资料：应询问当地有无艾滋病流行；是否与艾滋病患者有密切接触；是否有注射、输血及使用血制品的历史。

3. 体格检查

常规测定体温、脉搏、呼吸、血压，注意有无肺部、胃肠道、中枢神经系统、皮肤、黏膜等感染的相应表现。

4. 实验室资料

血常规、血清学检查、免疫学检查、HIV RNA 的检测等。

5. 心理－社会资料

患者及其亲属对艾滋病的认识程度、心理状态，对住院患者及隔离治疗的认识，患者的家庭成员及其对患者的关怀程度等。

(二)主要护理诊断

1. 活动无耐力

与营养不良、长期发热、腹泻等导致机体消耗增多有关。

2. 组织完整性受损

与艾滋病后期并发机会性感染、肿瘤有关。

3. 体温过高

与 HIV 感染和各种机会感染有关。

4. 营养失调

低于机体需要量：与长期发热、腹泻、胃纳差、进食减少有关。

5. 社交孤立

与艾滋病患者实施强制性管理，采取严格血液和体液隔离，他人歧视有关。

6. 知识缺乏

缺乏艾滋病的防治知识。

(三)护理目标

(1)患者活动后未出现呼吸困难、心悸等症状。

(2)患者的感染能得到有效的控制，尽量减少皮肤黏膜组织的损害。

(3)体温在正常范围内，无其他并发症的发生。

(4)患者体重增加，恢复基础水平，清蛋白、血红蛋白值在正常范围内。

(5)患者消除孤独感、自诉恐惧程度减轻或消失，能尽快恢复健康与人沟通和交流。

(6)患者能了解艾滋病的临床经过、治疗的有关知识，并能正确实施治疗计划。

(四)主要护理措施

1. 隔离

在执行血液、体液隔离的基础上实施保护性隔离。

2. 休息

为保证患者休息，病室应安静、舒适、空气新鲜。协助做好生活护理，症状减轻后可逐渐起床活动。

3. 饮食

应给予高热量、高蛋白、富含维生素等易消化食物。注意食物色、香、味，设法促进患者食欲。不能进食者给以静脉输液，注意维持水、电解质平衡。

4. 加强皮肤、口腔护理

注意保持皮肤清洁干燥，每天清洁口腔3～4次，预防发生感染。

5. 遵医嘱抗感染、抗肿瘤治疗

本病的主要治疗药物是齐多夫定（AZT），该药有较严重的骨髓抑制作用，早期表现为贫血，晚期可有中性粒细胞减少和血小板减少，也可出现恶心、头痛和肌炎等症状。应密切观察药物不良反应，定期检查血常规。

6. 心理护理

艾滋病预后不良，加之疾病的折磨、被他人歧视，患者易有焦虑、抑郁、孤独无助或恐惧等心理障碍，部分患者可出现报复、自杀等行为。护士应与患者进行有效沟通，了解患者的需要、困难，满足合理要求，给以关怀、温暖和同情。

（五）效果评价

（1）患者日常活动耐受水平提高，能进行适当的户外活动，无气促、疲乏无力感觉。

（2）患者无继发感染的发生，或呼吸道、口腔、皮肤、肠道等部位感染被及时发现、处理，自我护理的能力增强。

（3）患者体温保持正常，呼吸、心率在基础范围内。

（4）患者营养状况良好，饮食量增加，体重在正常范围内。

（5）患者不再感觉孤独，能描述新的应对行为所带来的积极效果，能与人正常交流和沟通。

（6）患者及其亲属了解艾滋病的临床经过、治疗的有关知识，并能正确实施治疗计划。

【健康指导】

（1）广泛宣传艾滋病的预防知识。使群众了解其传播途径，以及采取自我防护措施进行预防，尤其应加强性道德教育，严禁卖淫、嫖娼、吸毒。防止医源性感染。

（2）建立艾滋病监测网络，加强对高危人群的监测及国境检疫，及时隔离治疗，对HIV无症状携带者，可3～6个月做一次临床及免疫学检查，出现症状随时就诊。

（3）由于免疫功能低下，患者常死于机会性感染，应向患者及其亲属介绍预防或减少继发感染的措施，合并感染的症状及体征，常见的危急症状，必要时采取紧急措施和恰当的护理。

【思考题】

1. 名词解释：艾滋病、机会性感染。
2. 艾滋病的传播途径有哪些？
3. 简述艾滋病各期的临床表现。
4. 结合艾滋病的流行病学说出预防措施。

（陈东林）

第三节　传染性非典型肺炎

传染性非典型肺炎是由 SARS 冠状病毒（SARS – CoV）引起的一种具有明显传染性、可累及多个脏器系统的特殊肺炎，世界卫生组织（WHO）将其命名为严重急性呼吸综合征（severe acute respiratory syndrome，SARS）。其主要通过近距离空气飞沫和密切接触传播的呼吸道传染病，在家庭和医院有显著的聚集现象。其特点是传染性强、病情较重、进展快、危害性大。

【病原学】

SARS – CoV 属冠状病毒科冠状病毒属，为单股正链 RNA 病毒，有包膜，包膜上放射状排列的花瓣样或纤毛状突起，基底窄，形似皇冠，与经典冠状病毒相似。病毒在细胞质内增殖，由 RNA 基因编码的多聚酶利用细胞材料进行 RNA 复制和蛋白合成，组装成新病毒并出芽分泌到细胞外。

SARS 冠状病毒对温度和有机溶剂敏感，随温度升高抵抗力下降，75℃ 加热 30 分钟能够灭活病毒，紫外线照射 60 分钟可杀死病毒。75% 乙醇作用 5 分钟可使病毒失去活力，含氯消毒剂作用 5 分钟可以灭活病毒。

【流行病学】

（一）传染源

1. 患者

SARS 患者是最主要传染源。少数患者在刚出现症状时即具有传染性。一般情况下传染性随病程而逐渐增强，在发病的第 2 周最具传播力。

2. 动物

已有本病的病原体可能来源于动物的报道，并在果子狸、野猪、兔、山鸡、猫、鸟、蛇、獾等多种动物经聚合酶链反应（PCR）或血清学检测获得阳性结果。

（二）传播途径

（1）近距离呼吸道飞沫传播，即通过与患者近距离接触，吸入患者咳出的含有病毒颗粒的飞沫，是 SARS 经空气传播的主要方式，是 SARS 传播最重要的途径。

（2）通过手接触传播是另一种重要的传播途径，是因易感者的手直接或间接接触了患者的分泌物、排泄物以及其他被污染的物品，经口、鼻、眼黏膜侵入机体而实现的传播。

（3）气溶胶传播是经空气传播的另一种方式，被高度怀疑为严重流行疫区的医院和个别社区暴发的传播途径之一，其流行病学意义在于，易感者可以在未与 SARS 患者见面的情况下，有可能因为吸入了悬浮在空气中含有 SARS－CoV 的气溶胶所感染。

（三）易感人群

普遍易感。医务人员是易感高危人群。

（四）流行特征

冬季、早春发病，呈社会散发，家庭和医院局部大暴发。

【发病机制】

传染性非典型肺炎的发病机制尚不清楚。SARS－CoV 由呼吸道进入人体，在呼吸道黏膜上皮内复制，进一步引起病毒血症。被病毒侵染的细胞包括气管、支气管上皮细胞和肺泡上皮细胞、血管内皮细胞、巨噬细胞、肠道上皮细胞、肾脏远曲小管上皮细胞和淋巴细胞。肺泡上皮细胞和肺血管内皮细胞受累可损伤呼吸血气屏障的完整性，同时伴有炎症性充血，引起浆液和纤维蛋白原的大量渗出，渗出的纤维蛋白原凝集成纤维素，进而与坏死的肺泡上皮碎屑共同形成透明膜。

机体对 SARS－CoV 感染的反应表现为肺间质内有巨噬细胞和淋巴细胞渗出，激活的巨噬细胞和淋巴细胞可释放细胞因子和自由基，进一步增加肺泡毛细血管的通透性和诱发成纤维细胞增生。

【病理变化】

SARS 主要累及肺和免疫器官，其他器官，如心、肝、肾、脑等也可出现不同程度的损害。

1. 肺

肉眼观肺明显实变、充血、渗血、片状灶性出血；显微镜下见肺泡上皮增生明显变厚，气管、支气管呈炎性改变，肺间质有单核、多核巨噬细胞浸润和成纤维母细胞增生。

2. 脾

部分 SARS 病例的脾肿大，而部分患者可见脾缩小。病例标本切面可见脾泥。显微镜下脾小体不清，脾白髓萎缩，淋巴细胞稀疏，数量减少；红髓充血、出血、坏死明显，组织细胞增多。

3. 淋巴结（腹腔淋巴结及肺门淋巴结）

部分病例可见淋巴结肿大。镜检几乎所有淋巴结和淋巴滤泡均有不同程度的萎缩和消失，淋巴细胞稀疏，数量减少；血管和淋巴窦明显扩张，窦组织细胞明显增生。部分病例可见出血和坏死。

【临床表现】

潜伏期 SARS 的潜伏期通常限于 2 周之内，一般为 2～10 天。

临床症状：急性起病，自发病之日起，2～3 周内病情都可处于进展状态。主要有以下三类症状。

（一）发热及相关症状

常以发热为首发和主要症状，体温一般高于 38℃，呈持续性高热，可伴有寒战、肌肉酸痛、关节酸痛、头痛、乏力。在早期，使用退热药可有效；进入进展期，通常难以用退热药控制高热。使用糖皮质激素可对热型造成干扰。

（二）呼吸系统症状

可有咳嗽，多为干咳，少痰，少部分患者出现咽痛。可有胸闷，严重者渐出现呼吸加速、气促，甚至呼吸窘迫。常无上呼吸道卡他症状。呼吸困难和低氧血症多见于发病 1～2 周以后。

（三）其他方面症状

部分患者出现腹泻、恶心、呕吐等消化道症状。

（四）体征

SARS 患者的肺部体征常不明显，部分患者可闻及少量湿啰音，或有肺实变体征。偶有局部叩浊音，呼吸音减低等少量胸腔积液的体征。

【并发症】

SARS 的并发症一般发生在疾病最为严重的阶段之后。

（一）继发感染

肺部继发感染是重要的并发症，一般在发病 2～3 周以后。可引起空洞及胸腔积液。据报道也有并发脑内感染的病例。

（二）肺间质改变

少数患者在肺内炎症吸收后残存肺间质纤维化，表现为局部的不规则的高密度斑片、索条状及蜂窝状影像。可引起牵拉性支气管扩张，严重的肺间质增生使肺体积缩小。

（三）纵隔气肿、皮下气肿和气胸

纵隔气肿表现为纵隔间隙有气体影，呈条状或片状，位于食管、气管、大血管等结构周围。皮下气肿较为明显。气胸的量一般较少。部分病例的纵隔气肿、皮下气肿和气胸发生在使用呼吸机之后。

（四）胸膜病变

肺内病变可引起邻近胸膜的局限性胸膜增厚，或轻度幕状粘连。胸膜改变可随肺内病变的吸收而消退。明显的胸腔积液较少见。

【实验室及其他检查】

（一）血常规检查

早期白细胞（WBC）正常或降低。晚期并发细菌性感染者，白细胞总数升高。常有淋巴细胞减少。

（二）免疫学检查

1. SARS 特异性抗体的测定

酶联免疫吸附试验（enzyme-linked immuno absorb entassay，ELISA）或免疫荧光试验（immuno-fluorescence assay，IFA）作为血清 ARS-CoV 抗体检测方法。符合以下两者之一即可判断为 SARS：①平行检测进展期血清抗体和恢复期血清抗体发现抗体阳转；②平行检测进展期血清抗体和恢复期血清抗体发现抗体滴度 4 倍及以上升高。

2. SARS-CoV RNA 的测定

应用 PCR 方法，符合下列三项之一者可判断为检测结果阳性：①至少需要两个不同部位的临床标本检测阳性（例如鼻咽分泌物和粪便）；②收集间隔 2 天的同一种临床标本送检检测阳性（例如 2 份或多份鼻咽分泌物）；③在每一定检测中对原临床标本使用两种不同的方法，或重复 PCR 方法检测阳性。

（三）T 淋巴细胞亚群的测定

应用流式细胞仪（flow cyto meter，FCM）对相应荧光抗体的样本进行检测。大多数 SARS 患者外周血 T 淋巴细胞 $CD3^+$、$CD4^+$、$CD8^+$ 亚群均减低，尤以 $CD4^+$ 亚群减低明显。

（四）影像学检查

X 线平片和 CT 是 SARS 的主要检查方法。

1. X 线胸片

初期表现：①肺外带或基底部密度增高病灶可以是唯一表现；②病灶可以是毛玻璃状或大片状实变；③特别注意心脏后方脊椎两旁区域病灶。

进展期表现：①一侧或双侧广泛分布毛玻璃样渗出病灶或大片肺实变；②常先累及下肺；③病变广泛，但并不总是累及双肺；④病灶在短期内可迅速增加，或治疗吸收后迅速扩散加重。阴影消失慢。

恢复期表现：影像表现为病变范围逐渐减小，密度减低，以至消失。

2. CT 检查

①孤立或多发斑片状病灶；②毛玻璃状密度增高状伴或不伴小叶间隔或叶间隔增厚；③大片肺实变；④毛玻璃状病灶 + 肺实变；⑤病灶多位于胸膜下区。

【诊断要点】

根据近 2 周内有与 SARS 患者接触史。临床表现为起病急，发热，体温超过 38℃，伴有头痛，关节、肌肉酸痛，乏力；咳嗽为干咳、少痰；肺部体征常不明显，部分患者可闻及少量湿啰音，或有肺实变体征。实验室检查为白细胞正常或降低，常有淋巴细胞减少，SARS－CoV RNA 检测结果阳性或 SARS－CoV 血清抗体阳性；肺部 X 线影像改变，并能排除其他疾病诊断者即可确诊。

【治疗要点】

（一）一般性治疗

卧床休息，避免劳累和用力剧烈咳嗽。

（二）对症治疗

为本病重要治疗手段。降温、镇咳祛痰、持续鼻导管吸氧、补液及纠正水电解质平衡紊乱、保护重要脏器功能。

（三）对因治疗

抗病毒治疗，如利巴韦林。

（四）预防和治疗继发细菌感染

根据临床情况可使用大环内酯类、氟喹诺酮类及其他适用抗生素。

（五）其他

糖皮质激素的应用，免疫治疗和中药辅助治疗。

【预防】

（一）管理传染源

1. 对传染性非典型肺炎患者的管理

①早发现、早报告；②早隔离、早治疗。

2. 对与传染性非典型肺炎患者密切接触者的管理

对症状期密切接触者均应实施医学隔离观察。对可疑的发热患者，应立即让其住院治疗。隔离观察期为 2 周。

（二）切断传播途径

（1）加强院内感染控制，选择符合条件的医院和病房专门收治 SARS 患者是避免院内感染的前提。

（2）做好个人防护，个人防护用品包括防护口罩、手套、防护服、护目镜或面罩、鞋套等。其中以防护口罩与手套最为重要。

（3）加强健康教育，广泛开展 SARS 防治知识的宣传，教育群众提高自我防范意识。

（三）保护易感人群

积极研究 SARS 疫苗，是预防 SARS 最有效的方法，目前我国在此疾病疫苗研制工作中处于世界领先水平。

【护理】

（一）护理评估

1. 一般情况

年龄、性别、身高、体重、营养状况等。

2. 健康史

(1)病史：询问患者起病情况、热程、热型；病后神志状态、有无咳嗽和痰液的量及色。经过何种处理及其效果。

(2)流行病学资料：患者在近 2 周内有与 SARS 患者接触，尤其是密切接触患者（指与 SARS 患者共同生活，照顾 SARS 患者，或曾经接触 SARS 患者的排泌物，特别是气道分泌物）的病史。

3. 体格检查

身高、体重，生命体征，神志状态，有无肌肉酸痛、关节酸痛、头痛、乏力等。

4. 实验室资料

血常规、免疫学检查、T 淋巴细胞亚群的测定，X 线及 CT 检查等。

5. 心理－社会资料

患者对的 SARS 认识及了解程度；对发热等症状的心理反应、应对措施及效果；对住院隔离的认识及适应情况；患病对工作、学习的影响；对支付医疗费用有无困难；家庭及亲友对患者的态度、对 SARS 的了解程度及对消毒隔离的认识。

（二）主要护理诊断

1. 体温过高

与 SARS 冠状病毒感染有关。

2. 有感染的危险

与 SARS 冠状病毒感染后机体抵抗力低下有关。

3. 知识缺乏

缺乏 SARS 的疾病知识及消毒、隔离知识。

4. 恐惧

与病情来势凶猛，知识缺乏有关。

（三）护理目标

(1)患者体温得以控制，逐渐降至正常范围。

(2)患者未发生感染或感染被及时发现和处理。

(3)患者掌握SARS的疾病知识及消毒、隔离知识。

(4)患者恐惧程度缓解或减轻。

（四）护理措施

1.严密隔离

加强消毒隔离措施，设置隔离区域，隔离区域周边设明确且能引起警戒的标志；区域内分别有隔离室和疑似病室，做到确诊患者和疑似患者分房收治。患者戴口罩，物品专用。保持隔离区域空气流通，打开门窗和换气设备；定时进行空气消毒，运送患者做检查或入院等专用轮椅或车床，使用后及时消毒处理。

2.病情观察

①密切观察体温变化，每4小时测量体温1次。同时注意脉搏、呼吸、血压、神志等生命体征的变化。高热患者按医嘱给予药物或物理降温。发现呼吸困难，及时向医生报告，并采取对症处理措施。②记录出入量，维持水、电解质和出入量的平衡。③观察患者头痛和全身肌肉、关节酸痛情况，了解疼痛的部位、性质、程度。向患者介绍缓解疼痛的方法。在不影响治疗的前提下，以分散其注意力，指导患者做力所能及的局部按摩，以缓解局部酸痛等。

3.饮食护理

饮食以清淡、易消化、足够的蛋白质、高热量和富含维生素为主。如牛奶(或豆浆)、新鲜蔬菜和水果、猪肉(或鸡肉)、鱼和软饭、粥、面条等；可根据患者的喜好调整食物的种类及其色、香、味，以增进食欲和帮助消化。指导患者摄取足够的液体，除了饮水外，还可选择果汁，也可以用胡萝卜、玉米(连须带衣)、瘦肉煲汤等饮料，用民间常用的解渴方法，如炒米水、莲藕、红豆煲水代替茶水。

4.基础护理

①患者卧床休息，减少不必要的活动，以减轻体力消耗。治疗和护理尽量集中进行；保持病房环境，确保患者能充分休息。②口腔护理：护士协助患者于进餐前后、早晨、睡前用温开水或0.9%氯化钠溶液漱口，病情较重者则每天口腔护理2次；呕吐的患者在其呕吐后协助进行口腔清洁。③皮肤护理：为患者选择棉质、透气吸水良好的内衣。每天定时协助患者进行擦浴，出汗后及时用温水擦拭局部皮肤并及时更换内衣、被褥。腹泻患者注意肛周皮肤清洁和护理。

5. 心理护理

SARS 起病急骤、发展迅猛，医学界尚无特效的治疗方法，初诊患者及其亲属均有不同程度的紧张、焦虑、无助、绝望和恐惧心理；同时，患者被安置在隔离室或疑似病房，使之容易产生孤独、寂寞和自卑感。护士在工作中应对患者热情、关心和鼓励，使之树立和增强战胜疾病的信心。告之保持乐观、稳定的情绪和心态将有助于疾病的痊愈。

（五）效果评价

(1)患者体温是否在正常范围。

(2)患者有无感染或感染是否被及时发现和处理。

(3)患者是否掌握了 SARS 的疾病相关知识。

(4)患者恐惧程度是否缓解或减轻。

【健康指导】

(1)讲解本病的有关知识：如 SARS 的传染源，传播途径，易感人群，流行季节。让患者及其亲属了解隔离的重要性和暂时性；指导他们实施防护措施；嘱患者养成良好的卫生习惯。

(2)讲解疾病的发生、病情进展、治疗及预后，让患者及其亲属了解各项检查、治疗措施的重要性。让患者保证充足的休息，避免过劳，注意均衡饮食。出院后加强锻炼身体，提高机体抵抗力。

〖思考题〗

1. 传染性非典型肺炎的主要传播途径是什么？怎样切断其传播途径？
2. 传染性非典型肺炎主要临床表现是什么？
3. 简述传染性非典型肺炎的护理措施。

（贾长宽）

第四节 麻疹

麻疹(measles rubeola)是麻疹病毒引起的急性呼吸道传染病。主要通过飞沫直接传播。临床以发热、咳嗽、流涕、眼结膜充血、口腔麻疹黏膜斑(Koplik's spots)及皮肤出现红色斑丘疹为其特征。

【病原学】

麻疹病毒属副黏病毒科，为 RNA 病毒，所有麻疹病毒抗原性均相同。麻疹病毒经组织细胞培养连续传代后，逐渐失去致病性，但仍保持抗原性，据此可制备麻疹减毒活疫苗。麻疹病毒耐寒、耐干燥，对阳光及一般消毒剂很敏感，紫外线能很快灭活。

【流行病学】

（一）传染源

患者是唯一的传染源，从发病前2天（潜伏期末）到出疹后5天内眼结膜、鼻、咽、气管分泌物都含有病毒，传染性强。疹退后一般无传染性。

（二）传播途径

麻疹病毒以飞沫直接传染为主。极少数可通过衣物、玩具等间接传播。

（三）易感人群

人群对麻疹病毒普遍易感，病后有持久免疫功能。成人多因儿童时患过麻疹或接种麻疹疫苗获得免疫功能。

（四）流行特征

一年四季均可发病，但以冬春季为发病高峰。我国发病年龄以6个月至5岁小儿发病率最高。

【发病机制】

麻疹病毒侵入上呼吸道黏膜和眼结膜上皮细胞后，在细胞内复制，通过局部淋巴进入血流形成初次病毒血症。病毒被单核－巨噬细胞系统吞噬，并在其中广泛增殖5～7天后大量病毒再次进入血流形成第2次病毒血症，出现高热、皮疹。病毒血症可持续到出疹后第2天。

【病理变化】

当病毒侵袭任何组织均出现单核细胞浸润及形成多核巨细胞。麻疹黏膜斑和皮疹均为真皮内毛细血管内皮细胞肿胀、增生与单核细胞浸润而导致毛细血管扩张、红细胞和血浆渗出表皮所致。皮疹消退后留有色素斑，表皮细胞变性坏死角化后形成脱屑。由于免疫功能低下常合并支气管肺炎。

【临床表现】

潜伏期一般10～14天，接受过免疫制剂或接种过麻疹疫苗而发病时，则潜伏期可长至3～4周。

（一）典型麻疹的临床表现

典型麻疹的临床经过可分为3期：

1. 前驱期（卡他症状期）

从发热到出疹一般3～4天，发热一般逐渐升高，小儿可骤发高热而出现惊厥。在发热同时出现咳嗽、流涕、眼结合膜充血、畏光、流泪及咽部充血等卡他症状。病程第2～3天，90%以上的患者于双侧近第一臼齿颊黏膜上出现0.5～1mm针尖大小的白色小点，周围有红晕，可互相融合成片，其2～3天内消失对早期诊断有重要意义。

2. 出疹期

于发热第3～4天，当呼吸道症状及体温达到高峰时开始出现皮疹，皮疹先见于耳后、发际，渐及颜面，自上而下蔓延到胸、背、腹及四肢，最后达手、足心，2～5天皮疹出齐。皮疹初为淡红色斑丘疹，大小不等，高出皮肤，压之褪色，开始皮疹颜色较淡，以后融合呈暗红色，疹间皮肤正常。皮疹高峰时全身毒血症状最重，高热可达40℃。

3. 恢复期

出疹3～5天后，发热开始减退，全身症状减轻，皮疹随之按出疹的先后顺序消退，留浅褐色色素斑，伴糠麸样脱屑，历时1～2周完全消失。无并发症者病程为1～2周。

（二）非典型麻疹的临床表现

1. 轻型麻疹

发热低，体温多在39℃以下或热程短，出疹期1～2天，皮疹稀疏，黏膜斑不典型，上呼吸道症状轻，并发症少，病程多在1周左右。多见于对麻疹具有部分免疫者。

2. 重型麻疹

多见于并发严重感染或体质弱，免疫功能低下者，病死率高。

（1）中毒性麻疹：中毒症状重，起病即高热持续在40℃～41℃，早期出现大片紫蓝色融合性皮疹，伴气促、心率快、发绀，常有谵妄、昏迷、抽搐。

（2）休克性麻疹：出现循环衰竭或心力衰竭，高热、面色苍白、肢端发绀、四肢厥冷、心音减弱、心率快、血压下降等。

（3）出血性麻疹：此型在出疹过程中，皮疹转为出血性，压之不褪色，多数伴高热等全身严重中毒症状，可有黏膜及消化道出血。

3. 异型麻疹

主要发生在接种麻疹灭活疫苗后4～6年，再接触麻疹患者时出现。表现为突起高热，头痛、肌痛、腹痛，无麻疹黏膜斑。病后2～3天出现皮疹，从四肢远端开始，逐渐扩散到躯干，皮疹为多形性。上呼吸道卡他症状不明显。

（三）并发症

1. 支气管肺炎

以出疹后1周多见，是麻疹的主要死因，主要为肺部继发感染。

2. 心肌炎

多见于2岁以下患重型麻疹并合并肺炎和营养不良的小儿，可导致心力衰竭。

3. 喉炎

分泌物增多容易形成喉梗阻而导致窒息，抢救不及时极易死亡。

4. 脑炎和亚急性硬化性脑炎

临床发生率低（<0.5%），可发生在出疹后3周内，以出疹后2~6日多见，临床表现与病毒性脑炎相似，病死率可达15%。多在发生并发症后1周内死亡，在成活患者中约30%遗留脑瘫、智力障碍等后遗症。

【实验室及其他检查】

（一）血常规检查

白细胞总数减低，为$(4.0\sim6.0)\times10^9/L$，淋巴细胞相对增高。

（二）病毒分离

取前驱期或出疹初期患者的眼、鼻咽分泌物、血和尿接种原代人胚肾或羊膜细胞，分离麻疹病毒，再用免疫荧光法鉴定。

（三）快速诊断

取初期患者鼻咽分泌物、痰和尿沉渣涂片，用瑞氏染色查多核巨细胞，以出疹前2天至出疹后1天阳性率最高。也可用荧光标记特异抗体查鼻咽部和尿沉渣剥脱细胞中的麻疹病毒抗原。近年来，有用单克隆抗体通过间接免疫荧光法查鼻咽拭子中麻疹抗原，只需要2小时可获结果，敏感性高。

（四）血清抗体测定

于病程早期和恢复期各取血一次做血凝抑制试验或中和试验、补体结合试验。抗体效价增高4倍以上为阳性。

【诊断要点】

有麻疹患者的接触史；临床表现为发热、咳嗽、流涕、流泪、结膜充血、口腔颊黏膜有麻疹黏膜斑；实验室检查血清学特异抗体IgM阳性可确诊。

【治疗要点】

（一）一般治疗

卧床休息，保持眼、鼻、口腔清洁，鼓励多饮水，给予易消化和营养丰富的饮食。

（二）对症治疗

一般早期发热不给退热药，个别高热可酌情给予小量镇静退热药，或头部冷敷，避免急促退热致虚脱。咳嗽用祛痰止咳药，剧咳和烦躁不安者可用少量镇静药。

（三）并发症的治疗

1. 支气管肺炎

主要用抗菌治疗。常先用青霉素，再参考痰菌药敏选用抗生素。

2. 心肌炎

有心力衰竭者及早静脉注射西地兰，重者同时用肾上腺皮质激素保护心肌。

3. 急性喉炎

尽量使患儿安静，反复蒸气吸入稀释痰液，每天 2～3 次。及时供氧，选用抗生素，重者用肾上腺皮质激素以缓解喉部水肿。出现喉梗阻者应及早气管切开或气管插管。

4. 脑炎

参考流行性乙型脑炎治疗。

【预防】

(一)管理传染源

发现麻疹患者及早报告，患者隔离到出疹后第 5 天，伴呼吸道并发症者应延长至出疹后第 10 天。

(二)切断传播途径

流行期间，避免易患儿到公共场所或探亲访友。

(三)保护易感人群

1. 主动免疫

未患过麻疹的小儿均应接种麻疹减毒活疫苗。接种时间：8 个月龄初种，7 岁复种。接种方法：上臂外侧三角肌处，1 次皮下注射 0.2mL，各年龄儿童和成人剂量相同。接种反应：症状轻微，少数可在 5～14 天后出现低热，1～2 天即退。

2. 被动免疫

接触患者后 5 天内肌内注射丙种球蛋白 3mL 可防止发病。在接触患者 6 天后注射，可减轻症状。免疫有效期 3～8 周。

【护理】

(一)护理评估

1. 一般情况

年龄、性别、籍贯、身高、体重、营养状况等。

2. 健康史

(1)病史：患病的起始时间，有无咳嗽、流涕、眼结合膜充血、畏光、流泪及咽部充血等卡他症状，既往检查，治疗经过及效果，目前的主要不适及用药，有无毒血症状等。

(2)流行病学资料：是否为疾病的高发季节，有无接种过麻疹疫苗。

3. 体格检查

体温、脉搏、呼吸、血压、出疹顺序、皮疹颜色及分布情况、有无脱水、酸中毒及电解质紊乱的表现。

4. 实验室资料

血常规、病毒分离、血清抗体测定等。

5. 心理－社会资料

患者及其亲属对麻疹的认识程度、心理状态，对住院及康复治疗的认识，患者的家庭成员组成及其对患者的关怀程度等。

（二）主要护理诊断

1. 体温过高

与麻疹病毒感染有关。

2. 皮肤完整性受损

与皮肤血管受损有关。

3. 清理呼吸道无效

与麻疹肺炎所致痰液增加、黏稠不易咳出有关。

（三）护理目标

(1)患者体温正常。

(2)受损的组织逐渐恢复正常，无并发症的发生。

(3)能有效排出呼吸道分泌物。

（四）主要护理措施

1. 隔离

呼吸道隔离。

2. 一般护理

患者应卧床休息。病室内应空气新鲜、通风，保持适当的温湿度，室内光线不宜过强，以防止强光对患者眼睛的刺激。

3. 饮食护理

给予营养丰富、富含维生素、易消化的流食、半流食，并应注意补充充足的水分，必要时给予静脉输液以保证入量，注意维持水、电解质平衡。

4. 病情观察

①观察体温、脉搏、呼吸及神志状态；②观察皮疹的变化：出疹期应注意观察出疹顺序、皮疹颜色及分布情况；③观察有无脱水、酸中毒及电解质紊乱；④观察支气管肺炎、喉炎等并发症表现。

5. 对症护理

(1)发热：对发热的护理应注意麻疹特点。在前驱期尤其是出疹期，如体温不超过 38.5℃可不予处理，因体温太低影响发疹。如体温过高，可采用物理降温，但禁忌乙醇擦浴。

(2)皮疹：注意保持皮肤清洁，每天用温水轻擦皮肤；有皮肤瘙痒者应避免搔抓，防止抓伤皮肤造成感染。应注意修剪指甲，幼儿自制能力差，可将手包起来。皮肤剧痒者可涂 5% 碳酸氢钠或炉甘石洗剂等；对大面积瘀斑的坏死皮肤应注意保护，翻身时应注意避免拖、拉、拽等动作，防止皮肤擦伤；衣着应宽松，内衣裤应勤换洗。床单应保持清洁、松软、平整、干燥。

(3)加强眼、鼻、口腔护理：每天用 0.9% 氯化钠溶液或硼酸溶液冲洗双眼 2~3 次，冲洗后滴入眼药水，以预防继发细菌感染；随时清除鼻腔分泌物，保持鼻腔通畅；每天彻底清洗口腔 2~3 次，每次进食后用温水清拭口腔。

(五)效果评价

(1)体温有无正常。

(2)损伤的局部能否保持清洁，有无不适，受损组织是否恢复正常。有无局部损伤、感染。

(3)能否有效排出呼吸道分泌物。

【健康指导】

(1)宣传预防麻疹的措施，特别是注射麻疹减毒活疫苗对预防麻疹的重要作用。

(2)讲述麻疹是传染性强、传播快、对儿童健康有严重威胁的一种传染病。单纯麻疹可在家中隔离、治疗、护理，以减少继发感染及并发症。对麻疹的家庭护理给予指导，以促进患者顺利恢复。

〔思考题〕

1. 名词解释：异型麻疹。
2. 简述典型麻疹的临床表现、并发症。
3. 麻疹患者主要护理措施有哪些？

（雷利霞）

第五节　流行性腮腺炎

流行性腮腺炎(mumps)是由腮腺炎病毒所引起的急性呼吸道传染病。主要发生在儿童和青少年。临床以腮腺的非化脓性肿胀、疼痛、发热伴咀嚼受限为特征，常并发脑膜炎、脑膜脑炎、睾丸炎、卵巢炎和胰腺炎等。

【病原学】

腮腺炎病毒属于副黏液病毒科，为单股 RNA 病毒。具有 S 抗原(可溶性抗原)和 V 抗原(病毒抗原)，感染后可出现相应抗体。发病后 1 周出现 S 抗体，此抗体无保护作用，可用于诊断。V 抗原能产生保护性抗体，一般感染后 2 ~ 3 周才出现。人是腮腺炎病毒唯一的宿主。此病毒抵抗力弱，不耐热，对乙醚、氯仿、甲醛和紫外线敏感。一般室温下经过 2 ~ 3 天传染性即可消失。

【流行病学】

(一)传染源

为早期患者和隐性感染者。患者腮腺肿大前 7 天至肿大后 9 天，可从唾液中分离出病毒。无腮腺肿大，仅有其他器官受累者，也可从唾液和尿中排出病毒。

(二)传播途径

主要通过空气飞沫传播。

(三)人群易感性

人群普遍易感，感染后一般可获得持久免疫功能。患者主要为学龄儿童，无免疫功能的成人也可发病。

(四)流行特征

腮腺炎为世界性疾病，全年均可发病，以冬、春季为高峰。呈散发性或流行性，在集体儿童机构均可形成暴发流行。

【发病机制】

腮腺炎病毒从呼吸道侵入口腔或鼻黏膜后，在局部黏膜上皮细胞中大量增生，然后进入血循环，播散到腮腺和其他器官，病毒在其中增殖复制后，再次进入血循环形成第二次病毒血症，并侵犯第一次病毒血症未受累的器官。腮腺炎其实是一种系统的、多器官受累的疾病。

【病理变化】

腮腺炎的病理特征是腮腺组织非化脓性炎症，腮腺导管的壁细胞肿胀，导管周围及腺体壁淋巴细胞浸润，间质组织水肿导致腮腺导管的阻塞和扩张和淀粉酶潴留。睾丸、卵巢和胰腺等受累时也可出现淋巴细胞浸润和水肿。

【临床表现】

流行性腮腺炎潜伏期 2 ~ 3 周，平均 18 天。其临床主要症状：有发热、头痛、乏力、纳差等前驱症状。起病 1 ~ 2 天后出现颧骨弓或耳部疼痛，然后出现唾液腺肿大，体温上升可达 40℃。腮腺最容易受累，先单侧，数天后另一侧也可肿大。腮腺肿大以耳垂为中心，向前、后、下方发展，边缘不清，局部皮肤紧张、发亮，触之质地坚韧，有压痛，无波动感。因为唾液腺管的阻塞，当进食酸性食物促使唾液腺分泌时疼痛加重。部分患者可出现脑膜炎、睾丸炎、卵巢炎、胰腺炎等并发症表现。

【实验室及其他检查】

（一）血常规检查

白细胞计数和尿常规检查一般正常。

（二）血、尿淀粉酶测定

90%患者发病早期有血、尿淀粉酶增高。可用于与其他原因的腮腺肿大相鉴别。

（三）血清学检查

1. 抗体检查

ELISA 检测血清中腮腺炎病毒核蛋白（NP）IgM 抗体可用于近期感染诊断。

2. 抗原检查

应用特异性抗体来检测腮腺炎病毒抗原，可用作早期诊断。

（四）病毒分离

一般取早期患者的咽部分泌物接种于鸡胚中进行培养，可分离出腮腺炎病毒，阳性率50%～75%。

【诊断要点】

根据流行季节和发病前2～3周有接触史，临床表现发热和以耳垂为中心的非化脓性腮腺肿大，诊断一般不难。确诊有赖于血清学检查和病毒分离。

【治疗要点】

（一）一般治疗

卧床休息，给予流质饮食，避免进食酸性食物。

（二）对因治疗

一般应用抗生素、磺胺药治疗无效，发病早期可试用利巴韦林治疗，应用干扰素对于成人腮腺炎合并睾丸炎的治疗有一定疗效。

（三）对症治疗

高热时可用物理降温和解热镇痛药；氦氖激光局部照射可减轻腮腺肿痛。睾丸胀痛可用棉花垫或丁字带托起。

（四）局部治疗

可采用如意金黄散、紫金锭、青黛粉等用食醋调成糊状，涂于牛皮纸上，贴于肿大的腮腺区皮肤。

（五）中药治疗

服用普济消毒饮或板蓝根冲剂。

（六）其他

对重症患者合并脑膜炎或心肌炎者，可以使用地塞米松。

【预防】

（一）控制传染源

对腮腺炎患者按呼吸道传染病隔离，至腮腺肿胀完全消退。

（二）切断传播途径

流行期间对易感者较多的居住区应注意通风，勤晒被褥及空气消毒。

（三）保护易感人群

目前，国内外应用减毒活腮腺炎病毒疫苗，进行皮内、皮下接种，也可采用喷鼻或气雾方法，这些治疗方法可能有致畸作用，故孕妇忌用。

【护理】

（一）护理评估

1. 一般情况

年龄、性别、身高、体重、营养状况等。

2. 健康史

(1)病史：患病的起始时间，有无发热、发热的程度、热型；有无头痛、乏力、纳差等症状。既往检查、治疗经过及效果，目前的主要不适及用药。

(2)是否为发病的高峰季节，有无腮腺炎患者接触史，是否接受过腮腺炎减毒活疫苗注射。

3. 体格检查

常规测体温、脉搏、呼吸、血压，检查有无腮腺的肿胀、疼痛、发热伴咀嚼受限等。

4. 实验室资料

血常规、尿常规、病毒分离、血清学检查等结果。

5. 心理－社会资料

患者及其亲属对流行性腮腺炎的认识程度、心理状态，对住院及隔离治疗的认识，患者的家庭成员组成及其对患者的关怀程度等。

（二）主要护理诊断

1. 体温过高

与腮腺炎病毒感染有关。

2. 疼痛

与腮腺炎病毒引起腮腺炎症有关。

3. 营养失调

低于机体需要量：与高热及进食困难有关。

（三）护理目标

（1）患者体温降至正常，能配合治疗护理。

（2）患者的疼痛减轻或消失。

（3）患者恢复食欲，增加摄入。

（四）主要护理措施

（1）呼吸道隔离。

（2）急性期卧床休息。

（3）保证营养及液体的摄入，给予清淡、易消化的流质或半流质饮食。

（4）加强病情观察：观察生命体征的变化，测量体温、脉搏；腮腺肿痛的表现及程度；腮腺导管开口有无红肿；有无其他腺体、器官受累的表现；血常规、血及尿淀粉酶等化验结果。

（5）加强口腔护理：经常用温盐水漱口，保持口腔黏膜的清洁卫生，防止继发细菌感染。

（6）防治睾丸炎：常用“丁”字带将肿大的睾丸托起以缓解疼痛，可采用局部冷敷。

（五）效果评价

（1）患者及其亲属能否说出发热的原因。发热时，能否自觉配合物理降温，患者体温是否降至正常。

（2）通过分散患者的注意力和提高痛阈值，患者的疼痛是否减轻。

（3）患者食欲是否恢复。

【健康指导】

（1）积极宣传预防接种的重要性，特别是要做好儿童的预防接种工作。此外在流行期间，幼儿园、托儿所等儿童较集中的机构应加强空气消毒等。

（2）做好疾病有关的知识教育：告知患者注意观察睾丸及其他腺体、器官有无受累等。本病为自限性疾病，大多预后良好。

〖思考题〗

简述流行性腮腺炎的临床特点。

（雷利霞）

第六节　高致病性禽流感

禽流感(avian inftuenza, bird flu)是禽类流行性感冒的简称。是由A型流行性感冒病毒引起的一种禽类(家禽和野禽)和鸟类的传染病。由于感染禽流感病毒的毒型不同，临床表现各异。轻者表现为轻度的呼吸道症状、消化道症状，死亡率较低；重者表现为较严重的全身性、出血性、败血性症状，死亡率较高。

本病以往认为是一种严格的动物传染病。最近国外发现的禽流感患者是由H5N1血清型引起的，称为高致病性禽流感，其发病率和死亡率都很高，危害巨大。

【病原学】

禽流感病毒属于A型流感病毒，根据其表面抗原及基因特性不同分为多个亚型，均为单链RNA病毒。本病毒一般为球形，直径为80～120nm。病毒表面有10～12nm的密集钉状物或纤突覆盖，病毒囊膜内有螺旋核衣壳。两种不同形状的表面钉状物是HA(棒状三聚体)和NH(蘑菇形四聚体)。

根据禽流感致病性的不同，可以将禽流感分为高致病性禽流感、低致病性禽流感和无致病性禽流感。高致病性禽流感对人类的危害最大，通常由H5N1、H7N7、H9N2病毒株引起。在各型中，以H5N1型的传播力和致病性最强。

病毒在体外抵抗力较强，在低温、干燥环境下可保持活动达数月以上，但对热较敏感，56℃30分钟，70℃3分钟可将其灭活。常用消毒剂，如络合碘、84消毒液、甲醛溶液(福尔马林)可将其灭活。

【流行病学】

高致病性禽流感是一种禽类毁灭性传染性疾病，很容易造成大范围流行。流行形式以暴发为主，传播迅速，病死率高。本病一年四季均可流行，以冬春季节为主。高致病性禽流感病毒对人类已构成直接威胁，使人患禽流感。

(一)传染源

鸟类是禽流感的保毒宿主，其次猪也是主要的传染源。该病在家禽中流行时，病禽、死禽是重要的传染源。

(二)传播途径

①直接接触，病禽与健康禽和人的接触；②间接接触，人或健康禽接触病毒污染物；③通过飞沫和接触呼吸道分泌物也是传播途径。

(三)易感人群

禽流感主要在鸟、禽中流行，最敏感的为鸡、火鸡、鸭、鹅，大规模饲养的鸡群或鸭群中更易传播。人类一般不易感染，偶然情况下，也可以感染人，人感染后死亡率较高。

【发病机制】

禽流感发病机制尚不清楚。

【病理变化】

高致病性禽流感病毒感染禽类后，主要导致各脏器出血、水肿，以胃肠道、卵巢、心脏组织出血、水肿为主。

人感染禽流感病毒后，主要表现为呼吸道炎症，分泌物增多，其毒素可产生全身毒性作用，出现全身中毒症状。

【临床表现】

禽流感病毒致家禽患病的潜伏期为数小时至3周不等，其长短与病毒感染数量、毒物种类、感染途径等相关。

人感染高致病性禽流感病毒后，潜伏期一般在1周以内，多数为1～3天。好发儿童，表现与人类流感症状相似。主要有毒血症状与卡他症状(发热、流涕、咽痛、肌痛、咳嗽等)。常继发肺部细菌感染，重者有呼吸窘迫，甚至呼吸衰竭，导致患者死亡。部分患者可有恶心、腹痛、腹泻稀水样便等消化道症状。体温大多持续在39℃以上，热程1～7天，一般2～3天。半数患者有肺部实变体征。

【并发症】

(一)原发性病毒性肺炎

见于原有心肺疾病患者，肺部病变以浆液性出血性支气管炎为主，临床表现为高热不退、气急、发绀、咳嗽、咯血。X线检查双肺有散在絮状阴影，白细胞计数降低和中性粒细胞减少，患者常因心力衰竭或周围循环衰竭而死亡。

(二)继发性细菌性肺炎

最常见的病原菌是肺炎链球菌、金黄色葡萄球菌或流感嗜血杆菌，患者病情逐渐加重，或在暂时改善后临床症状进一步加重，咳嗽、吐脓痰，并且出现肺实变体征，X线发现肺部有片状或斑片状阴影，白细胞总数和中性粒细胞计数增高。

(三)瑞夷(Reye)综合征

1. 心肌炎

由于心肌细胞线粒体功能的损害，线粒体脂肪酸β氧化缺陷，导致心肌炎，患者出现胸闷、胸痛、心悸、乏力、呼吸困难，重者发生心源性休克，甚至猝死。

2. 肌炎或其他

并发肌炎的患者表现为受累的肌肉明显触痛，肌肉肿胀无弹性，以下肢肌肉受累多见，实验室检查可见血清肌酸磷激酶(CK)和羟丁酸脱氢酶(HBD)水平增高。严重者可发生横纹肌溶解，出现肌红蛋白尿，导致肾功能衰竭。

【实验室及其他检查】

1. 血常规检查

白细胞计数降低，(2.0～18.3)×10^9/L。继发肺部感染时，白细胞数升高，中性粒细胞增多。淋巴细胞大多降低，血小板正常。

2. 骨髓检查

骨髓穿刺示细胞增生活跃，反应性组织细胞增生伴出血性吞噬现象。

3. 特异性检查

病原学检查方法主要有病毒分离、琼脂扩散(AGP)试验、血凝抑制(HI)试验、酶联免疫吸附试验(ELISA)等阳性。

4. 影像学检查

半数患者胸部 X 线摄像显示单侧或双侧肺炎，少数伴胸腔积液。

【诊断要点】

禽流感的诊断主要依靠流行病学调查与临床症状，确诊有赖于病毒分离、病毒抗原与抗体检测。流行病学调查包括是否到过疫区，或与家禽有密切接触，或与禽流感患者接触史。1 周内出现流感样临床症状并出现持续高热(>39℃)者应警惕禽流感。病毒分离、病毒抗原与血清抗体检测是诊断禽流感的重要方法。从呼吸道标本(咽拭子、鼻咽或气管吸出物、痰或肺组织)分离 A(H5N1)或血清微量中和试验检测 A(H5N1)抗体阳性或采用 A(H5N1)特异性血凝素基因反转录 PCR 检测呼吸道标本阳性则可确诊。

【治疗要点】

(一)对症支持治疗

患者应住隔离病房，卧床休息，鼓励患者多饮水；高热者可应用解热镇痛药；高热、中毒症状较重者应静脉补液，补充维生素等。密切观察病情，及时发现和处理各种并发证。

(二)病原治疗

WHO 推荐 M2 抑制药金刚烷胺(amattadin)、金刚乙胺(rimantadin)及神经氨酸酶抑制药奥斯他韦(oseltamivir)，这些药物也可用于预防。对老年和体弱者，α－干扰素肌内注射。

(三)并发症治疗

早期应用抗生素对防治继发细菌感染十分重要。

【预防】

（一）控制传染源

1. 早发现

早发现禽流感病禽和患者。

2. 早报告

早向卫生防疫部门报告禽流感病禽和患者。

3. 早隔离

隔离患者至少至热退后 2 天，要及早捕杀处理病禽和进行疫点封闭，捕杀在病禽点场周围 3 公里内的禽类动物并要就地杀灭、深埋。

4. 早治疗

早期对患者进行综合性有效治疗。

（二）切断传播途径

1. 戴口罩

禽流感患者、接触者（如医护人员和饲养人员）必须戴口罩。

2. 换气

病房、养鸡场和居室加强通风换气。

3. 远离易感场所

少去或不去人群密集的场所与养鸡场，去时戴口罩。

4. 消毒

病房和养鸡场空气消毒；患者和病禽的分泌物与排泄物进行消毒；对被病毒污染的物体表面进行消毒；消毒方法与消毒药基本与传染性非典型肺炎的消毒相同，禽流感病毒对高温、紫外线和常用消毒药都敏感。

（三）保护易感人群

儿童、小学生、60 岁以上老人、免疫力低下者、慢性病患者是禽流感的好发人群，对这些人要注意御寒，加强户外锻炼，增强抵抗力，接种流感疫苗。

【护理】

（一）护理评估

1. 一般情况

年龄、性别、身高、体重、营养状况等。

2. 健康史

（1）病史：询问患者起病情况、热程、热型；病后神志状态、有无鼻塞、流涕、咽痛、头痛、全身不适等症状，有无咳嗽、咳痰和痰液的量及色。经过何种处理及其效果。

（2）流行病学资料：近期到过疫区，或与家禽及禽流感病患者有密切接触史(指与禽流感患者共同生活，照顾禽流感患者，或曾经接触禽流感患者的排泌物，特别是气道分泌物)的病史；1周内出现流感症状。

3. 体格检查

身高、体重，生命体征，神志状态等。

4. 实验室资料

血常规，骨髓穿刺涂片，病毒分离、病毒抗原、血清抗体检测，X线检查结果。

5. 心理－社会资料

患者对禽流感的认识及了解程度；对发热等症状的心理反应、应对措施及效果；对住院隔离的认识及适应情况；患病对工作、学习的影响；对支付医疗费用有无困难；家庭及亲友对患者的态度、对禽流感的了解程度及对消毒隔离的认识。

(二)主要护理诊断

1. 体温过高

与禽流感病毒感染有关。

2. 疼痛

与禽流感病毒感染后的毒血症有关。

3. 有感染的危险

与禽流感病毒感染后机体抵抗力低下有关。

4. 恐惧

与病情来势凶猛，知识缺乏有关。

(三)护理目标

(1)患者体温得以控制，逐渐降至正常范围。

(2)患者疼痛缓解或消失。

(3)患者未发生感染或感染被及时发现和处理。

(4)患者恐惧程度缓解或减轻。

(四)护理措施

1. 隔离

实施接触隔离。

2. 休息

急性期卧床休息，减少不必要的活动，以减轻体力消耗。治疗和护理尽量集中进行；保持病房环境确保患者能充分休息。

3. 饮食

给以营养丰富、清淡、易消化的饮食，保证足够的水分，成人每天入量

3000mL，出汗多或入量不足者应给予静脉补液，记录出入量，维持水、电解质和出入量的平衡。

4. 做好病情观察

高致病性禽流感患者住院后须做好以下护理：①密切观察体温变化，每4小时测量体温1次。同时注意脉搏、呼吸、血压、神志等生命体征的变化。发现呼吸困难，及时向医生报告，并采取对症处理措施。②观察患者头痛和咽痛情况，了解疼痛的部位、性质、程度。向患者介绍缓解疼痛的方法。在不影响治疗的前提下，以分散其注意力，指导患者做力所能及的局部按摩以缓解局部酸痛等。③注意有无并发症的发生。

5. 基础护理

做好口腔护理、皮肤护理，每天定时协助患者进行擦浴，出汗后及时用温水擦拭局部皮肤并及时更换内衣、被褥。腹泻患者注意肛周皮肤的清洁和护理。

6. 心理护理

本病起病急骤、发展迅猛，死亡率高，医学界尚无特效的治疗方法，初诊患者及其亲属均有不同程度的紧张、焦虑、无助、绝望和恐惧心理；同时，患者被安置在隔离室或疑似病房，使之容易产生孤独、寂寞和自卑感。护士在工作中应对患者热情、关心和鼓励，使之树立和增强战胜疾病的信心。告之保持乐观、稳定的情绪和心态将有助于疾病的痊愈。

（五）效果评价

（1）患者体温是否在正常范围。

（2）患者有无感染或感染是否被及时发现和处理。

（3）患者疼痛是否消失。

（4）患者恐惧程度是否缓解或减轻。

【健康指导】

（1）讲解本病的有关知识：如本病的传染源，传播途径，易感人群，流行季节。让患者及其亲属了解隔离的重要性和暂时性；指导他们实施防护措施。

（2）讲解疾病的发生、病情进展、治疗及预后，让患者及其亲属了解各项检查、治疗措施重要性。让患者保证充足的休息，避免过劳，注意均衡饮食。

（3）出院指导：加强锻炼身体，提高机体抵抗力。多休息，避免过度劳累。养成良好的卫生习惯，勤洗手、勤消毒。保持室内空气流通，尽量少去空气不流通场所。

【思考题】

1. 禽流感的传染源和传播途径有哪些?
2. 人感染高致病性禽流感病毒后，主要临床症状有哪些?
3. 如何切断禽流感的传播途径?
4. 如何做好禽流感患者的病情观察?

（贾长宽）

第七节　甲型 H1N1 流感

甲型 H1N1 流感(grippe A/H1N1)是由变异后的新型甲型 H1N1 流感病毒所引起的急性呼吸道传染病。该毒株包含有猪流感、禽流感和人流感三种流感病毒的基因片段，可以在人间传播。

人群对甲型 H1N1 流感病毒普遍易感，并可以人传染人，人感染甲型 H1N1 流感后的早期症状与普通流感相似，包括发热、咳嗽、喉痛、身体疼痛、头痛、发冷和疲劳等，有些还会出现腹泻或呕吐、肌肉痛或疲倦、眼睛发红等，可发生肺炎等并发症。少数病例病情进展迅速，出现呼吸衰竭、多脏器功能不全或衰竭。2009 年 5 月 1 日经国务院批准，卫生部发布公告，明确将甲型 H1N1 流感纳入《中华人民共和国传染病防治法》规定的乙类传染病，并采取甲类传染病的预防、控制措施。

【病原学】

甲型 H1N1 流感病毒属于正黏病毒科(0rthomyxoviridae)，甲型流感病毒属(Influenza virus A)。典型病毒颗粒呈球状，直径为 80 ~ 120nm，有囊膜。囊膜上有许多放射状排列的突起糖蛋白，分别是红细胞血凝素(HA)、神经氨酸酶(NA)和基质蛋白 M2。病毒颗粒内为核衣壳，呈螺旋状对称,直径为 10nm。为单股负链 RNA 病毒，基因组约为 13.6kb，由大小不等的 8 个独立片段组成。病毒对乙醇、络合碘、碘酊敏感；对热敏感，56℃30 分钟可灭活。

【流行病学】

甲型 H1N1 流感的流行速度快，据世界卫生组织统计，甲型 H1N1 流感病毒已扩散到世界各大洲的 168 个国家和地区，造成全球 18449 人死亡。我国内地累计报告甲流感确诊病例 128033 例，死亡病例 805 例。世界卫生组织专家认为，疫情可能持续 1 ~ 2 年，全球约 1/3 人口可能感染。

(1)传染源甲型 H1N1 流感患者和无症状感染者为主要传染源。虽然猪体内已发现甲型 H1N1 流感病毒，但目前尚无证据表明动物为传染源。

(2)传播途径主要通过飞沫或气溶胶经呼吸道传播，也可通过口腔、鼻腔、眼睛等处黏膜直接或间接接触传播。接触患者的呼吸道分泌物、体液和被病毒污染的物品亦可能造成传播。通过气溶胶经呼吸道传播有待进一步确证。

(3)易感人群：普遍易感。妊娠期妇女，肥胖者，5 岁以下儿童及 65 岁以上老年人，伴有慢性疾患者群和免疫功能低下者较易成为重症病例的高危人群。

(4)流行特征：发病季节常发生在冬春季节。

【发病机制】

人的肺部受到甲型 H1N1 流感病毒侵袭时，会出现大量被激活的 T 细胞以抵抗病毒。T 细胞被激活的同时导致人体内细胞激素上升，形成“细胞激素风暴”，使肺部出现炎症。几天后，T 细胞促使体内 OX40 分子增多，而 OX40 分子向 T 细胞发出“继续存活”的信号，使 T 细胞继续在肺部停留，“细胞激素风暴”加剧，肺部炎症加重，最终造成人体免疫系统不堪重负，危害人体健康。

【病理变化】

主要在呼吸器官。鼻、咽、喉、气管和支气管的黏膜充血、肿胀，表面覆有黏稠的液体，小支气管和细支气管内充满泡沫样渗出液。胸腔、心包腔蓄积大量混有纤维素的浆液。肺脏的病变常发生于尖叶、心叶、中间叶、膈叶的背部与基底部，与周围组织有明显的界限，颜色由红至紫，塌陷、坚实，韧度似皮革，脾脏肿大，颈部淋巴结、纵隔淋巴结、支气管淋巴结肿大。

【临床表现】

本病潜伏期 1 ~7 天，常见 1 ~4 天。

(一)症状

通常表现为流感样症状，包括发热、咽痛、流涕、鼻塞、咳嗽、咳痰、头痛、全身酸痛、乏力。部分病例出现呕吐和(或)腹泻。少数病例仅有轻微的上呼吸道症状，无发热。体征主要包括咽部充血和扁桃体肿大。

可发生肺炎等并发症。少数病例病情进展迅速，出现呼吸衰竭、多脏器功能不全或衰竭。

新生儿和小婴儿流感样症状常不典型，可表现为低热、嗜睡、喂养困难、呼吸急促、呼吸暂停、发绀和脱水。儿童病例易出现喘息，部分儿童病例出现中枢神经系统损害。

妊娠中晚期妇女感染甲型 H1N1 流感后较多表现为气促，易发生肺炎、呼吸衰竭等。妊娠期妇女感染甲型 H1N1 流感后可能导致流产、早产、胎儿窘迫、胎死宫内等不良妊娠结局。

可诱发原有基础疾病的加重，呈现相应的临床表现。

病情严重者可以导致死亡。

（二）体征

肺部体征常不明显，部分患者可闻及湿啰音或有肺部实变体征等。

（三）重症与危重病例

出现以下情况之一者为重症病例：①持续高热>3天，伴有剧烈咳嗽，咳脓痰、血痰，或胸痛；②呼吸频率快，呼吸困难，口唇发绀；③神志改变：反应迟钝、嗜睡、躁动、惊厥等；④严重呕吐、腹泻，出现脱水表现；⑤合并肺炎；⑥原有基础疾病明显加重。

出现以下情况之一者为危重病例：①呼吸衰竭；②感染中毒性休克；③多脏器功能不全；④出现其他需进行监护治疗的严重临床情况。甲型H1N1流感、禽流感与普通流感在临床上各有异同，应加强鉴别，具体可参考表2-7-1所列的内容。

表2-7-1　甲型H1N1流感、禽流感与普通流感的异同

	甲型H1N1流感	普通流感	禽流感
传播途径	该病毒非常活跃，可由人传染给猪、禽、猫、狗等动物，也可在人群间传播。人群间传播主要是以感染者的咳嗽和喷嚏为媒介	人际传播，空气飞沫传播为主。流感患者及隐性感染者为主要传染源。发病后1～7天有传染性，病初2～3天传染性最强	禽流感病毒迄今只能通过禽传染给人，不能通过人传染给人
症状	体温突然高热超过（>39°C），肌肉酸痛感明显增强，伴随眩晕、头疼、腹泻、呕吐等症状或其中部分症状	普通人流感与人感染甲型H1N1流感后的症状相似	感染后的症状主要表现高热、咳嗽、流涕、肌痛等，多数伴有严重的肺炎，严重者心、肾等多种脏器衰竭导致死亡
病毒	甲型H1N1流感病毒	冠状病毒	甲型H5N1流感病毒
潜伏期	新型HINI病毒可能在人体潜伏7天后才表现出病症	流感的潜伏期为1～4天，平均为2天	人禽流感潜伏期一般为1～3天，通常在7天以内
死亡率	甲型H1N1流感死亡率不到1%	可以致死，但死亡率较低	人患禽流感死亡率超过60%

续表 2-7-1

	甲型 H1N1 流感	普通流感	禽流感
易感人群	甲型 H1N1 流感致死的患者年龄绝大多数在 20 岁至 45 岁之间，属于青壮年	老年人，患有肝脏、肾脏、心脏等慢性病的四类人群最易感染，以及经常接触流感人群的医护人员，儿童	在已发现的感染病例中，13 岁以下的儿童所占比例较高，病情较重，其属于易感人群
防治疫苗	中国已研制可预防的疫苗，已对易感人群开始接种	已研制出可预防流感的疫苗，接种时间多为每年 10～11 月中旬，每年接种 1 次	目前尚无适合人群大规模接种的预防禽流感的疫苗，但各国正在积极研制中

【实验室及其他检查】

1. 血常规检查

白细胞总数一般正常或降低。部分儿童重症病例可出现白细胞总数升高。

2. 血生化检查

部分病例出现低钾血症，少数病例肌酸激酶、天门冬氨酸氨基转移酶、丙氨酸氨基转移酶、乳酸脱氢酶升高。

3. 病原学检查

(1)病毒核酸检测：以 RT－PCR(最好采用 real－time RT－PCR)法检测呼吸道标本(咽拭子、鼻拭子、鼻咽或气管抽取物、痰)中的甲型 H1N1 流感病毒核酸，结果可呈阳性。

(2)病毒分离：呼吸道标本中可分离出甲型 H1N1 流感病毒。

(3)血清抗体检查：动态检测双份血清甲型 H1N1 流感病毒特异性抗体水平呈 4 倍或 4 倍以上升高。

4. 胸部影像学检查

甲型 H1N1 流感肺炎在 X 线胸片和 CT 的基本影像表现为肺内片状影，为肺实变或磨玻璃密度，可合并网、线状和小结节影。片状影为局限性或多发、弥漫性分布，多为双侧病变。可合并胸腔积液。儿童病例肺内片状影出现较早，多发及散在分布多见，易出现过度充气，影像学表现变化快，病情进展时病灶扩大融合，可出现气胸、纵隔气肿等征象。

孕妇行胸部影像学检查时注意做好对胎儿的防护。

【诊断要点】

诊断主要结合流行病学史、临床表现和病原学检查，早发现、早诊断是防控与有效治疗的关键。

（一）疑似病例

符合下列情况之一即可诊断为疑似病例：

(1)发病前7天内与传染期甲型H1N1流感确诊病例有密切接触，并出现流感样临床表现。

密切接触是指在未采取有效防护的情况下，诊治、照看传染期甲型H1N1流感患者；与患者共同生活；接触过患者的呼吸道分泌物、体液等。

(2)出现流感样临床表现，甲型流感病毒检测阳性，尚未进一步检测病毒亚型。

对上述2种情况，在条件允许的情况下，可安排甲型H1N1流感病原学检查。

（二）临床诊断病例

仅限于以下情况作出临床诊断：同一起甲型H1N1流感暴发疫情中，未经实验室确诊的流感样症状病例，在排除其他致流感样症状疾病时，可诊断为临床诊断病例。

甲型H1N1流感暴发是指一个地区或单位短时间出现异常增多的流感样病例，经实验室检测确认为甲型H1N1流感疫情。

在条件允许的情况下，临床诊断病例可安排病原学检查。

（三）确诊病例

出现流感样临床表现，同时有以下一种或几种实验室检测结果：

(1)甲型H1N1流感病毒核酸检测阳性(可采用real-time RT-PCR和RT-PCR方法)。

(2)分离到甲型H1N1流感病毒。

(3)双份血清甲型H1N1流感病毒的特异性抗体水平呈4倍或4倍以上升高。

【治疗要点】

对疑似和确诊患者应进行就地隔离治疗，强调早期治疗。

（一）对症治疗

对甲型H1N1流感目前主要是综合对症支持治疗。注意休息、多饮水、注意营养，密切观察病情变化；发病初48小时是最佳治疗期，对高热、临床症状明显者，应摄取X线胸片，抽血测血气分析。

（二）药物治疗

1.抗病毒治疗

应及早应用抗病毒药物，研究显示，此种甲型H1N1流感病毒目前对神经氨酸酶抑制剂奥司他韦(oseltamivir)、扎那米韦(zanamivir)敏感，对金刚烷胺和金刚乙胺耐药。也可考虑使用盐酸阿比朵尔、牛黄清感胶囊等其他抗病毒药物。

对于临床症状较轻且无合并症、病情趋于自限的甲型 H1N1 流感病例，无需积极应用神经氨酸酶抑制剂。

奥司他韦：成人用量 75mg/次，2 次/d，疗程为 5 天。对于危重或重症病例，奥司他韦剂量可酌情加至 150mg/次，2 次/d。对于病情迁延病例，可适当延长用药时间。1 岁及以上年龄的儿童患者应根据体重给药：体重不足 15kg 者，30mg/次，2 次/d；体重 15～23kg 者，45mg/次，2 次/d；体重 23～40kg 者，60mg/次，2 次/d；体重大于 40kg 者，75mg/次，2 次/d。

扎那米韦：用于成人及 7 岁以上儿童。成人用量 10mg/次吸入，2 次/d，疗程为 5 天。7 岁及以上儿童用法同成人。

2. 抗生素

如出现细菌感染可使用抗生素。

（三）中医辨证治疗

1. 毒袭肺卫

表现为：肌肉酸痛、咳嗽发热、恶寒、咽痛。宜清热解毒，宣肺透邪。药用：炙麻黄、杏仁、生石膏、柴胡、黄芩、牛蒡子、羌活、生甘草等煎水服。也可选用银黄类制剂、莲花清瘟胶囊、双黄连口服制剂等中成药。

2. 毒犯肺胃

表现为：发热、腹痛、腹泻或恶寒、恶心、呕吐、肌肉酸痛。宜清热解毒，化湿和中。药用：苍术、藿香、姜半夏、葛根、黄芩、黄连、苏叶、厚朴等煎水服。也可选用葛根芩连微丸、藿香正气制剂等中成药。

3. 毒壅气营

表现为：喘促气短、烦躁不安、高热、咳嗽、胸闷憋气，甚者神昏谵语。宜清气凉营。药用：生大黄、生石膏、赤芍、炙麻黄、杏仁、瓜蒌、水牛角等煎水服。也可选用安宫牛黄丸等中成药。

【预防】

（一）控制传染源

（1）开展甲型 H1N1 流感疫情监测。

（2）对确诊病例及疑似病例进行隔离。

（二）切断传播途径

甲型 H1N1 流感病毒主要通过空气和接触传播，因此咳嗽或者打喷嚏时应该掩住口、鼻。对患者所在单位、家庭等进行消毒。

（三）保护健康人群

(1)经常使用肥皂和清水洗手，尤其在咳嗽或打喷嚏后，还可经常用乙醇为日常用品消毒。

(2)充足睡眠、勤于锻炼、减少压力、足够营养；室内保持通风等，养成良好的个人卫生习惯。

(3)避免接触流感样症状(发热，咳嗽，流涕等)或肺炎等呼吸道患者；避免前往人群拥挤场所；咳嗽或打喷嚏时用纸巾遮住口鼻，然后将纸巾丢进垃圾桶。

(4)接种甲型 H1N1 流感疫苗可有效预防感染。

【护理】

（一）护理评估

1. 一般情况

年龄、性别、身高、体重、婚配、生育、文化程度、职业等。

2. 健康史

(1)病史：患病的起始时间，有无明显起因，主要症状及其特点，有无伴随症状及并发症，既往检查、治疗经过及效果，目前的主要不适及用药，潜伏期的长短，有无毒血症状等。

(2)流行病学资料：应询问当地有无甲型 H1N1 流感流行；是否与甲型 H1N1 流感患者密切接触。

3. 体格检查

体温、脉搏、呼吸、血压，注意有无肺部、胃肠道、中枢神经系统、皮肤黏膜等感染的相应表现。

4. 实验室资料

血常规、血清学检查、病毒核酸检测、病毒分离的检测等。

5. 心理－社会资料

患者及家属对甲型 H1N1 流感的认识程度、心理状态，对住院患者及隔离治疗的认识，患者的家庭成员及其对患者的关怀程度等。

（二）主要护理诊断

1. 体温过高

与甲型 H1N1 流感病毒感染有关。

2. 有感染的危险

与甲型 H1N1 流感病毒后机体抵抗力低下有关。

3. 知识缺乏

缺乏甲型 H1N1 流感的疾病知识及消毒、隔离知识。

4. 恐惧

与病情来势凶猛，知识缺乏有关。

（三）护理目标

(1)患者体温下降。

(2)患者无感染发生或感染能被及时发现和处理。

(3)患者能了解甲型 H1N1 流感的临床经过、治疗的有关知识，并能正确实施治疗计划。

(4)消除孤独、恐惧感、自诉恐惧程度减轻或消失。

（四）主要护理措施

1. 严密隔离

加强消毒隔离措施，设置隔离区域，隔离区域周边设明确且能引起警戒的标志；区域内分别有隔离室和疑似病室，做到确诊患者和疑似患者分房收治。患者戴口罩，物品专用。保持隔离区域空气流通，打开门窗和换气设备；定时进行空气消毒，运送患者做检查或人院等专用轮椅或车床，使用后及时消毒处理。每次接触患者后立即进行手清洗，并用0.3% ~0.5%络合碘消毒液或快速手消毒剂揉搓 1 ~3 分钟，防止交叉感染。

2. 基础护理

患者卧床休息，减少不必要的活动，以减轻体力消耗。治疗和护理尽量集中进行；保持病房环境确保患者能充分休息。遵医嘱补充平衡盐液，维持水、电解质平衡。根据患者的营养状况及对饮食的喜好，合理安排饮食。应给予高热量、高蛋白、富含维生素、清淡易消化的食物，但需避免糖分的过多摄入，避免进食刺激性生冷硬食物，多饮水。

3. 病情观察和症状护理

甲型 H1N1 流感患者入院后应尽快做好以下护理：①密切观察体温变化，每 4 小时测量体温 1 次。同时注意脉搏、呼吸、血压、神志等生命体征的变化。②记录出入量，维持水、电解质和出入量的平衡。③严密观察患者的病情变化，有无高热、剧咳、血性痰、呼吸困难、发绀等症状，及时予以对症处理。高热(39℃以上)时予以物理降温，物理降温无效者予以药物降温(遵医嘱给药)，物理降温或药物降温 30 分钟后测量体温并记录于护理记录单。大量出汗时，及时更换衣服，体温骤降时，予以保暖。④注意保持口腔及皮肤清洁。

4. 教会患者正确使用一次性口罩，污染后将污染面内折后放入专用垃圾桶内，患者之间尽量避免近距离接触，咳嗽、打喷嚏时不能面对别人，应用纸巾掩住口、鼻，然后将纸巾丢进垃圾桶。

5. 用药护理

遵医嘱在发热 48 小时内使用磷酸奥司他韦(oseltamivir，达菲)进行抗病毒治疗，遵循“发药到手，看服到口”的原则。在服药期间，观察有无恶心、呕吐、头痛等不良反应。有咳嗽症状者，服用咳嗽糖浆，并行雾化吸入，达到局部用药以减轻水肿，湿润呼吸道，减轻干咳症状。密切观察患者用药情况，尤其是使用糖皮质激素时有无出现不良反应，并做好相关知识宣教。

6. 做好心理护理

甲型 H1N1 流感是由变异后的新型 H1N1 流感病毒引起急性呼吸道传染病，患者缺乏甲型 H1N1 流感知识，内心恐慌，心理状态失衡。在整个治疗护理过程中，用通俗易懂语言向患者讲解甲型 H1N1 流感的相关医学知识，使其能够正确面对该疾病的各个临床阶段，认识到被隔离治疗的重要性以及医护人员严格防护对其治疗的必要性。在护理过程中要注意观察患者的情绪变化，及时给予心理疏导，消除患者的负面情绪，为疾病的最后康复奠定基础。

7. 健康教育

进行疾病相关知识宣教，开展扎实有效地健康宣教，消除社会公众恐慌心理和急躁情绪。使患者及其亲属认识到甲型 H1N1 流感早发现、早诊断、早治疗的重要性。宣传引导正确认识甲型 H1N1 流感完全是可防、可控、可治的。

(五)效果评价

(1)患者体温恢复正常。

(2)呼吸道、口腔、皮肤、等部位感染能被及时发现、处理，自我护理的能力增强。

(3)患者及其亲属了解甲型 H1N1 流感的临床经过、治疗的有关知识，并能正确实施治疗计划。

(4)恐惧程度逐渐减轻或消失。

【健康指导】

(1)指导患者了解甲型 H1N1 流感病的基本知识，更好地做好自身防护。流行期间，减少集会，去人群密集的地方戴口罩。勤洗手，勤通风，保持室内空气流通，降低病毒密度。

(2)早发现、早隔离，减少病毒的传播。如有发热、咳嗽等症状，及时到医院接受检查和治疗。

(3)症状轻者居家隔离，住单间，常开窗通风，不宜外出，尽量减少与高危人群的接触。离开隔离房间时戴口罩。注意洗手和个人卫生，多饮水，注意休息。根据医嘱按时服药。密切注意病情变化，如出现流感样症状(发热，咳嗽，流涕等)，应立即就医，并尽量避免外出，防止传染他人。

〔思考题〕

1. 名词解释：甲型 H1N1 流感、机会性感染。
2. 甲型 H1N1 流感的传播途径有哪些？
3. 甲型 H1N1 流感的预防措施有哪些？

（陈东林）

第八节　流行性出血热

流行性出血热(epidemichemorrhagic fever，EHF)是由啮齿动物为主携带不同型汉坦病毒引起的自然疫源性传染病。鼠是主要传染源。其临床特征是急性起病，发热、充血、出血、低血压休克和肾损害。典型临床经过分为发热期、低血压休克期、少尿期、多尿期和恢复期 5 期。广泛流行于亚欧等许多国家，我国为重疫区。

【病原学】

汉坦病毒属布尼亚病毒科的汉坦病毒属。为负性单链 RNA 病毒，形态呈圆形或卵圆形，有核心，有双层包膜，外膜上有纤突。平均直径为 110nm。由于抗原结构的不同，汉坦病毒至少有 16 个以上血清型，我国流行的主要是 I 型（汉坦病毒）和 Ⅱ 型（汉城病毒）。

汉坦病毒对乙醚、氯仿和去氧胆酸盐敏感。不耐酸和不耐热，37℃以上和 pH 5.0 以下易灭活。对紫外线、乙醇和碘酊等消毒剂敏感。

【流行病学】

（一）传染源

主要宿主动物是啮齿类，其他动物包括猫、猪、狗、家兔等。我国主要以黑线姬鼠、褐家鼠为主要宿主动物和传染源，林区则是大林姬鼠，人不是主要传染源。

（二）传播途径

本病传播途径有 5 种。

1. 呼吸道传播

携带病毒的鼠类排泄物，如尿、粪、唾液等污染尘埃后形成的气溶胶，能通过呼吸道吸入而感染人体。

2. 消化道传播

进食被鼠类携带病毒的排泄物或分泌物所污染的食物，可经口腔或胃肠黏膜而感染人体。

3. 接触传播

被鼠咬伤或破损伤口接触带病毒的鼠类排泄物和血液后可引起人体感染。

4. 垂直传播

孕妇感染本病后，病毒可以经胎盘感染胎儿。

5. 虫媒传播

寄生于鼠类身上的革螨和恙螨具有传播作用。

（三）易感性和免疫力

人群普遍易感，流行性出血热的隐性感染率为2.5% ~4.3%。感染后发病并获得稳定的免疫功能。

（四）流行特征

1. 地区性

主要分布于亚洲，其次为欧洲和非洲，我国为重疫区。

2. 季节性和周期性

一年四季均可发病，但有明显高峰季节。其中黑线姬鼠传播者以11月至次年1月份为高峰。家鼠传播者3~5月为高峰。

3. 人群分布

以男性青壮年农民和工人发病较多。

【发病机制】

EHF病毒进入人体后随血流侵入血管内皮细胞、骨髓、肝、脾、肺、肾及淋巴结等组织，进一步增殖后再释放入血流引起病毒血症。

（一）病毒直接作用

EHF患者临床上有病毒血症期，且有相应的中毒症状；不同血清型的病毒，所引起临床症状轻重不一；患者所有脏器组织中均能检出EHF病毒抗原。

（二）免疫反应的参与

免疫复合物引起损伤（Ⅲ型变态反应）是其主要机制，Ⅰ型、Ⅱ型变态反应可能也参与该病的发病机制。

（三）各种细胞因子和介质的作用

EHF病毒能诱发机体的巨噬细胞和T细胞等释放各种细胞因子和介质。其中白细胞介素-1（IL-1）和肿瘤坏死因子（TNF）能引起发热，一定量的TNF能引起休克和器官衰竭。

【病理变化】

（1）流引性出血热的基本病变是小血管（包括小动脉、小静脉和毛细血管）内皮细胞肿胀、变性和坏死。

(2)全身各脏器均可受累，以肾脏病最明显，其次是心、肝、脑等脏器。

【临床表现】

潜伏期4～46天，一般为7～14天，以2周多见。典型病例临床有发热、低血压休克、少尿、多尿和恢复期的5期经过。重症患者可有二或三期重叠，而轻症不典型病例则可越期而不具备5期经过。

(一)发热期

除发热外，主要表现为全身中毒症状、毛细血管损伤和肾损害。

1. 发热

起病多急骤，体温39℃～40℃，热程多为3～7天，少数达10天以上。一般体温越高，热程越长，则病情越重。热退后病情加重。

2. 全身中毒症状

表现为全身酸痛、头痛、腰痛，少数患者出现眼眶痛，以眼球转动时为甚。头痛、腰痛和眼眶痛，称为“三痛”。多数患者出现胃肠症状，如纳差、恶心、呕吐、腹泻等。部分患者出现嗜睡、烦躁、谵妄或抽搐等精神神经系统症状，出现中毒性精神神经症状者多数发展为重症。

3. 毛细血管损害症

主要表现为充血、出血和渗出水肿征。皮肤充血主要见于颜面部、颈部和前胸部，称为“三红”，重者呈现醉酒貌。黏膜充血见于眼结膜、软腭和咽部。皮肤出血见于腋下和胸背部，常呈搔抓样、条索点状瘀点。黏膜出血见于软腭，呈针尖样出血点，眼结膜呈片状出血。少数患者有鼻出血、咯血和黑便。渗出水肿症表现在球结膜水肿。

4. 肾损害

主要表现为蛋白尿，镜检发现管型等。

(二)低血压休克期

一般发生于病程的第4～6天，迟者第8～9天。多数患者表现为发热末期或热退同时出现血压下降，少数于热退后发生。本期持续时间不一，短者数小时，长则可达6天以上，一般为1～3天。本期持续时间越长，病情越重。少数顽固性休克患者易发生弥散性血管内凝血(DIC)、脑水肿、急性呼吸窘迫综合征(ARDS)和急性肾衰竭等。

(三)少尿期

一般发生于病程的第5～8天。持续时间短者1天，长者可达1周左右。一般为2～5天。常继低血压休克期后出现，亦可与低血压休克期重叠或由发热期直接进入此期。一般以24小时尿量少于500mL为少尿，少于50mL为无尿。主要表现是尿毒症、酸中毒和水、电解质紊乱。严重者可出现高血容量综合征，其表现为静脉充盈、脉搏洪大、血液稀释、血压升高和肺水肿、脑水肿。

（四）多尿期

一般出现在病程的第1～2周，持续时间短者1天，长者可达数月。多数患者少尿期后进入此期，少数患者可由发热期或低血压休克期转入此期。

（五）恢复期

经多尿期后，尿量恢复为2000mL/d，精神、食欲基本恢复，一般尚需1～3个月体力才能完全恢复。少数患者可遗留高血压、肾功能障碍等。

【实验室及其他检查】

（一）血常规检查

其变化与病期及病情轻重有关。白细胞计数于1～3天内偏低或正常，病后第3天逐渐升高，一般为（15～30）$\times 10^9$/L，少数患者可达（50～100）$\times 10^9$/L，并可见异型淋巴细胞。

（二）尿常规检查

尿蛋白于病后第2天出现，变化迅速，第4～6天达高峰，部分患者可有血尿，尿液检查可见红细胞、白细胞及各种管型，尿中膜状物。

（三）血生化检查

血尿素氮（BUN）和肌酐（Cr）于病后3～4天即可增高，至多尿初期达高峰，以后逐渐下降。

（四）凝血功能检查

发热期开始血小板减少，部分患者出凝血时间延长；出现DIC者，优球蛋白溶解时间缩短，凝血酶及凝血酶原时间延长，血浆鱼精蛋白副凝试验阳性。

（五）免疫学检查

特异性抗原检查常用免疫荧光或ELISA法。早期患者的血清及周围血中性粒细胞、单核细胞、淋巴细胞和（或）尿沉渣细胞可查到汉坦病毒抗原或病毒RNA。特异性抗体检查：包括血清IgM和IgG抗体。IgM于潜伏期末阳性，发热后期达高峰，有助于早期临床诊断。

【并发症】

（一）腔道出血

可出现便血、呕血、鼻出血、咯血、尿血和阴道出血、颅腔出血、肾囊及腹腔出血等，以便血最常见，以颅内出血和肺出血最严重。

（二）中枢神经系统并发症

包括由于EHF病毒侵犯中枢神经系统引起的脑炎和脑膜炎，因休克、凝血功能障碍和高血容量综合征引起的脑水肿、高血压脑病和颅内出血。

（三）肺水肿

1. 呼吸窘迫综合征

由于肺间质水肿所致的低氧血症，主要表现极度呼吸困难和严重低氧血症。肺部X线表现为双侧斑点状或片状毛玻璃样阴影。

2. 心衰性肺水肿

多发生于少尿期，主要由于高血容量或心肌受损致肺泡内渗出所引起，主要表现为胸闷、咳嗽、咳粉红色泡沫痰；体查见患者端坐呼吸，心音亢进，心率过速及心律紊乱，肺部广泛湿啰音，肝大，颈静脉怒张。

（四）其他

包括继发性呼吸系统和泌尿系统感染，自发性肾破裂、心肌损害和肝损害等。

【诊断要点】

主要依靠临床特征性症状和体征，结合实验检查，参考流行病学进行诊断。

（一）流行病学资料

在流行地区、流行季节，有与鼠直接或间接接触史，或者近3天至2个月内有进入疫区史。

（二）临床特征

早期的三大主症和病程的五期经过，前者包括发热、“三红”（颜面、颈部、前胸），“三痛”（头痛、腰痛、眼眶痛），出血及瘀斑，少尿或血尿，酒醉貌及肾区叩击痛。

（三）实验室检查

白细胞总数先正常后增高，异常淋巴细胞出现，血小板计数下降，尿液检查可见蛋白、红细胞、白细胞及各种管型，尿中出现膜状物有助于诊断。

【治疗要点】

以综合治疗为主，早期应用抗病毒治疗，中晚期则针对病理生理进行对症治疗。“三早一就”为本病的治疗原则，即早期发现、早期休息、早期治疗，就近就地治疗。治疗重点把好“四关”，即休克关、出血关、肾衰竭关、感染关。

（一）发热期

抗病毒，减轻外渗，改善中毒症状和预防DIC。

（二）低血压休克期

积极扩容、注意纠正酸中毒和改善微循环功能。

（三）少尿期

稳定内环境、促进利尿、导泻和透析治疗。

（四）多尿期

移行期和多尿早期的治疗原则同少尿期，多尿后期主要是维持水和电解质平衡，防治继发感染。

（五）恢复期

补充营养，逐步恢复工作。并定期复查肾功能、血压和垂体功能。

【预防】

（一）疫情监测

由于新疫区不断扩大，因此应作好鼠密度、鼠带病毒率、易感人群等监测工作。

（二）防鼠灭鼠

应用机械、药物等方法灭鼠。

（三）作好食品卫生和个人卫生

防止鼠类排泄物污染食物，不用手接触鼠类及其排泄物。

（四）疫苗注射

我国研制的沙鼠肾细胞疫苗（Ⅰ型汉坦病毒）和地鼠肾细胞疫苗（Ⅱ型病毒）每次1mL，共注射3次（间隔时间按说明书），保护率达88%～94%。

【护理】

（一）护理评估

1. 一般情况

年龄、性别、身高、体重、婚配、生育、文化程度、职业等。

2. 健康史

（1）病史：患病的起始时间，有无明显起因，主要症状及其特点，有无伴随症状及并发症，潜伏期的长短，有无毒血症状等。

（2）流行病学资料：应询问当地有无流行性出血热患者；是否与流行性出血热患者有密切接触。

3. 体格检查

体温、脉搏、呼吸、血压，注意有无“头痛、腰痛、及关节肌肉酸痛”以及“颜面、颈部、胸部”潮红等表现。

4. 实验室资料

血常规、尿常规、血生化检查、血清学检查等。

5. 心理－社会资料

患者及其亲属对流行性出血热的认识程度、心理状态，对住院及隔离治疗的认识，患者的家庭成员组成及其对患者的关怀程度等。

（二）主要护理诊断

1. 体温过高

与流行性出血热病毒感染有关。

2. 疼痛

与 EHF 病毒感染有关。

3. 皮肤完整性受损

与血管壁损伤造成出血有关。

4. 潜在并发症

出血、肾功能不全、电解质紊乱、酸中毒。

（三）护理目标

（1）患者体温恢复正常。

（2）患者主诉疼痛程度减轻或消失。能说出预防感染的重要性，积极配合治疗和护理，无感染的发生。

（3）能采取正确、有效的护理措施，减少和避免加重出血。

（4）能控制并发症的发生。

（四）主要护理措施

1. 休息

早期应绝对卧床休息，忌随意搬动患者，以免加重组织脏器的出血。恢复期患者仍要注意休息，逐渐增加活动量。

2. 加强病情观察

流行性出血热患者入院后须尽快做好以下护理：①密切监测生命体征及意识状态的变化；②充血、渗出及出血的表现：如“三红”、“三痛”的表现，皮肤瘀斑的分布、大小等，有无呕血、便血、腹水及肺水肿等表现；③严格记录 24 小时出入量，注意尿量、颜色、性状及尿蛋白的变化；④氮质血症的表现：监测血尿素氮、肌酐的变化；⑤电解质及酸碱平衡的监测及凝血功能的检查等。

3. 加强饮食管理

给予清淡可口、易消化、高热量、富含维生素的流质或半流质饮食，少食多餐。有出血倾向者，膳食应无渣，以免诱发消化道出血。不能进食者，静脉补充足够营养。

4. 高热

降温以冰敷为主，但注意不能采用乙醇擦浴，以免加重皮肤的充血。出汗禁用强烈退热药，以免大量出汗诱发低血压休克。

5. 皮肤及黏膜的护理

减少对皮肤的不良刺激：保持床铺清洁、干燥、平整；帮助患者保持舒适体位，用软垫适当衬垫，并及时更换体位；做好口腔护理，保持口腔黏膜的清洁，及时清除口腔分泌物及痰液；保持会阴部清洁，留置导尿管者应做好无菌操作，定时冲洗膀胱。

6. 心理护理

由于本病病情重、疗程长、死亡率较高，往往使其亲属及清醒患者产生紧张、焦虑、恐惧等心理反应。护理过程中，必须帮助患者及其亲属建立良好的心理状态，树立战胜疾病的信心。

（五）效果评价

(1) 体温是否恢复正常。

(2) 患者主诉疼痛是否减轻或消失。

(3) 是否有引起和加重出血的危险因素，能否采取正确、有效的预防措施，减少或避免引起或加重出血。有无出血和出血处理是否及时。

(4) 患者是否能说出预防感染的重要性，配合治疗和护理，有无感染发生。

【健康指导】

(1) 开展预防流行性出血热的卫生宣教工作，尤以防鼠、灭鼠是预防本病的关键，野外作业、疫区工作应加强个人防护，疫苗接种可获得较好的预防效果。

(2) 进行疾病的发生、预后及康复等的知识教育，尤其是早期表现、发病后应及时就诊等。介绍发病后配合临床治疗、护理的方法。本病疗程长、病情重、死亡率较高，必须帮助患者及其亲属建立良好的心理状态，树立战胜疾病的信心。

(3) 临床恢复后，肾功能恢复需较长时间，故患者出院后仍应休息 1 ~ 3 个月。

〖思考题〗

1. 名词解释：高血容量综合征。
2. 简述肾综合征出血热各期的临床表现和护理要点。
3. 简述流行性出血热的预防。

（雷利霞）

第九节 手足口病

手足口病是由肠道病毒[以柯萨奇 A 组 16 型(CoxA 16)、肠道病毒 71 型(EV 71)多见]引起的急性传染病，多发生于学龄前儿童，尤以 3 岁以下年龄组发病率最高。患者和隐性感染者均为传染源，主要通过消化道、呼吸道和密切接触等途径传播。主要症状表现为手、足、口腔等部位出现小的斑丘疹、疱疹。少数患者可引起脑膜炎、脑炎、心肌炎、肺水肿等。

【病原学】

引起手足口病的病毒种类很多，主要为小 RNA 病毒科肠道病毒属的柯萨奇病毒、埃可病毒和新肠道病毒。CoxA 组的 16、4、5、7、9、10 型，CoxB 组的 2、5、13 型，以及 EV 71 型均为手足口病较常见的病原体，最常见为 CoxA 16 及 EV 71 型。肠道病毒是单链 RNA 病毒，属于小 RNA 病毒科。电子显微镜下为直径约 30nm 的颗粒，包括裸露的蛋白衣壳和由 RNA 构成的核。肠道病毒适合在湿、热的环境下生存与传播，对乙醚、乙醇、来苏尔液等消毒剂及去污剂和弱酸有抵抗力，75%乙醇和5%来苏尔液也不能将其灭活，人的胃酸、胆汁不易将其杀死，在污水或含有机物的水中可长期存活。但病毒对紫外线及干燥敏感。各种氧化剂(高锰酸钾、漂白粉等)、甲醛、碘酊都能灭活病毒。病毒在 50℃可被迅速灭活。

【流行病学】

(一)传染源

手足口病的传染源是患者和隐性感染者。

流行期间，患者是主要传染源。患者在发病 1～2 周自咽部排出病毒，约 3～5 周从粪便中排出病毒，疱疹液中含大量病毒。

(二)传播途径

肠道病毒可经胃肠道(粪－口途径)传播，也可经呼吸道(飞沫、咳嗽、打喷嚏等)传播，也可因接触患者口鼻分泌物、皮肤或黏膜疱疹液及被污染的手及物品等造成传播。尚不能明确是否可经水或食物传播。

(三)人群易感性

人对人肠道病毒普遍易感。不同年龄组均可感染发病，以 5 岁及以下儿童为主，尤以 3 岁及以下儿童发病率最高。显性感染和隐性感染后均可获得特异性免疫功能。

(四)流行特征

手足口病分布极广泛，无严格地区性。

四季均可发病，以5～7月为发病的高峰。本病常呈暴发流行后散在发生，该病流行期间，幼儿园和托儿所易发生集体感染。家庭也有此类发病集聚现象。此病传染性强，传播途径复杂，流行强度大，传播快，在短时间内即可造成大流行。

【发病机制】

(1)肠道病毒通过粪口途径侵入消化道，在小肠淋巴结以及肠系膜淋巴结内繁殖，然后进入血液循环，形成病毒血症而导致手足口病、神经系统感染。

(2)肠道病毒通过呼吸道传播侵入，在扁桃体或咽部淋巴结内繁殖，形成病毒血症而导致手足口病、神经系统感染等。

【病理变化】

手足口病是由肠道病毒引起的传染病。皮下或口腔黏膜下局灶性病变，充血、水肿和浆液渗出。口腔黏膜出现小的斑丘疹或水疱，后手掌或脚掌部出现米粒、黄豆大小疱疹，一般无疼痛及痒感，愈合后不留痕迹。

【临床表现】

潜伏期：多为2～10天，平均3～5天。

(一)普通病例表现

急性起病，发热，口腔黏膜出现散在疱疹(最多见)，手、足和臀部出现斑丘疹、疱疹。初为红色斑疹，很快发展为2～4mm大小的小疱，疱壁薄，内液清亮，周围绕以红晕，水疱溃破后，可形成灰白色糜烂面或溃疡。可伴有咳嗽、流涕、食欲不振等症状。部分病例仅表现为皮疹或疱疹性咽峡炎。多在1周内痊愈，预后良好。部分病例皮疹表现不典型，如单一部位或仅表现为斑丘疹。

(二)重症病例表现

少数病例(尤其是小于3岁者)病情进展迅速，在发病1～5天左右出现脑膜炎、脑炎(以脑干脑炎最为凶险)、脑脊髓炎、肺水肿、循环障碍等，极少数病例病情危重，可致死亡，存活病例可留有后遗症。

1. 神经系统表现

精神差、嗜睡、易惊、头痛、呕吐、谵妄甚至昏迷；肢体抖动，肌阵挛、眼球震颤、共济失调、眼球运动障碍；无力或急性弛缓性麻痹；惊厥。查体可见脑膜刺激征，腱反射减弱或消失，巴宾斯基征等病理征阳性。

2. 呼吸系统表现

呼吸浅促、呼吸困难或节律改变，口唇发绀，咳嗽，咳白色、粉红色或血性泡沫样痰液；肺部可闻及湿啰音或痰鸣音。

3. 循环系统表现

面色苍灰、皮肤花纹、四肢发凉，指(趾)发绀；出冷汗；毛细血管再充盈时间延长。心率增快或减慢，脉搏浅速或减弱甚至消失；血压升高或下降。

【实验室及其他检查】

（一）血常规

白细胞计数正常或降低，病情危重者白细胞计数可明显升高。

（二）血生化检查

部分病例可有轻度谷丙转氨酶（ALT）、谷草转氨酶（AST）、肌酸激酶同工酶（CK－MB）升高，病情危重者可有肌钙蛋白（cTnI）、血糖升高。

（三）血气分析

呼吸系统受累时可有动脉血氧分压降低、血氧饱和度下降，二氧化碳分压升高，酸中毒。

（四）脑脊液检查

神经系统受累时可表现为：外观清亮，压力增高，白细胞计数增多，多以单核细胞为主，蛋白正常或轻度增多，糖和氯化物正常。

（五）病原学检查

CoxA 16、EV 71 等肠道病毒特异性核酸阳性或分离到肠道病毒。咽、气道分泌物、疱疹液、粪便阳性率较高。

（六）血清学检查

急性期与恢复期血清 CoxA 16、EV 71 等肠道病毒中和抗体有 4 倍以上的升高。

【诊断要点】

（一）临床诊断病例

（1）在流行季节发病，常见于学龄前儿童，婴幼儿多见。

（2）发热伴手、足、口、臀部皮疹，部分病例可无发热。极少数重症病例皮疹不典型，临床诊断困难，需结合病原学或血清学检查作出诊断。无皮疹病例，临床不宜诊断为手足口病。

（二）确诊病例

临床诊断病例具有下列之一者即可确诊：

（1）肠道病毒（CoxA 16、EV 71 等）特异性核酸检测阳性。

（2）分离出肠道病毒，并鉴定为 CoxA 16、EV 71 或其他可引起手足口病的肠道病毒。

（3）急性期与恢复期血清 CoxA 16、EV 71 或其他可引起手足口病的肠道病毒中和抗体有 4 倍以上的升高。

【治疗要点】

（一）普通病例

1. 一般治疗

注意隔离，避免交叉感染。适当休息，清淡饮食，做好口腔和皮肤护理。

2. 对症治疗

发热等症状采用中西医结合治疗。

（二）重症病例

1. 神经系统受累治疗

(1)控制颅内高压：限制入量，积极给予甘露醇降颅压治疗，每次0.5～1.0g/kg，每4～8小时1次，20～30分钟快速静脉注射。根据病情调整给药间隔时间及剂量。必要时加用呋塞米。

(2)酌情应用糖皮质激素治疗。

(3)酌情应用静脉注射免疫球蛋白，总量2g/kg，分2～5天给予。

(4)其他对症治疗：降温、镇静、止惊。

(5)严密观察病情变化，密切监护。

2. 呼吸、循环衰竭治疗

(1)保持呼吸道通畅，吸氧。

(2)确保两条静脉通道通畅，监测呼吸、心率、血压和血氧饱和度。

(3)呼吸功能障碍时，及时气管插管使用正压机械通气。适当给予镇静、镇痛。如有肺水肿、肺出血表现，应增加呼气终期正压呼吸(PEEP)，不宜进行频繁吸痰等降低呼吸道压力的护理操作。

(4)在维持血压稳定的情况下，限制液体入量(有条件者根据中心静脉压、心功能、有创动脉压监测调整液量)。

(5)头肩抬高15°～30°，保持中立位；留置胃管、导尿管。

(6)药物应用：根据血压、循环的变化可选用米力农、多巴胺、多巴酚丁胺等药物；酌情应用利尿药物治疗。

(7)保护重要脏器功能，维持内环境的稳定。

(8)监测血糖变化，严重高血糖时可应用胰岛素。

(9)抑制胃酸分泌：可应用胃黏膜保护剂及抑酸剂等。

(10)继发感染时给予抗生素治疗。

3. 恢复期治疗

(1)促进各脏器功能恢复。

(2)功能康复治疗

(3)中西医结合治疗。

【预防】

（一）控制传染源

对手足口病患者一旦确诊，立即隔离至临床症状消失。托幼单位做好晨间体检，发现疑似患者及时隔离。

（二）切断传播途径

此病通过消化道、呼吸道和密切接触传播。流行期间对易感者较多的居住区应注意通风及空气消毒；注意个人卫生，注意洗手；关注食品卫生，防止病从口入。

（三）保护易感人群

目前尚无可靠疫苗。

【护理】

（一）护理评估

1. 一般情况

年龄、性别、身高、体重、营养状况等。

2. 健康史

(1)病史：患病的起始时间，有无发热、发热的程度、热型；有无咳嗽、流涕等症状。既往检查、治疗经过及效果，目前的主要不适及用药。

(2)是否为发病的高峰季节，有无手足口患者接触史。

3. 体格检查

检查体温、脉搏、呼吸、血压以及手足口部位有无皮疹，观察皮疹的特点。

4. 实验室资料

血常规、尿常规、病毒分离、血清学检查等结果。

5. 心理－社会资料

患者及其亲属对手足口病的认识程度、心理状态，对住院及隔离治疗的认识，患者的家庭成员组成及其对患者的关怀程度等。

（二）主要护理诊断

1. 体温过高

与肠道病毒感染有关。

2. 皮肤完整性受损

与肠道病毒引起的损伤症有关。

3. 潜在并发症

呼吸和循环衰竭、颅内病变。

（三）护理目标

(1)患者体温降至正常，能配合治疗护理。

(2)受损的组织逐渐恢复正常。

(3)做好基础护理，防止并发症的发生。

(四)主要护理措施

1. 消毒隔离

手足口病一经确诊，应将患儿及时隔离在空气流通、清洁安静、温湿度适宜的病房。病房应用紫外线消毒灯每日照射1～2小时，患儿的一切用具应彻底清洁或在阳光下曝晒1小时以上；患儿的分泌物、排泄物用生石灰或3%漂白粉混悬液作用2小时后才能倒入厕所；对与患儿密切接触过的人应隔离10小时，并密切观察体温变化。医务人员应在流水下洗手，必要时用过氧乙酸溶液浸泡双手3～5分钟。手足口病的患儿待皮疹消退、水疱结痂脱落、体温恢复正常后才能解除隔离。

2. 休息

急性期卧床休息。

3. 保证营养及液体的摄入

给予清淡、可口、易消化的流质或半流质饮食。鼓励患儿多饮温开水，保证液体摄入。

4. 加强病情观察

严密观察体温、呼吸变化及皮疹状态、饮食、两便和神志情况。注意并发症的发生。手足口病体温及心率的监测很重要，由于手足口病的肠道病毒可损伤脑、心脏，引起脑膜炎、心肌炎、肺炎等并发症，因此，当患者出现高热、头痛、面色苍白、心动过速等症状时，应引起高度重视，同时立即报告医生，密切观察生命体征并做好应急抢救工作。

5. 加强口腔护理

患者因口腔溃疡出现拒食、哭闹，饭前饭后应用0.9%氯化钠溶液漱口，保持口腔清洁。必要时可用3%碳酸氢纳液涂擦口腔溃疡面，操作时动作要轻柔，尽量减轻对溃疡部和患儿的刺激。

6. 体温过高的护理

多饮水，一般体温在38.5℃以下的患儿可给予物理降温，如体温在38.5℃以上者应遵医嘱及时给予药物降温，如使用布洛芬混悬液(如美林)，以防发生体温过高引起患儿惊厥或抽搐。

7. 皮疹的护理

手足掌面的疱疹如被抓破后，不仅可继发感染，而且可引起病毒播散，对此应尽量保持床褥清洁，勤换衣服，勤剪指甲，给患儿穿宽大轻柔的衣服。臀部有皮疹的患儿应保持皮疹局部的皮肤干燥、清洁，并随时清理患儿的大小便，以避免刺激局部皮疹。

8. 高热惊厥的护理

惊厥发作后，用开口器从臼齿处放入，防止舌咬伤，及时清除口腔分泌物，防止窒息。

9. 心理护理

由于患儿手足及口腔疼痛及溃烂，影响进食和活动，患儿及家属焦虑、恐惧。护士应主动关心，多做思想解说工作，消除他们的焦虑、恐惧。鼓励患儿进食，帮助其树立战胜疾病的信心。

（五）效果评价

(1)患者及其亲属能否说出发热的原因。发热时，能否自觉配合物理降温，患者体温是否降至正常。

(2)皮肤完整性是否恢复。

(3)住院期间有无并发症的发生。

【健康指导】

(1)流行期间，幼儿园、托儿所等儿童较集中的机构应加强空气消毒等。做好晨间体检，发现疑似病例立即隔离。

(2)做好疾病有关的知识教育：手足口病是婴幼儿常见的传染病，其特点是传播快、感染性强，公共场所和幼儿园是本病的流行场所，对幼儿园的工作人员及家长宣传手足口病的临床表现、流行特征、预防措施知识；对已患过手足口病的患儿，应嘱其家长在2周内不要将其送幼儿园或到公共场所。流行期间不带孩子到人群密集、空气流通差的公共场所，避免接触患病儿童。教会家长做好口腔皮肤护理，教会孩子养成良好的卫生习惯，加强锻炼，注意营养。本病为自限性疾病，大多预后良好。

【思考题】

1. 简述手足口病的临床特点。
2. 如何预防手足口病的发生？

（雷利霞）

第十节　脊髓灰质炎

脊髓灰质炎(poliomyelitis)是由脊髓灰质炎病毒(poliomyelitis virus)引起的急性传染病。临床主要表现为发热、咽痛及肢体疼痛，部分病例发生肢体麻痹，重者因呼吸肌麻痹而死亡。多发生于小儿，故俗称“小儿麻痹症”。

【病原学】

病毒属微小核糖核酸病毒科肠道病毒属。为单股 RNA 病毒，直径 20～30nm，无包膜。按其抗原性不同分为Ⅰ、Ⅱ、Ⅲ三个血清型，型间无交叉免疫。国内以Ⅰ型居多。病毒在外界生活力强，可存活数月。该病毒耐寒，低温下可长期存活，但对热、干燥及氧化消毒剂敏感。

【流行病学】

（一）传染源

为患者、隐性感染者及无症状病毒携带者，其中轻型无麻痹症状的患者及无症状病毒携带者为本病的主要传染源。

（二）传播途径

主要通过粪－口途径传播。

（三）易感人群

人群普遍易感，感染后可获得同型病毒持久的免疫力。以 6 个月至 5 岁小儿发病率最高。

（四）流行特征

多在夏秋季发病。

【发病机制】

病毒经口进入人体，在咽部扁桃体和肠道淋巴组织内繁殖，此时无症状，可刺激机体产生特异性抗体。大量繁殖的病毒进入血循环形成病毒血症，侵犯消化道、呼吸道、心、肾等非神经组织，引起前驱期症状。此时机体可产生中和抗体，如病毒被消除，而不发生神经系统病变，称为顿挫型感染。如病毒数量大，毒力强或机体免疫力差，则病毒可通过血－脑屏障侵犯中枢神经系统，引起脊髓前角灰质炎、脑膜炎或脑炎等。轻者不引起瘫痪（无瘫痪型），重者可引起瘫痪（瘫痪型）。

【病理变化】

病变主要在神经系统，以颈段及腰段脊髓前角运动神经细胞受损最重，脑干次之。病变特点为散在不对称及多发。早期为神经细胞胞浆染色体溶解，尼氏小体消失，晚期为神经细胞核浓缩及坏死，伴周围组织充血水肿，局灶性和血管周围炎症细胞浸润，神经胶质纤维增生。

【临床表现】

潜伏期为 3～35 天，常见 5～14 天。有无症状型（隐性感染）、顿挫型、无瘫痪型和瘫痪型等 4 种临床类型。其中无症状型最多见，占 90% 以上。瘫痪型为本病之典型表现。分 5 期：

（一）前驱期

主要表现为：发热、全身不适、头痛、咽痛、流涕及咳嗽等上呼吸道感染症状；食欲不振、恶心、呕吐、腹痛、腹泻等胃肠炎症状。发热多在1～4天退热，症状消失，此为顿挫型。

（二）瘫痪前期

少数患者退热后1～6天再次发热进入本期，构成本病典型的双峰热型。主要表现为：发热、全身肌肉酸痛，活动时加剧，呈特殊的“三角架征”；中枢神经系统症状，有头痛、恶心、呕吐、颈抵抗、凯尔尼格征（克氏征）阳性及短暂意识障碍。如经3～5天恢复，则为无瘫痪型，少数患者出现瘫痪，进入瘫痪期。

（三）瘫痪期

多在起病2～7天后，体温开始下降时出现瘫痪，以后逐渐加重，体温正常后瘫痪也停止进展。根据受累的部位不同，有脊髓型、脑干型、脑型等多种类型。临床上以脊髓型最多见。脊髓型为下运动神经元损伤呈弛缓性瘫痪，肌张力减退，腱反射减弱或消失，多表现为下肢瘫痪。

（四）恢复期

肌力恢复一般从远端开始，继之近端，肌腱反射也逐渐出现；最初1～2个月恢复较快，6个月后则恢复较慢；轻者1～3个月恢复，重者常需1～1.5年甚至更久才能恢复。

（五）后遗症期

如瘫痪经1～2年仍不能恢复则为后遗症，可导致肌肉萎缩及畸形，从而影响其功能，使患者不能站立或跛行。

【实验室及其他检查】

（一）脑脊液检查

脑脊液在发病后第一周出现异常，白细胞数轻度增多，早期中性粒细胞增高，后期以淋巴细胞增高为主，随体温下降迅速恢复正常。蛋白质增高，出现蛋白质－细胞分离现象。

（二）免疫学检查

补体结合抗体阳性可作近期诊断，中和抗体滴度增高4倍以上有诊断意义，血及脑脊液中特异性IgM抗体阳性，可作早期诊断。

（三）病毒分离

起病后1周内，从患者鼻咽部、血、脑脊液中可分离出病毒。

【诊断要点】

如当地有本病发生，未曾服用过脊髓灰质炎疫苗的小儿，出现发热、肌肉疼痛及肢体感觉过敏者应怀疑本病，出现不对称的肢体弛缓性瘫痪，则临床诊断成立，确诊有赖于病毒分离或血清特异性抗体检测。

【治疗要点】

本病无特效治疗。急性期可试用干扰素抗病毒治疗，重点做好护理工作及病情监护，防治呼吸肌瘫痪和延髓麻痹引起的呼吸衰竭。恢复期及后遗症期可采用针灸、按摩及理疗等措施，促进瘫痪肌肉的恢复，严重畸形者可行畸形矫正术。

【预防】

1. 控制传染源

对患者和疑似患者，应及时隔离，并报告疫情。对确诊患者，自发病之日隔离40天。最初1周还应同时强调呼吸道和消化道隔离。对密切接触的易感者进行医学观察40天。

2. 切断传播途径

加强饮食、水源管理和环境卫生。患者的排泄物和呕吐物需加浓石灰水、漂白粉或5%来苏尔液消毒2小时，再排入一般下水道。患者用过的食具、玩具、床单等应煮沸消毒15分钟，不能煮沸的物品可在阳光下曝晒2小时。

3. 保护易感人群

①自动免疫：口服减毒活疫苗糖丸，维持高水平的免疫覆盖率是消灭野病毒株的有效策略；②被动免疫：未服过疫苗的年幼儿、孕妇、医务人员、免疫功能低下者、扁桃体摘除等局部手术后，若与患者密切接触，应及早肌注丙种球蛋白。

【护理】

（一）护理评估

1. 一般情况

年龄、性别、身高、体重、营养状况等。

2. 健康史

（1）病史：患病的起始时间，有无明显起因，有无发热、全身不适、头痛、咽痛、流涕及咳嗽等上呼吸道感染症状；食欲不振、恶心、呕吐、腹痛、腹泻等胃肠炎症状。既往检查、治疗经过及效果，目前的主要不适及用药，有无毒血症状等。

（2）流行病学资料：是否为流行季节，是否接受过脊髓灰质炎主动免疫。

3. 体格检查

体温、脉搏、呼吸、血压，有无发热、咽痛、肢体疼痛等。

4. 实验室资料

血常规检查、脑脊液检查、血清学检查、病毒分离等结果。

5. 心理－社会资料

患者及其家属对脊髓灰质炎的认识程度、心理状态，对住院及康复治疗的认识，患者的家庭成员组成及其对患者的关怀程度等。

（二）主要护理诊断

1. 躯体移动障碍

与脊髓病变所致的瘫痪有关。

2. 体温过高

与脊髓灰质炎病毒感染有关。

3. 气体交换受损

与脊髓灰质炎所致的呼吸肌麻痹有关。

4. 自理缺陷

与脊髓灰质炎所致的神经系统的病变有关。

（三）护理目标

（1）患者学会摆放肢体的功能位置，保持身体平衡，能掌握各种运动锻炼，做一些力所能及的事情，恢复最佳活动能力。

（2）患者体温正常，无焦虑和恐惧心理。

（3）患者呼吸困难明显改善，发绀消失，血气指标维持在正常范围。

（4）患者能够适应进食、穿衣、沐浴或卫生自理缺陷状态。

（四）主要护理措施

1. 隔离

消化道隔离。

2. 休息

发热期卧床休息。

3. 饮食

给予高蛋白、高维生素且易消化的饮食，供给足够的热量与水分，多吃蔬菜、水果，以刺激肠蠕动，减轻便秘和肠胀气。

4. 预防并发症

保持肢体功能位置，并辅以理疗、针灸、按摩等，防止关节变形和肌肉萎缩；全身温水擦拭，每 2 ~ 3 小时翻身一次，保持床单整洁干燥，避免皮肤的机械性刺激和骨突出处受压，防止压疮。

5. 病情观察

①注意观察体温变化，每 1 ~ 2 小时测体温 1 次，观察呼吸速率、节律，以

判断有无呼吸衰竭；②观察意识状态，注意意识障碍是否继续加重；③观察有无并发症的表现，如有无肺部感染等。

6. 心理护理

患者常因瘫痪、生活不能自理产生自卑、消极的心理，害怕自己成为家庭的包袱，患者可变得性情急躁，甚至发脾气。护士应主动关心、体贴、尊重患者，多与他们交谈，倾听他们的感受，帮助他们了解本病的治疗、护理及预后等相关知识，鼓励或组织病友之间康复经验的交流，帮助患者树立战胜疾病的信心。

7. 恢复期及后遗症的护理

(1)观察患者神志、各种生理功能、运动功能的恢复情况。

(2)对遗留有精神、神经后遗症者，可进行中西医结合的综合治疗，护士应给予积极、耐心的护理，从生活上关心患者、照顾患者，鼓励并指导患者进行功能锻炼，帮助其尽快恢复健康。

(3)恢复期患者应注意增加营养、防止继发感染。

(五)效果评价

(1)患者能适应躯体障碍的状态，情绪稳定。在医护人员的帮助下通过各种训练，患者的运动功能得到改善，活动能力及生活自理能力有所提高。

(2)患者体温恢复正常。

(3)患者呼吸困难减轻或消失，发绀消失，血气指标恢复正常。

(4)患者能适应生活依赖他人照顾的状态和接受医护人员的护理，生活需要得到满足，舒适感增强。

【健康指导】

(1)宣传脊髓灰质炎的预防措施：积极宣传口服减毒活疫苗糖丸的重要性，特别要加强儿童的预防保健工作。

(2)加强营养，适当进行体育锻炼，增强体质。

(3)加强肢体功能锻炼和日常生活动作的训练。

(4)注意安全，防止受伤。

【思考题】

1. 名词解释：脊髓灰质炎。

2. 脊髓灰质炎的病原体是什么？其流行病学特征有哪些？

3. 脊髓灰质炎的临床表现分为哪几期？其中瘫痪期的临床表现有哪些？

4. 如何做好脊髓灰质炎患者恢复期的护理？

（陈东林）

第十一节　狂犬病

狂犬病(rabies)又名恐水症(hydrophobia)，是由狂犬病毒所致，以侵犯中枢神经系统为主的急性人兽共患传染病。人狂犬病通常由病兽以咬伤方式传给人。临床表现为特有的恐水、怕风、恐惧不安、咽肌痉挛、进行性瘫痪等。病死率几乎100%。

【病原学】

狂犬病毒属棒状病毒科(rhabdoviridae)拉沙病毒属(lyssa virus)，为负链单股RNA病毒，含有3种抗原：①包膜糖蛋白，可诱发宿主产生中和抗体，为保护性抗体；②核衣壳蛋白，为狂犬病毒的特异性抗原，可使机体产生补体结合抗体，无保护作用；③血凝素，可诱使机体产生血凝抑制抗体。易被紫外线、甲醛、乙醇等灭活，但不易被碳酸、甲酚(来苏尔)溶液灭活。

【流行病学】

狂犬病是由动物传播的100%致死性传染病，目前在全球范围广泛存在，估计每年造成约55000人死亡。2007年，在国际狂犬病控制联盟的倡议下，世界卫生组织、世界动物卫生组织及美国疾病预防控制中心等共同发起了“世界狂犬病日”(9月28日)，各国纷纷开展相应宣传活动，“共同努力，使狂犬病成为历史”。

中国是全球第二大狂犬病国家，近年来每年有超过3000人死于狂犬病，疫情形势日益严峻。

(一)传染源

带狂犬病毒的动物是本病的传染源，我国狂犬病的主要传染源是病犬。其次为猫、猪和牛、马等；发达国家和基本控制了狂犬病地区的主要传染源是野生动物，如蝙蝠、狼、狐狸等。

(二)传播途径

人被患病动物直接咬伤、抓伤为主要传播途径。少数可在宰杀病犬、剥皮等过程中被感染。

(三)易感人群

人群对狂犬病毒普遍易感。人被病兽咬伤后是否发病与下列因素有关；①伤口处理：咬伤后迅速彻底清洗者发病机会减少；②狂犬病疫苗使用情况，及时、全程、足量注射狂犬病疫苗者发病率低；③咬伤部位，头、面、颈、手指处被咬伤后发病机会多；④咬伤严重性，创口深而大者发病率高；⑤伤者免疫状况，被咬伤者免疫功能低下或免疫缺陷者，发病机会多。

【发病机制】

狂犬病毒侵入人体后，致病过程可分3个阶段：①组织内病毒小量增殖期，为1~2周或更久，病毒先在伤口附近的肌细胞内增殖，然后侵入附近的末稍神经。②侵入中枢神经期，主要侵犯脑干、小脑。病毒沿轴索向中枢神经作向心性扩展，至脊髓的背根神经节内大量繁殖，入侵脊髓并很快到达脑部。③向各器官扩散期，病毒从中枢神经向周围神经扩展，侵入各器官组织。

【病理变化】

主要为急性弥漫性脑脊髓炎，以大脑基底海马回和脑干及小脑损害最为显著。肉眼见脑组织有充血、水肿、微小出血等。镜下脑实质有非特异性的神经细胞变性与炎性细胞浸润。其特征性的病变是嗜酸性包涵体，称内格里小体(Negri body)，该小体位于细胞浆内，呈圆形或椭圆形，直径3~10μm，染色后呈樱桃红色，具有诊断意义。

【临床表现】

潜伏期长短不一，4天至10年以上，常见4~12周。临床分两型：

(一)狂躁型(脑炎型)

该型常见，病变部位主要在脑干、颈神经或更高部位中枢神经系统。典型的患者临床经过分三期。

1. 前驱期

常有低热、头痛(多在枕部)、食欲不振、恶心、呕吐、周身不适等；继而恐惧不安，此时，开始对痛、声、光、风等刺激感觉敏感，并有咽喉紧缩感。已愈合的伤口部位及神经通路上，有麻、痒、痛或虫爬、蚁走等感觉异常。本期持续2~4天。

2. 兴奋期(痉挛期)

表现为：①高度兴奋，极度恐怖表情逐渐突出，恐水、怕风。恐水是本病的特征。饮水可引起发作性咽肌痉挛、呼吸困难和发绀等。②交感神经功能亢进，患者大汗、流涎、体温升高达38℃~40℃或以上，血压升高，心率加快，瞳孔扩大。③患者神志大多清楚，少数可出现精神失常、幻视、幻听等症状。本期持续1~3天。

3. 昏迷期(麻痹期)

患者进入昏迷状态，痉挛停止，转为弛缓性瘫痪，最后因呼吸和循环衰竭而死亡。本期持续6~18小时。

(二) 麻痹型(静型)

病变局限于脊髓和延髓。该型患者前驱期与狂躁型的前驱期相似，但不出现兴奋期，也无咽肌痉挛和恐水表现。常以高热、头痛、呕吐、咬伤处疼痛、麻木开始，继而出现肢体软弱、部分或全部肌肉瘫痪、腹胀、共济失调、尿潴留或大、小便失禁等，呈现横断性脊髓或上升性脊髓麻痹，最终因肌肉瘫痪而死亡。病程续4～5天。

【实验室及其他检查】

（一）血常规检查

多数患者白细胞常增高，中性粒细胞占80%以上。

（二）脑脊液检查

脑脊液压力可稍增高，细胞数稍增多，一般不超过200/mm^3，以淋巴细胞为主，蛋白质增高，糖及氧化物正常。

（三）病原学检查

可取患者的唾液、脑脊液或脑组织接种鼠脑分离病毒。也可取动物或死者的脑组织作切片染色，镜检找内格里小体（Negri body），任一项阳性可确诊。

（四）病毒抗原抗体检测

1. 检测狂犬病毒抗原

应用免疫荧光抗体技术检测角膜或脑组织中狂犬病毒抗原阳性率可达98%。

2. 检测狂犬病毒抗体

主要检测血清或脑脊液中的抗体。国内采用ELISA检测血清中特异性抗体，主要用于流行病学调查，也可用于狂犬病诊断。

【诊断要点】

曾有被带狂犬病毒的动物咬伤、抓伤史；临床表现为特有的恐水、怕风、恐惧不安、兴奋、狂躁、咽喉肌痉挛、大量流涎、进行性瘫痪等；实验室检测病原学检查免疫学抗原、抗体检测阳性，脑组织分离出狂犬病毒，或镜检找到内格里小体等即可确诊。

【治疗要点】

目前尚无有效治疗手段，其病死率达100%。狂犬病发后的治疗原则对症综合治疗为主，适当应用免疫制剂及抗病毒药物。

【预防】

（一）管理传染源

以犬的管理为主。采取捕杀野犬、管理和免疫家犬、对进口动物检疫和焚毁或深埋病死动物等措施。

（二）动物咬伤后的伤口处理

及时（指24小时内）严格地处理伤口，对降低发病率有重要意义。

伤口处理包括彻底冲洗和消毒处理。局部伤口处理越早越好。

(1)立即针刺伤口周围皮肤，尽力挤压出血或用火罐拔毒。切忌用嘴吮吸伤口，以防口腔黏膜感染。

(2)尽快用20%肥皂水(或者其他弱碱性清洁剂)和一定压力的流动清水交替彻底清洗、冲洗所有咬伤和抓伤处至少30分钟，力求去除狗涎，挤出污血。较深伤口冲洗时，用注射器或者高压脉冲器械伸入伤口深部进行灌注清洗，做到全面彻底。

(3)伤口彻底冲洗后，用5%碘酊(碘伏)或者75%乙醇反复烧灼伤口，除非伤及大血管需要立即止血外，即使伤口深、大亦不应缝合和包扎。

(4)严重咬伤及伤口靠近头部的患者，用抗狂犬病免疫球蛋白或免疫血清在伤口底部或周围做浸润注射。

(5)伤口较深、污染严重者酌情进行抗破伤风处理和使用抗生素等，以控制狂犬病病毒以外的其他感染。

(三)预防接种狂犬病疫苗

1. 接种现象

疫苗接种可用于暴露前预防，也可用于暴露后预防。暴露前预防主要用于高危人群，即兽医、山洞控险者、从事狂犬病研究的实验人员和动物管理人员。暴露后预防接种对象为被犬咬伤者，或被其他可疑动物咬伤、抓伤者，或被狂犬病患者唾液玷污者。

2. 接种方法

①暴露前预防，接种3次，每次肌内注射狂犬病疫苗1个剂量，于0、7、21天进行，2～3年加强注射1次；②暴露后预防，共接种5次，一般咬伤者于0(注射当天)、3、7、14和28天各注射狂犬病疫苗1个剂量。狂犬病疫苗不分体重和年龄，每针次均接种1个剂量。

3. 注射部位

上臂三角肌肌内注射。2岁以下婴幼儿可在大腿前外侧肌肉内注射。禁止臀部注射。

如不能确定暴露的狂犬病宿主动物的健康状况，对已暴露数月而一直未接种狂犬病疫苗者也应当按照接种程序接种疫苗。

【护理】

(一)护理评估

1. 一般情况

年龄、性别、身高、体重、婚配、生育、文化程度、职业等。

2. 健康史

(1)病史：患病的起始时间，有无犬、猫及动物咬伤史，咬伤的程度、伤口清创的情况及是否注射过狂犬疫苗。

(2)流行病学资料:应询问当地有无狂犬病患者;是否与狂犬病患者有密切接触;是否进行过狂犬疫苗接种等。

3. 体格检查

年龄、性别、生命体征、身高、体重、神志状态、营养状况等。

4. 实验室资料

血常规及脑脊液、病毒分离、免疫学检查、内格里小体检查等。

5. 心理-社会资料

患者及其亲属对狂犬病的认识程度、心理状态,对住院及隔离治疗的认识,患者的家庭成员组成及其对患者的关怀程度等。

(二)主要护理诊断

1. 皮肤完整性受损

与病犬病猫等动物的咬伤或抓伤有关。

2. 有受伤的危险

与患者兴奋、狂躁、出现幻觉等精神异常有关。

3. 低效型呼吸型态

与病毒损害中枢神经系统导致呼吸肌痉挛有关。

4. 体液不足

与恐水、进食困难、多汗有关。

5. 潜在并发症

惊厥发作、呼吸衰竭、循环衰竭。

6. 知识缺乏

缺乏狂犬病的预防及隔离知识。

(三)护理目标

(1)患者皮肤受损减轻或修复。

(2)严格执行护理操作程序,避免一切对患者不必要的刺激。患者无受伤的发生,能获得一个切实可行的照顾计划。

(3)患者呼吸困难明显改善,发绀消失,血气指标维持在正常范围。

(4)保证患者的液体供给,维持水电解质平衡。

(5)患者无并发症的发生或发生了并发症能被及时发现并处理。

(6)患者、家属能了解本病的传播途径,并能配合实施隔离措施。

(四)主要护理措施

1. 隔离

严密接触隔离。

2. 休息

绝对卧床休息，以免诱发兴奋、狂躁。烦躁不安者，应加床栏保护或适当约束，防止外伤。

3. 饮食

患者因恐水及吞咽困难，应禁食禁水，可采用鼻饲高热量流质饮食，必要时静脉输液，维持水、电解质平衡。

4. 病情观察

应观察生命体征；恐水、恐风表现及变化；抽搐部位及发作次数；麻痹期应密切观察呼吸与循环衰竭的进展情况；记录出入水量。

5. 对症护理

(1)减少肌肉痉挛的措施：保持病室安静、光线暗淡、避免风、光、声、水的刺激；有计划安排并简化医疗、护理操作，各种检查、治疗与护理尽量集中在使用镇静剂后进行，操作时动作要轻巧，以减少对患者的刺激。

(2)保持呼吸道通畅：及时清除口腔及呼吸道分泌物，必要时做好气管切开的准备工作。

6. 心理护理

狂犬病患者应加倍爱护与同情，因大多数患者(除后期昏迷者外)神志清楚，内心恐惧不安，恐水使患者更加痛苦，故对待患者应关心体贴、语言谨慎，做好治疗与专人护理，使患者有安全感。

(五)效果评价

(1)尽量避免各种加重皮肤损伤的因素，局部受损皮肤症状得到控制，皮损面积逐渐缩小。

(2)各种护理措施到位，患者没有因为不必要的刺激而引起抽搐的发生。患者未发生受伤，得到了较理想的照顾。

(3)患者呼吸困难减轻或消失，发绀消失，血气指标恢复正常。

(4)患者无明显失水征，尿量正常，黏膜湿润，皮肤弹性良好，电解质和酸碱值在正常范围内。

(5)患者生命体征正常，无并发症的发生或发生了并发症被及时发现处理。

(6)患者及家属了解了本病的传播途径，能积极配合实施隔离措施。

【健康指导】

(1)家中最好不养犬、猫，有喂养者应进行登记，对家犬进行兽用狂犬病毒疫苗预防接种。对野犬、野猫应处理并焚烧或深埋，进口动物必须检疫。

(2)若被犬、猫(尤其是野犬、野猫)等动物咬伤或抓伤，应立即进行彻底的伤口处理。并进行全程预防接种，接种期间应戒酒，多休息。

(3)高危人群如接触狂犬病的工作人员，也应作疫苗注射。

【思考题】

1. 名词解释：内格里小体、狂犬病。
2. 狂犬病有哪些流行特征？
3. 简述狂犬病的伤口处理方法。
4. 狂犬病护理的重点是什么？

（陈东林）

第十二节 流行性乙型脑炎

流行性乙型脑炎(epidemic encephalitis B)简称乙脑，是由乙型脑炎病毒引起的以脑实质炎症为主要病变的急性传染病。本病主要分布在亚洲远东和东南亚地区，经蚊传播，多见于夏秋季，临床上急性发病，以高热、意识障碍、抽搐、病理反射和脑膜刺激征为特征。重症患者伴中枢性呼吸衰竭，病死率高达20%～50%，病后往往留有后遗症。

【病原学】

本病病原体属黄病毒科黄病毒属第1亚群，呈球形，直径20～40nm，为单股RNA病毒，外有类酯囊膜。人与动物感染乙脑病毒后，可产生补体结合抗体、中和抗体和血凝抑制抗体。特异性抗体检测有助于临床诊断和流行病学调查。

【流行病学】

(一)传染源

乙脑是人兽共患的自然疫源性疾病。人和动物感染乙脑病毒后可发生病毒血症，成为传染源。动物主要是猪，其次为马、牛、羊、狗、鸡、鸭等。其中以未过夏天的幼猪最为重要，为主要传染源。

(二)传播途径

蚊类是主要传播媒介，库蚊、伊蚊和按蚊的某些种类都能传播本病。蚊感染乙脑病毒后不发病，可带病毒越冬及经卵传代，为乙脑病毒的长期储存宿主。

(三)易感性

人类普遍易感，成人多数呈隐性感染，发病多见于10岁以下的儿童，以2～6岁儿童发病率最高。近年来由于儿童和青少年广泛接种乙脑疫苗，故成人和老人发病相对增多，病死率也高，感染后可获得较持久的免疫力。

（四）流行特征

本病流行有严格的季节性，80% ~90% 的病例集中在 7、8、9 三个月。乙脑集中暴发少，呈高度散发性。

【发病机制】

感染乙脑病毒的蚊虫叮咬人体后，病毒先在局部组织细胞和淋巴结、以及血管内皮细胞内增殖，不断侵入血流，引起病毒血症。随后，病毒通过血－脑屏障进入中枢神经系统，引起脑炎。

【病理变化】

病变以大脑皮质、脑干及基底核的病变最为明显；脑桥、小脑和延髓次之，脊髓病变最轻。其基本病变为：①神经细胞变性坏死，液化溶解后形成大小不等的筛状软化灶；②局部胶质细胞增设细胞增生，形成胶质小结。部分患者脑水肿严重，颅内压升高或进一步导致脑疝，如坏死灶不能修复则可引起后遗症；③血管内皮细胞损害，可见脑膜与实质小血管扩张、充血、出血及血栓形成，血管周围套式细胞浸润。

【临床表现】

潜伏期 4 ~21 天，常见 10 ~14 天。大多数患者症状较轻或呈无症状的隐性感染，仅少数出现中枢神经系统症状，典型乙脑的临床表现为高热、意识障碍和惊厥等。其病程可分为四期：

（一）初期

病程 1 ~3 天，起病急，多无明显前驱症状，体温急剧上升至 30℃ ~40℃，持续不退。

（二）极期

病程 3 ~10 天，除全身中毒症状外，脑损害症状明显，出现：

1. 高热

体温常达 40℃以上。

2. 意识障碍

由嗜睡、昏睡直至昏迷，昏迷越深持续时间越长，病情越严重。

3. 惊厥或抽搐

先见于面部，随后呈肢体阵挛性抽搐，重者出现全身抽搐、强直性痉挛或强直性瘫痪，历时数分钟至数十分钟不等，均伴意识障碍。

4. 呼吸衰竭

严重患者因脑实质炎症、缺氧、脑水肿等而出现中枢性呼吸衰竭，表现为呼吸节律不规则、双吸气、叹息样呼吸、潮式呼吸、呼吸暂停等，最后呼吸停止。它是乙脑致死的重要原因。体检可发现脑膜刺激征、瞳孔散大、对光反应迟钝或消失，腹壁及提睾反射消失，深反射亢进，锥体束征（如巴氏征等）可呈阳性。

（三）恢复期

病程 8～11 天，极期过后体温逐渐下降，精神、神经系统症状逐日好转，一般 2 周左右完全恢复。重症患者仍可留有神志迟钝、痴呆、失语、吞咽困难、面瘫、四肢强直性瘫痪。经积极治疗大多数症状可在半年内恢复。

（四）后遗症期

少数重症患者半年后仍留有精神、神经系统症状者，称为后遗症。主要有意识障碍、痴呆、癫痫、失语及肢体瘫痪等。多数患者经积极治疗可有不同程度的恢复。

【并发症】

（一）肺部感染

肺部感染最为常见，其次有枕骨后压疮、皮肤脓疖、口腔感染和败血症等。

（二）后遗症

常见于重症和暴发流行患者。神经系统后遗症常见者有失语，其次有肢体强直性瘫痪、扭转痉挛、峦缩畸形、吞咽困难、舞蹈样运动和癫痫发作等。也可有自主神经功能失调，表现为多汗和中枢性发热等，精神方面的后遗症有痴呆、精神异常、性格改变和记忆力减退等。

【实验室及其他检查】

1. 血常规检查

白细胞总数增高，常在$(10\sim20)\times10^9/L$，中性粒细胞在 80% 以上。

2. 脑脊液检查

呈无色透明，压力仅轻度增高，白细胞计数增加，多为$(50\sim500)\times10^6/L$，病初 2～3 天以中性粒细胞为主，以后则单核细胞增多。糖正常或偏高，蛋白质常轻度增高，氯化物正常。

3. 病毒分离

病程 1 周内死亡病例脑组织中可分离到乙脑病毒。

4. 血清学检查

主要有：①特异性 lgM 抗体测定，特异性 lgM 抗体在感染后 4 天即可出现，2～3 周内达高峰，可作早期诊断；②补体结合试验，阳性出现较晚，一般只用于回顾性诊断和当年隐性感染者的调查。

【治疗要点】

（一）对症治疗

1. 高热

采用物理降温为主，药物降温为辅等综合降温措施。持续性高热反复抽搐的患者，可采用亚冬眠疗法。

2. 惊厥

给予镇静止痉，可应用镇静解痉药，如地西泮、苯巴比妥肌内注射，水合氯醛鼻饲或保留灌肠；并及时去除引起惊厥因素如降温、给氧、脱水等。

3. 颅内压增高

可使用冰帽连续降温，或用20%甘露醇或25%山梨醇快速静脉滴注。

4. 呼吸衰竭

①保证呼吸道通畅；②预防缺氧；③使用人工呼吸机，维持有效呼吸功能；④中枢性呼吸衰竭，可使用呼吸中枢兴奋药，如洛贝林、尼可刹米、哌甲酯（利他林）等；⑤改善微循环，减轻脑水肿。

（二）康复治疗

康复治疗的重点在于智力、吞咽、语言和肢体功能的锻炼，可采用理疗、体疗、中药、针灸、按摩、推拿、高压氧等治疗手段，以促进康复。

【预防】

（一）控制传染源

早期发现、及时治疗和隔离患者至体温正常。流行季节前给猪进行疫苗接种，减少猪群的病毒血症，能有效地控制人群乙脑的流行。

（二）切断传播途径

采取防蚊、灭蚊措施。

（三）保护易感人群

通过预防注射乙脑疫苗，提高人群的特异免疫力。疫苗接种应在乙脑开始流行前第1个月完成。

【护理】

（一）护理评估

1. 一般情况

年龄、性别、籍贯、职业、身高、体重、营养状况等。

2. 健康史

(1)病史：患病的起始时间，有无明显起因，主要症状及其特点，有无伴随症状及并发症，既往检查、治疗经过及效果，目前的主要不适及用药，有无毒血症等。

(2)流行病学资料：是否为发病季节，有无接种过乙脑疫苗。

3. 体格检查

体温、脉搏、呼吸、血压，有无高热、意识障碍、惊厥及呼吸衰竭神经系统检查等。

4. 实验室资料

血常规检查、脑脊液常规检查、血清学检查、病毒分离等结果。

5. 心理－社会资料

患者及其亲属对流行性乙型脑炎的认识程度、心理状态，对住院及康复治疗的认识，患者的家庭成员组成及其对患者的关怀程度等。

(二)主要护理诊断

1. 体温过高

与病毒血症及脑部炎症有关。

2. 意识障碍

与脑实质炎症、脑水肿有关。

3. 气体交换受损

与乙脑所致的惊厥有关。

4. 躯体移动障碍

与意识程度降低、感觉运动缺失、瘫痪、长期卧床有关。

5. 语言沟通障碍

与中枢神经系统病变导致后遗症有关。

(三)护理目标

(1)患者体温正常，无焦虑和恐惧心理。

(2)意识障碍无加重或神志清楚，不发生长期卧床引起的各种并发症。

(3)患者呼吸困难明显改善，发绀消失，血气指标维持在正常范围。

(4)患者能适应卧床或生活自理能力下降的状态，能采取有效的沟通方式表达自已的需要和情感。生活所需得到满足，情绪稳定，舒适感增强。

(5)患者能最大限度地保持沟通能力，采取有效的沟通方式表达自已的需要。能配合语言训练，语言功能逐渐恢复正常。

(四)主要护理措施

1. 休息

应严格卧床休息。将患者安置于安静、光线柔和的房间内，防止声音、强光刺激。

2. 密切观察病情变化

观察生命体征，意识状态，惊厥发作先兆、发作次数、每次发作持续时间、每次抽搐部位和方式，观察颅内压增高及脑疝的先兆，准确记录出入水量，有无并发症的表现等。

3. 饮食

应按不同病期给予不同饮食，以补充营养。初期及极期应给予清淡流质饮食，如西瓜汁、绿豆汤、菜汤、牛奶等。昏迷及有吞咽困难者给以鼻饲或静脉输液，保证每天入量1500～2000mL，并注意电解质平衡。恢复期应逐渐增加有营养、高热量饮食。

4. 高热

见总论“高热”的护理。

5. 控制惊厥或抽搐

将患者安置于安静、光线柔和的房间内，防止强声、强光刺激。有计划集中安排各种检查、治疗、护理操作，减少对患者的刺激，避免诱发惊厥或抽搐。惊厥和抽搐一旦出现，应注意：保持呼吸道通畅，患者取仰卧位，头偏向一侧，松解衣服和领口，如有义齿应取下，清除口咽分泌物；用缠有纱布的压舌板或开口器置于患者上下磨牙之间，防止咬伤舌头；注意患者的安全，防止坠床，必要时用床挡或约束带约束；遵医嘱使用镇静药，如地西泮、苯巴比妥等。

6. 保持呼吸道通畅

及时、彻底吸痰是解除呼吸道梗阻的有力措施，并加强翻身、拍背等以助痰排出；痰液黏稠可雾化吸入，痰阻者吸痰。

7. 协助做好生活护理

定时洗擦身体、更换衣服，勤翻身、拍背、皮肤按摩，防止压疮形成。及时清理大小便。做好眼、鼻、口腔的清洁护理。

8. 其他

有肢体瘫痪者，应将肢体放于功能位。可进行中西医结合的综合治疗。尽早鼓励并指导患者进行功能锻炼，配合药物治疗，帮助患者尽快康复。

（五）效果评价

（1）患者体温恢复正常。

（2）患者意识障碍减轻，神志较前清楚。生活所需得到满足，未出现压疮、感染及营养失调。

（3）患者呼吸困难减轻或消失，发绀消失，血气指标恢复正常。

（4）患者能适应躯体障碍的状态，情绪稳定。在医护人员的帮助下通过各种训练，患者的运动功能得到改善，活动能力及生活自理能力有所提高。

（5）患者能有效表达自已的基本需要和情感。能积极参与和配合语言训练，口语表达、理解、阅读及书写能力逐步增强。

【健康指导】

(1)宣传乙脑预防知识：应大力开展防蚊、灭蚊工作。对10岁以下儿童和从非流行区进入流行区的人员进行疫苗接种。加强对家畜管理，尤其幼猪，可在流行季节前对猪进行疫苗接种，以降低发病率。

(2)宣传流行性乙脑的有关知识：如致病原因、临床表现、诊治方法。在流行季节如发现有高热、头痛、意识障碍者，应立即送院诊治。

(3)乙脑患者出院时，仍有瘫痪、失语、痴呆等精神神经症状者，应鼓励患者坚持康复训练和治疗，教会家属切实可行的护理措施及康复疗法。如针灸、按摩、语言训练等。坚持用药，定期复诊，使患者康复。

〔思考题〕

1. 名词解释：乙型脑炎。
2. 流行性乙型脑炎的病原体是什么？其流行病学特征有哪些？
3. 乙脑患者的临床表现分为哪几期？其中极期的临床表现有哪些？
4. 简述乙型脑炎患者出现高热时的护理措施。
5. 简述乙型脑炎的预防措施。

（陈东林）

第三章　细菌感染性传染病患者的护理

第一节　流行性脑脊髓膜炎

流行性脑脊髓膜炎(epidemic cerebrospinal meningitis)简称流脑，是由脑膜炎奈瑟菌(Neisseria meningitidis，又称脑膜炎球菌，meningococcus)引起的经呼吸道传播的一种急性化脓性脑膜炎。细菌经呼吸道侵入血流形成败血症，最后局限于脑膜及脊髓，形成化脓性脑脊膜病变。其主要表现为：突起高热、剧烈头痛、频繁呕吐、皮肤黏膜瘀斑瘀点、脑膜刺激征，脑脊液呈化脓性改变，严重者可有败血症休克及脑实质损害。

【病原学】

病原体为脑膜炎球菌，属奈瑟菌，为革兰染色阴性双球菌，菌体呈肾形或豆形，直径0.6~0.8μm，常成凹面相对成对排列，亦可四个菌相联排列；有抗吞噬作用的荚膜和可粘附的菌毛，无芽胞及鞭毛，不活动。本菌仅存在于人体，可从带菌者的鼻咽部及患者的鼻咽部、血液、脑脊液、皮肤瘀点中检出。本菌多见于中性粒细胞内，裂解时能释放毒力较强的内毒素，为其致病的重要因素。本菌在体外能产生自溶酶，如不及时接种超过48小时常易溶解死亡，因此标本采集后应注意保温，并立即送检或在床边直接接种于培养基上孵育。本菌为专性需氧菌，在普通培养基上不易生长，须在血液琼脂或巧克力琼脂培养基上方能生长，特别是在含5%~10%二氧化碳、37℃和pH7.4~7.6的条件下生长更好。细菌在体外生活力及抵抗力都很弱，对干燥、寒冷、温热、阳光、紫外线及一般消毒剂和常用抗生素均很敏感，温度低于30℃或高于50℃时均易死亡。

脑膜炎奈瑟菌具有下列主要抗原：血清群特异性荚膜多糖、主要外膜蛋白、菌毛抗原及脂多糖等。根据菌体表面特异性荚膜多糖可分为13个亚群，包括A、B、C、D、X、Y、Z、29E、W135、H、I、K、L，其中以A、B、C三群最常见，占90%以上，我国流行株以A群为主，但近些年B群和C群有增多的趋势。在致病菌群中，C群致病力最强，B群次之，Y群最弱。

【流行病学】

（一）传染源

带菌者和流脑患者是本病的唯一传染源，患者从潜伏期末开始至发病后10天内均具有传染性，经抗菌治疗后，细菌就很快消失。本病隐性感染率高，流行期间人群带菌率可达50%以上，不易被发现，故带菌者作为传染源的意义更大。

（二）传播途径

经呼吸道传播，病原菌主要通过说话、咳嗽、打喷嚏等飞沫直接从空气中传播，空气不流通处2米以内的接触者均有被感染的危险。由于病原菌在体外极易死亡，故通过玩具、日常生活用品等间接传播的机会极少；但密切接触如怀抱、同睡、哺乳、接吻和近距离说话等，对2岁以下婴幼儿传播本病具有重要意义。

（三）易感人群

普遍易感，其易感性与抗体水平密切相关，6个月内婴儿有来自母体的Ig抗体而不易发病，成人则已在多次流行过程中经隐性感染而获得抗体，故儿童发病率高，以5岁以下儿童尤其是6个月至2岁婴儿的发病率最高，病后可产生持久的免疫力，各群间有交叉免疫，但不持久。在流行年份则发患者群可向高年龄组移动。

（四）流行特点

①季节分布：本病有明显的季节性，多发生在11月至次年5月，3－4月为高峰，终年散发。②地区分布：本病遍布全球，在我国各地均有本病发生，通常中小城市及乡镇发病较多，大城市发病较少，山村及偏僻农村可多年无病例，但一有传染源进入，则可引起暴发流行。③周期性：本病可呈周期性流行，一般每隔3～5年出现一次小流行，7～10年出现一次大流行，这是由于人群抗体水平逐年下降，新的易感者逐渐增加之故。但由于在易感者中进行预防接种，可打破此周期性流行。④感染类型：感染后60%～70%为隐性带菌者，25%为出血点型，即隐性感染与显性感染之间的移行型，7%为上呼吸道炎型，仅1%呈典型化脓性脑膜炎表现。

【发病机制】

病原体侵入人体后是否发病及病情轻重，取决于细菌的数量、毒力和机体的免疫力状况。当人体免疫力强，则入侵的病原菌迅速被消灭。若免疫力较弱、细菌可在鼻咽部繁殖，大多数成为无症状带菌者，或仅有轻微上呼吸道感染症状，可因获得免疫力而不治自愈。在少数情况下，当人体免疫力降低或细菌数量多，毒力较强时，则病菌可从鼻咽部黏膜侵入血液而形成短暂菌血症，可表现为无症状而皮肤有出血点，且从出血点涂片中发现革兰阴性双球菌，阳性率高，绝大多数不治而愈。仅极少数入侵的病原菌在血中生长繁殖，并释放内毒素而发展为败血症，引起全身中毒症状（败血症期）。病原菌还可通过血－脑屏障侵犯脑脊髓膜，形成化脓性脑脊髓膜炎（脑膜炎期）。此外，还可发生化脓性关节炎、心内膜炎、心包炎、肺炎等迁徙性病灶。

在败血症期，细菌常侵袭皮肤血管内皮细胞，引起局部出血、坏死、细胞浸润及栓塞，临床表现为皮肤瘀点瘀斑。细菌在血流中大量繁殖，并释放内毒素是本病致病的重要因素。内毒素可引起全身的施瓦茨曼反应，它可激活补体，血清炎症介质明显增加从而使全身小血管痉挛，引起严重微循环障碍，致使有效循环血容量减少，引起感染性休克及酸中毒，并引起内脏广泛出血。此内毒素更易激活凝血系统，从而引起弥散性血管内凝血（DIC）及继发型纤溶亢进，这样进一步加重微循环障碍、出血及休克，最终造成多器官功能衰竭。

在脑膜炎期间，脑膜和脊髓膜血管内皮细胞充血、水肿、出血、坏死及通透性增加，引起颅内压增高及脑脊膜化脓性炎症，出现惊厥、昏迷等症状。内毒素释放大量炎症介质，可作用于各种炎症细胞，使脑血管痉挛、通透性增加，引起脑血管微循环障碍，从而导致脑组织充血、出血、水肿、缺氧坏死、颅内压显著升高，严重者可发展为脑疝、昏迷、瞳孔变化及呼吸衰竭，并迅速死亡。

【病理变化】

败血症期的主要病变为血管内皮细胞损害，血管壁炎症、坏死和血栓形成，血管周围有出血灶，皮肤、黏膜亦可有局灶性出血，心、肺、胃肠道及肾上腺皮质也可广泛出血，也常见心肌炎和肺水肿。脑膜炎期主要病变部位在软脑膜和蛛网膜，表现脑膜血管充血、出血、渗出、水肿和炎症，引起颅内压升高。大量纤维蛋白、中性粒细胞及血浆外渗，引起脑脊液浑浊。颅底部由于化脓性炎症和粘连可引起视神经、动眼神经、外展神经、面神经、听神经等颅神经损害，并出现相应的临床表现。暴发型脑膜脑炎的病变主要在脑实质，脑组织有明显的充血、出血、水肿及坏死，颅内压明显升高，可发展为脑疝。少数慢性患者因脑室孔阻塞，脑脊液循环障碍而造成梗阻性脑积水。

【临床表现】

潜伏期2～3天，最短1天，最长7天。按病情轻重和临床特征，可分为4种临床类型。

（一）普通型

最常见，约占全部病例的90%。按其发展过程分为4期，但各期之间无明显界限。

1. 前驱期

多数患者无症状，部分患者有咽痛、咳嗽、鼻咽炎、低热、全身不适等非特异性上呼吸道感染症状。鼻咽拭子培养可发现病原菌。此期持续1～2天，但因发病急，进展快，此期易被忽视。

2. 败血症期

主要为毒血症状，即起病后迅速出现畏寒、高热（体温迅速高达40℃以上），伴头痛及全身乏力、关节痛、食欲减退、呕吐、精神极度委靡等毒血症状。婴幼儿发作多不典型，表现哭闹、拒乳、烦躁不安、皮肤感觉过敏和惊厥。此期主要体征有：①70%～90%患者在发病后数小时皮肤、软腭黏膜、眼结膜及臀部等部位出现瘀点或瘀斑，大小为1～2mm至1～2cm，色泽鲜红色，继为紫红。病情严重者瘀点瘀斑迅速扩大，中央呈紫黑色坏死或大疱，是本期特征性表现。②约10%患者于病后2天左右在口唇周围可出现单纯疱疹。③少数患者可有脾肿大。此期持续1～2天后进入脑膜炎期。

3. 脑膜炎期

本期除高热及毒血症状继续存在外，主要是出现中枢神经系统症状：①颅高压表现：剧烈头痛、喷射性呕吐频繁、烦躁不安；②脑膜刺激征：颈后疼痛，颈项强直、凯尔尼格征及布鲁津斯基征阳性等；③严重者出现谵妄、抽搐及意识障碍。婴幼儿由于中枢神经系统尚未发育成熟，脑膜刺激征可缺如，前囟未闭者可有紧张、饱满或隆起，对诊断极有帮助。但有时因呕吐频繁，脱水反而使前囟下陷。本期经治疗通常在2～5天内进入恢复期。

4. 恢复期

经治疗后患者体温逐渐降至正常，皮肤黏膜瘀点、瘀斑逐渐消失，神志逐渐清醒，神经系统体征也逐渐消失。此期持续1～3周痊愈。

（二）暴发型

最凶险，儿童多见，起病急骤，发展迅速，如不及时抢救，常于24小时内甚至6小时之内危及生命。病死率达50%，婴幼儿可达80%。按其临床表现又可分为以下3型：

1. 暴发型休克型

①严重中毒症状：突起寒战高热、严重者体温不升、头痛呕吐、精神委靡及烦躁不安；②全身皮肤及黏膜广泛瘀点瘀斑，可迅速融合成大片伴中央坏死；③循环衰竭是本型重要特征，表现为面色苍白，四肢厥冷，口唇及指端发绀，脉搏细速甚至触不到，血压明显下降甚至测不出，脉压缩小，少尿或无尿，易发展为DIC；④大多数患者脑膜刺激征缺如，脑脊液澄清，仅细胞数正常或轻度增加，血及瘀点培养多为阳性。

2. 脑膜脑炎型

主要表现为脑膜及脑实质损害。患者除具有高热、全身毒血症状、瘀斑表现外，严重颅内高压为主要表现：①突出表现为剧烈头痛、频繁喷射性呕吐、烦躁不安、表情呆滞、眼神凝视、反复惊厥、迅速进入昏迷、血压升高、锥体束征阳性。②严重者可发生脑疝。多为枕骨大孔疝，它是小脑扁桃体堪入枕骨大孔内，压迫延髓所致。表现为昏迷加深、瞳孔散大、双侧肢体张力增高，上肢多内旋、下肢呈强直性伸直，并迅速出现呼吸衰竭，表现为呼吸快慢深浅不一、抽泣样呼吸、呼吸暂停等异常呼吸。也可有小脑幕切迹疝(天幕裂孔疝)，它是颞叶海马回或钩回堪入小脑幕切迹(天幕裂孔)，压迫脑干和动眼神经，表现为昏迷、同侧瞳孔散大、对光反应消失，眼球固定或外展，对侧肢体瘫痪。③一般死于呼吸衰竭。发生呼吸衰竭先兆为：呼吸节律改变；血压上升；突然发生昏迷、惊厥不止、肌张力持续增高；面色苍白、频繁呕吐、剧烈头痛、烦躁不安；瞳孔大小不等，明显缩小或扩大，边缘不整齐，对光反射迟钝或消失，眼球固定。

3. 混合型

最严重。以上两型临床表现可同时或先后出现，病死率极高。

(三)轻型

此型多见于流脑流行后期，病变轻微，仅有较轻的上呼吸道感染症状，如低热、咽痛及轻微头痛，可出现皮肤少量出血点及脑膜刺激征，无意识改变。脑脊液多无明显变化，咽拭子培养阳性。

(四)慢性型

极为少见，多见于成人，病程可迁延数周甚至数月。表现为间歇性发热、发冷，每次发热历时 12 小时后缓解，相隔 1 ~ 4 天再次发作。每次发作后常成批出现瘀点或皮疹、多发性四肢大关节肿痛，脾大，血培养阳性。易误诊为风湿热或疟疾，故需反复多次血培养或瘀点涂片检查。

【并发症及后遗症】

早期抗菌治疗，并发症及后遗症均已少见。可有继发感染、败血症期播散至其他脏器而造成的化脓性病变(如中耳炎、化脓性关节炎、心内膜炎、肺炎等)、脑膜炎本身对脑及其周围组织造成的损害(脑积水、硬脑膜下积液)、瘫痪、癫痫和精神障碍等。

【实验室及其他检查】

(一)血常规检查

白细胞总数明显增高，一般在(10 ~ 20) $\times 10^9$/L 以上，中性粒细胞在 80% ~90% 以上，并发 DIC 时血小板减少。

（二）脑脊液检查

是确诊的重要方法。初期或休克型患者，脑脊液无明显改变，仅有压力增高，外观仍澄清，应12～24小时后复查。典型脑膜炎期，压力显著升高，外观混浊如米汤或呈脓样，白细胞数可高达1000×10^6/L以上，以中性粒细胞为主，蛋白质明显增多，而糖含量常低于400mg/L，甚至检测不出，氯化物降低。脑脊液检查应注意：①使用抗菌药之前检查；②颅高压者，应快速静脉滴注甘露醇降低颅内压后才能做腰椎穿刺，操作时不宜将针芯全部拔出，而应缓慢放出少量脑脊液作检查；③腰穿后嘱患者去枕平卧6～8小时，以免诱发脑疝；④临床上表现为脑膜炎时脑脊液检查应是影像学检查之前的选择。

（三）细菌学检查

是确诊的重要方法。

1. 涂片检查

皮肤瘀点检查：针刺取少量瘀点内血液和组织液涂于载破片上染色后镜检，阳性率可达50%～70%。脑脊液沉淀涂片检查：阳性率为60%～80%，脑脊液不宜搁置太久，收集标本应及时送检、保暖，以免病原菌自溶。

2. 细菌培养

①血培养，阳性率低，但对普通型流脑败血症、暴发休克型诊断甚为重要。注意在应用抗菌药物前采血，并宜多次采血样送检。②脑脊液培养阳性率低，故阴性结果不能排除本病。

（四）免疫学检查

近年开展的快速诊断法，敏感性高，特异性强，适用于抗菌治疗后而细菌学检查阴性者。

1. 荚膜多糖抗原

一般在病程1～3天内阳性率高，特异性强。主要方法有对流免疫电泳、RIA及酶联免疫吸附试验（ELISA），反向被动血凝试验，乳胶凝集试验等。

2. 特异性抗体

阳性率高，常用的方法有间接血凝试验，杀菌抗体检测，固相放射免疫测定法（SPRIA）等。

【诊断要点】

诊断主要依据：①流行病学资料：在冬、春季节发病，以6个月至2岁小儿发病多见，1周内有流脑患者密切接触史，或当地有本病发生或流行，既往未接种过流脑疫苗；②有典型的临床表现：突发高热、剧烈头痛、频繁呕吐、惊厥、皮肤黏膜瘀点瘀斑、神志改变、脑膜刺激征阳性、循环衰竭、呼吸衰竭等。③实验室检查：白细胞总数及中性粒细胞明显增高，脑脊液呈化脓性改变，细菌学检查阳性即可确诊。免疫学检查特异性抗原阳性有助于早期诊断。

【治疗要点】

（一）普通型

1. 一般治疗

一旦诊断就地执行呼吸道隔离措施、密切监护、休息、输氧、维持足够的液体量和电解质平衡等。

2. 对症治疗

及时正确处理高热、头痛、惊厥、休克等。如有惊厥可用地西泮每次 10mg 肌注，或 10% 水合氯醛保留灌肠，必要时行亚冬眠疗法。如有颅内高压可用 20% 甘露醇 1～2g/kg，快速静脉滴注，根据病情 4～6 小时 1 次，可重复使用，应用过程中应注意监测肾功能。

3. 病原治疗

一旦高度怀疑流脑，应在 30 分钟内给予抗菌治疗。早期、足量应用敏感且能透过血－脑屏障的抗菌药物。

（1）青霉素：高度敏感杀菌药，不易透过血－脑屏障，故需加大剂量才能在脑脊液中达到有效治疗浓度。儿童剂量为 20 万～40 万 U/kg，分 3 次加入 5% 葡萄糖液中静脉滴注，成人剂量为 800 万 U，每 8 小时 1 次，疗程 5～7 天。

（2）氯霉素：高度敏感杀菌药，可通过血－脑屏障。但需警惕对骨髓的抑制作用，故用于对青霉素过敏的患者。剂量成人 2～3g，儿童 50mg/kg，分次加入葡萄糖液内静滴，疗程 5～7 天。

（3）头孢菌素：对病菌活性强，易透过血－脑屏障，不良反应小。但因其价格较昂贵，故临床上用于病情较重或不能用青霉素或氯霉素的患者。常用头孢曲松成人 2g，儿童 50～100 mg/kg，每 12 小时静脉滴注 1 次。头孢噻肟成人 2g，儿童 50mg/kg，每 6 小时静脉滴注 1 次。疗程 7 天。

（4）磺胺药：在脑脊液中的浓度高，但近来耐药株增加故现已少用。

（二）暴发型

1. 休克型

（1）抗菌治疗：多采用大剂量青霉素静脉滴注。

（2）抗休克治疗：①补充血容量：快速静脉滴注低分子右旋糖酐、0.9% 氯化钠液射液或平衡盐液等，24 小时输入液量在 2000～3000mL，儿童为 50～80mL/kg，以改善微循环。②纠正酸中毒：根据血气分析结果，用 5% 碳酸氢钠纠正酸中毒。③应用血管活性药物：在扩容和纠酸后若休克仍未得到改善，应用血管活性药物。首选山莨菪碱（654－2），每次 0.3～0.5mg/kg，重者可用 1mg/kg，每 10～15 分钟静注 1 次直至血压回升。

(3)肾上腺皮质激素：适应证为毒血症状明显的患者。地塞米松成人10～20mg/d，儿童0.2～0.5mg/kg，分1～2次静脉滴注，但用药一般不超过3天。

(4)抗DIC治疗：瘀点不断增多，且渐融合成瘀斑，血小板明显减少，即使无休克，也需要应用肝素，剂量为0.5～1mg/kg，加入10%葡萄糖液40mL内作静脉推注或加在100mL内作静脉滴注，每4～6小时可重复一次。高凝状态纠正后，应使用维生素K，及输入新鲜血液、血浆，以补充被消耗的凝血因子。

(5)保护重要脏器功能。

2. 脑膜脑炎型

(1)病源治疗：同休克型选药。

(2)减轻脑水肿：及早发现脑水肿，积极脱水治疗，防治脑疝是治疗本型的关键。①快速静脉滴注20%甘露醇，严重者可与呋塞米或50%葡萄糖注射液交替使用；②肾上腺糖皮质激素可减轻脑水肿降低颅压，常用地塞米松。

(3)积极防治呼吸衰竭：呼吸困难者吸氧，及时吸痰保持呼吸道通畅。给予洛贝林（山梗菜碱）、二甲弗林（回苏林）等呼吸中枢兴奋药。必要时作气管插管或气管切开给予机械通气。

(4)加强对症治疗。

【预防】

(一)控制传染源

发现患者就地进行呼吸道隔离和治疗，及时报告疫情，加强疫情监视，患者隔离至症状消失后3天，一般不少于病后7天。密切接触者医学观察1周，以控制传染源。

(二)切断传播途径

流行期间做好卫生宣传工作，搞好个人及环境卫生，保持室内通风，避免大型集会和集体活动，少去人群拥挤的公共场所。

(三)保护易感人群

1. 菌苗预防注射

主要接种对象是15岁以下儿童，新兵入伍及免疫缺陷者也应注射。我国普遍采用脑膜炎球菌A群荚膜多糖菌苗0.5mL皮下注射1次，保护率达90%以上。近年来由于C群的流行，我国已开始接种A+C群结合疫苗，保护率也很高。

2. 预防性服药

本病流行的机构团体或与患者密切接触者，可预防性服药，通常选用磺胺甲噁唑：成人每天2g，儿童75～100mg/(kg·d)，分2次服，共3天。亦可用利福平：成人600mg/d，儿童5～10mg/(kg·d)，分2次服用，连服3天。

【护理】

(一)护理评估

1. 一般情况

年龄、性别、身高、体重、婚配、生育、文化程度、职业等。

2. 健康史

(1)病史：了解患者起病缓急，发热情况及热型，有无寒战、惊厥，头痛程度，呕吐性质，食欲，皮肤有无淤点、淤斑，病后神志状态、用药、治疗情况及疗效。

(2)流行病学资料：是否多发季节；是否到过疫区，和(或)接触过流行性脑脊髓膜炎患者；个人卫生习惯情况；既往是否患过流行性脑脊髓膜炎等。

3. 体格检查

体温、血压、脉搏、呼吸、精神状况、神志、瞳孔、面容、表情、皮肤(颜色、温度、弹性、有无瘀点瘀斑)、颅高压症、脑膜刺激征、肌力、肌张力、腱反射，尿量尿比重等。

4. 实验室资料

血常规检查、脑脊液检查、细菌培养（包括血、脑脊液培养)、抗原抗体检查。

5. 心理－社会资料

患者对流行性脑脊髓膜炎的认识及了解程度，对畏寒高热、头痛、呕吐、呼吸改变等症状的心理反应、应对措施及效果。对住院隔离的认识及适应情况，患病对工作，学习的影响，支付医疗费用有无困难。支持系统对患者的态度、对流行性脑脊髓膜炎的了解程度及对消毒隔离的认识。

(二)主要护理诊断

1. 体温过高

与脑膜炎双球菌感染有关。

2. 组织灌注量改变

与脑膜炎双球菌释放内毒素引起微循环障碍有关。

3. 皮肤完整性受损

与内毒素作用于皮肤、毛细血管有关。

4. 疼痛：头痛

与脑膜炎症、脑水肿颅内压增高有关。

5. 意识障碍

与脑膜炎症、脑水肿颅内压增高有关。

6. 潜在并发症

惊厥发作，脑疝。

（三）护理目标

（1）患者体温降至正常，自述舒适感增加。

（2）患者组织灌注量得到改善，患者出入水量平衡，生命体征平稳。

（3）患者能识别可造成皮肤损伤的危险因素，能复述皮肤自护的方法，住院期间无皮肤感染发生。

（4）患者能运用有效方法消除或减轻疼痛，并主诉疼痛程度减轻或消除。

（5）患者意识逐渐清醒或恢复正常。

（6）患者住院期间不发生并发症或并发症被及时发现和处理。

（四）主要护理措施

1. 呼吸道隔离

安排患者住单房，定期病房空气消毒，医务人员、家属及与患者接触人员应注意戴口罩防护。呼吸道分泌物应用5%来苏尔液处理。

2. 密切观察病情

流脑发病急骤，病情变化急剧，在住院24小时内有从普通型转为暴发型的可能，故需密切观察病情变化。应观察：①生命体征：隔0.5～1小时测量并记录血压、脉搏、呼吸1次，隔4小时监测体温1次；②意识障碍是否加重；③瘀点、瘀斑部位、大小，是否继续增加、融合；④末梢循环状况、24小时出入量；⑤面色、瞳孔变化，有无抽搐惊厥先兆；⑥及时发现颅内高压、脑疝症状体征，如有意识障碍、剧烈头痛、烦躁不安、喷射性呕吐、血压升高，应立即通知医生并迅速配合抢救。

3. 休息

安静卧床休息，病室应保持舒适、安静、空气流通，治疗和护理应集中进行，确保患者充分休息，尽量减少搬动患者，避免惊厥的发生。

4. 饮食

症状明显期，高热量、高蛋白、高维生素、清淡、易消化的流食或半流食，鼓励患者尽可能多进食。频繁呕吐无法进食者应按医嘱静脉补充营养。意识障碍48小时以上者鼻饲流质。少量多次饮水，保证入量2000～3000mL/d。准确记录24小时出入水量，注意维持水、电解质、酸碱平衡。

5. 症状护理

（1）高热：见总论“发热”的护理。特别注意有循环不良或衰竭的患者，禁用冷敷和醇浴，以免引起寒战和虚脱。

（2）头痛：向患者说明头痛原因，酌情止痛或脱水降颅压，以缓解头痛。

(3)呕吐：呕吐频繁者给以镇静药或脱水药以去除呕吐原因，呕吐时患者取侧卧位，头偏向一侧，以免引起误吸，呕吐后及时清洗口腔，并更换脏污的衣服、被褥，创造清洁环境。

(4)皮疹：大片瘀斑，甚至坏死者，应注意皮肤护理：①随时保持衣被、床单位、皮肤的清洁，内衣被褥应宽松、柔软，避免汗液、尿液、粪便、碎屑等刺激，勤抹洗、勤更换；②翻身时注意动作轻、稳，避免拖、拉、拽，防止皮肤擦伤；③皮疹部位不宜穿刺；④已发生破溃者，可用无菌0.9%氯化钠溶液清洗，涂以抗生素软膏保护，以防止继发感染；⑤瘀点瘀斑在吸收过程中有刺痒感，应防止患者抓破皮肤。

(5)循环衰竭：见“中毒性痢疾”的护理。

(6)呼吸衰竭：见“流行性乙型脑炎”的护理。

(7)惊厥、意识障碍：见“惊厥”、“意识障碍”的护理。

6. 用药护理

(1)抗生素：①青霉素：应特别注意用药剂量、间隔时间、疗程及过敏反应；②磺胺类：了解肾功能情况，注意观察尿量、颜色、性状，有无磺胺结晶、血尿，每日查尿常规，鼓励患者多饮水，同时口服（静脉）碳酸氢钠以碱化尿液；③氯霉素：定期查血常规，注意有无骨髓抑制、皮疹、胃肠道反应。

(2)甘露醇等脱水药：定时给药、快速输入(250mL液体应在20～30分钟输完)，严防药液渗漏至皮下引起组织坏死，记录尿量。注意观察呼吸、血压、瞳孔的变化，颅内高压、脑膜刺激征表现有无改善，以明确脱水效果。注意观察有无水、电解质平衡紊乱表现及患者心功能状态。

(3)肝素：应注意用法、剂量、间隔时间，并注意观察过敏反应及有无自发性出血，如发现皮肤及黏膜出血，注射部位渗血，血尿及便血等应停止使用。

7. 心理护理

患者起病急、疾病进展快，加之暴发型、混合型流脑病情危重，死亡率高，所以患者和其家属均难免产生紧张、焦虑及恐惧心理。护理人员要冷静、沉着，以严谨的工作作风、认真负责的工作态度向患者及其家属讲解心理因素对疾病的影响，守候患者，尊重患者，主动关心、体贴、照顾患者，耐心解释、安慰、鼓励患者。以丰富的专业知识和娴熟操作技术，解答患者提出的疑问，创造安静、安全、舒适的环境，满足患者安全和自尊的需要。加强护患之间的沟通，以增加患者对治疗的信心，主动配合治疗，提高抢救成功率。

（五）效果评价

(1)患者体温是否降到正常范围，舒适感是否增加。

(2)患者组织灌注是否得到改善，生命体征是否平稳，出入水量是否平衡。

(3)患者住院期间是否发生皮肤感染。

(4)患者疼痛是否减轻或消除。

(5)患者意识是否恢复正常。

(6)患者住院期间是否发生并发症或并发症是否被及时发现和处理。

【健康指导】

(一)健康常识

个人养成良好的生活习惯，如讲究个人卫生，勤晒衣被和儿童玩具，注意室内通风换气，有条件者可经常用樟脑、艾叶等烟熏消毒空气，不随地吐痰。尽量避免携带儿童到人多拥挤的公共场所。

(二)疾病相关知识

向患者及其家属：①讲解有关流脑的病因、传播途径、临床特征、疾病过程、治疗药物、疗程、药物不良反应和预后等；②告知流脑的消毒、隔离知识、预防措施及并发症的发生时间、临床表现、皮肤自我护理方法及预后等；③说明早诊早治的重要性，普通型流脑治疗及时预后良好，暴发型流脑预后较差，病死率10%左右，及时治疗仍有可能痊愈。

〖思考题〗

1. 名词解释：流行性脑脊髓膜炎。

2. 详述各型流脑的主要临床表现有哪些？

3. 叙述流脑典型CSF特点。

4. 谈谈各型流脑的治疗措施。

5. 病例分析

患者男性，4岁，高热、头痛、呕吐2天于2月5日入院。体检：急性病容，神志清醒，血压85/60mmHg，颈有抵抗感，皮肤有瘀点，心肺正常，腹软，肝脾未触及，克氏征、布氏征均阳性。血常规：WBC 27×10^{9}L，N 83%，脑脊液浑浊，蛋白质160mg/dL，WBC 800×10^{6}/L，N 90%，L 10%，糖200mg/L，氯化物80mmol/L。请问：

(1)最可能的医疗诊断是什么？请写出诊断依据。需进一步做什么检查来确诊？

(2)如何治疗该患者？

(3)请写出最主要的护理诊断及护理措施。

(周繁华)

第二节 白 喉

白喉(diphtheria)是由白喉杆菌棒状(Bacillus diphtheria)引起的急性呼吸道传染病。临床特征为咽、喉部灰白色假膜和全身毒血症症状，严重者可并发心肌炎和周围神经瘫痪。

【病原学】

白喉棒状杆菌属棒状杆菌属，大小为(1 ~8)μm×(0.3 ~0.8)μm，革兰阳性菌，无荚膜，无鞭毛，无芽胞。一端或两端膨大，用美兰或奈瑟氏染色，菌体内可见着色较深的异染颗粒，化学成分是多碳酸盐和核糖核酸。异染颗粒是白喉棒状杆菌形态特征之一。细菌排列不规则，常呈 Y、L、V 型或栅栏样，不运动。细菌分泌的外毒素是致病的主要物质，由 535 个氨基酸组成，分子量约58KD，有 A、B 两个片段，A 片段具有酶活性，在 B 片段携带下与细胞膜受体结合后，转位到胞质内发挥毒性作用。外毒素的毒性强，豚鼠最小致死量为 0.1μg。白喉棒状杆菌外毒素不稳定，以 0.3% ~0.5% 甲醛处理成为类毒素，可用于预防接种或制备抗毒素血清。白喉棒状杆菌对寒冷、干燥和日光的抵抗力强，在干燥假膜中可生存 3 个月；在各种物品、床单、玩具上可存活数天；在水和牛奶中可存活数周。对湿热及化学消毒剂敏感，加热 58℃10 分钟或阳光直射下仅能存活数小时，5% 苯酚 1 分钟即可杀灭。

【流行病学】

(一)传染源

患者和白喉带菌者是传染源。在潜伏期末即从呼吸道分泌物中向外排菌，具有传染性。不典型、轻型咽白喉、鼻白喉及皮肤白喉患者，传染意义更大。

(二)传播途径

主要经飞沫传播，也可经物品、食物及玩具间接传播。偶尔可经破损的皮肤传播。暴发流行多通过污染的牛奶和食物引起。手术(如扁桃体摘除)后，尤易感染本病。

(三)易感人群

人群普遍易感，新生儿经胎盘及母乳获得免疫力，抗体水平在生后 3 个月后明显下降，1 岁后基本消失。患病后可产生针对外毒素的抗体，免疫力持久。预防接种或隐性感染可获得特异性免疫力。人体对白喉的免疫力，可作锡克氏试验(Schick test)加以测定。阳性反应者，表示对白喉无免疫力。

(四)流行特点

全球发病，以散发为主，一年四季均可发病。儿童多见，冬春季多发。实施计划免疫后儿童发病数明显下降，发病年龄向后推迟。居住拥挤，卫生条件差容易发生流行。

【发病机制】

白喉棒状杆菌侵袭力较弱，侵入上呼吸道后仅在黏膜表层繁殖，常不侵入深部组织和血流。白喉棒状杆菌外毒素具有强烈毒性，可引起细胞破坏、纤维蛋白渗出、白细胞浸润。大量渗出的纤维蛋白与白喉性坏死组织、炎症细胞、细菌等凝结而形成特征性白喉假膜(即本病的特征性病变)。假膜一般为灰白色，边缘较整齐，有混合感染时呈黄色。假膜覆盖于病变表面，与组织粘连紧密不易脱落，强行剥离可致出血。少数患者的病变可侵入深层组织而形成溃疡面。喉、气管及支气管黏膜上皮具有纤毛，形成的假膜和黏膜粘连不紧，易从气管切口处喷出，因此喉与气管白喉假膜的脱落可引起梗阻窒息。白喉棒状杆菌外毒素吸收入血后，可引起全身毒血症状。毒素吸收量与假膜所在部位及广泛度有关。鼻白喉毒素吸收量最大，症状最重；喉及气管黏膜白喉，毒素吸收较少，全身症状较轻。

病理改变以中毒性心肌炎和 白喉性神经炎最显著。可见心脏明显扩大，心肌呈浑浊肿胀和脂肪变性。而后出现多发性灶性玻璃样变形及颗粒样变形，心肌坏死并可累及传导系统。神经炎以周围运动神经为主。第Ⅸ、Ⅹ对颅神经受损较常见，常为髓鞘变性、神经轴突肿胀。还可有肾脏浑浊肿胀，肾小管细胞脱落及肾上腺退行性病变等。肝脏也可出现脂肪浸润和肝细胞坏死。

【临床表现】

潜伏期1~7天，多为2~4天，按假膜所在部位临床类型分：咽白喉、喉白喉、鼻白喉、其他部位白喉。

(一)咽白喉

最常见，占白喉患者的80%。根据假膜大小及病情轻重，分4型。

1. 普通型

即典型咽白喉，缓慢起病，主诉有咽痛、发热、全身不适、食欲不振、恶心、呕吐及乏力等症状。婴幼儿可表现为神态不活泼、易哭闹、流口水等症状。

咽白喉体征：咽充血，扁桃体肿大，24小时后有假膜形成，假膜灰白色，边缘清楚，不易剥离，强行剥离易出血。可有颌下淋巴结肿大压痛。

2. 轻型

全身症状轻，可仅有轻微发热、咽痛。点状或小片状假膜，多局限于扁桃体，有时假膜不明显，扁桃体稍红，易误诊为急性扁桃体炎，在白喉棒状流行期间应予注意，但白喉棒状杆菌培养阳性。

3. 重型

全身中毒症状重，体温常超过39℃，面色苍白、恶心、呕吐。甚至出现血压下降、脉搏增快、呼吸急促。假膜厚而广泛，呈灰色、黄色、污秽灰色、黑色，并延及腭弓、上腭、腭垂、咽后壁及鼻咽部，甚至口腔黏膜。口腔有臭味。颈部淋巴结肿大有压痛，多伴有心肌炎及周围神经麻痹。

4. 极重型

假膜范围较重型更广，污黑色，腐败口臭味，颈部因软组织水肿而似牛颈（"牛颈征"）。全身中毒症状极为严重，体温可高达40℃，伴有呼吸急促、面色苍白、烦躁不安、口唇发绀、血压下降。可有心脏扩大、奔马律、中毒性休克等，治疗不及时易导致死亡。

（二）喉白喉

占白喉患者的20%，主要发生在幼小儿童，1/4 原发，3/4 为咽白喉蔓延而致。特征性表现有：犬吠样咳嗽、声音嘶哑或失声、吸气性呼吸困难，严重者出现喉梗阻致三凹征，表现为发绀、鼻翼扇动、冷汗等。假膜延伸至气管、支气管或假膜脱落可致窒息死亡。

（三）鼻白喉

多见于婴幼儿，原发者少见，继发者多来自咽白喉。表现为鼻塞，浆液血性鼻涕，鼻孔周围皮肤发红、糜烂或结痂，鼻前庭可有假膜，全身中毒症状轻。

（四）其他部位白喉

其他可见于皮肤、眼结膜、耳、口腔、外阴、脐带、食管等部位，局部有假膜形成，全身中毒症状轻。皮肤白喉多见于热带。

【实验室及其他检查】

（一）血常规检查

外周血白细胞升高，多在（10～20）$\times 10^9$/L，中性粒细胞增高，严重时可出现中毒颗粒。

（二）细菌学检查

取假膜与黏膜交界处标本涂片可见排列不规则的两端着色较深的棒状杆菌，标本也可接种于 Loeffler 血培养基，8～12 小时可见白喉棒状杆菌生长。还可用2%亚锑酸钾涂抹在假膜上，10～20 分钟后假膜变为黑色或深灰色为阳性，提示有棒状杆菌感染。荧光标记特异性抗体染色查白喉棒状杆菌，阳性率和特异性均较高，可用于早期诊断。

【并发症】

白喉毒素可累及全身细胞，但以心脏、神经系统和肾脏最为显著。

（一）中毒性心肌炎

最常见，为本病主要死亡原因。常见于重型白喉，一般出现于病程第2～3周，表现为乏力，面色苍白，呼吸困难，心脏扩大，心音低弱，心动过速或过缓，心律不齐，心电图常示低电压ST段和T波变化束支及房室传导阻滞或其他心律紊乱。患者可因心力衰竭而死亡。

（二）周围神经麻痹

表现为弛张性瘫痪，多发生在病程的3～4周。以软腭瘫痪最常见，语言呈轻微鼻音，吞咽流质时从鼻孔呛出，腭垂反射消失。其次为眼肌瘫痪，出现斜视、眼睑下垂、瞳孔扩大等。亦可发生面神经瘫痪，表现为口角歪斜。四肢的随意肌亦可发生瘫痪，但很少见。一般在数周内恢复，多无后遗症。

（三）支气管肺炎

多见于幼儿，常为继发感染。

（四）其他化脓性感染

白喉可继发细菌感染如颈淋巴结炎、淋巴结周围炎、败血症、中耳炎、中毒性肾病、中毒性脑病等。

【诊断要点】

白喉的诊断主要依据流行病学资料（患者年龄、季节、接触史及当地流行情况）和典型的临床表现即可作出临床诊断。在假膜与黏膜交界处取标本涂片或培养，找到白喉棒状杆菌可确诊。

【治疗要点】

（一）一般治疗

白喉患者一律卧床休息，减少活动。轻症者2周，重症者4周，有心肌炎则需延长到6周以上。中毒症状严重者，应给予恰当的对症处理。给予高热量流汁饮食，保持水、电解质平衡。注意口腔和鼻部卫生，保持室内通风和湿度。

（二）病原治疗

可有效缩短带菌时间，控制病情，减少并发症。早期使用抗毒素和抗生素治疗是治疗成功与否的关键。

1. 抗毒素

白喉抗毒素（diphtheria antitoxin，DAT）为治疗白喉的特效药。它只能中和血循环中游离的毒素，不能中和已进入细胞内的外毒素。故应早期注射足量白喉抗毒素，在病程初3日应用者效果较好，以后疗效即显著降低。剂量按中毒症状轻重、假膜范围的大小、部位及治疗早晚而定，与年龄大小无关，一次足量。咽白喉假膜局限在扁桃体者给2万～4万U；假膜范围广泛，中毒症状重者给4万～10万U；喉白喉和鼻白喉患者给1万～3万U，发病3天后才治疗者剂量加倍。抗毒素可以肌注或稀释后静滴，DAT 静脉注射 30 分钟达血峰浓度，肌内注射需 24 小时。治疗 24 小时后，局部病灶继续蔓延，可用同样剂量重复注射一次。注意用 DAT 后假膜很快脱落可堵塞气道。注射抗毒素前应询问过敏史，并做皮肤过敏试验，试验阴性者方可应用，阳性者采用脱敏疗法。

2. 抗生素

能抑制白喉棒状杆菌生长从而阻止毒素的产生。首选抗生素为青霉素，需 7 ~ 10 天，它对各型白喉有效。可采用肌肉或静脉注射，每天 80 万 ~ 160 万 U，用至症状消失和白喉棒状杆菌培养转阴为止。对青霉素过敏者或应用青霉素 1 周后培养仍是阳性者，可改用红霉素，剂量为 40mg/(kg · d)，分四次口服或静脉给药，疗程同上。也可用阿奇霉素、头孢菌素治疗。并发细菌性肺炎应根据药敏试验选用相应抗生素控制感染。

(三)对症治疗

烦躁不安者可给适量苯巴比妥、地西泮。中毒症状严重者可给予肾上腺皮质激素。高热时可给激素类药物，体温控制在 39℃以下，并补充大量的维生素 B、维生素 C。喉白喉如出现喉部梗阻性呼吸困难时，必须做气管切开。气管切开者要保持呼吸道通畅。假膜脱落堵塞气道者通过喉镜将脱下的伪膜吸出。

(四)并发症治疗

1. 心肌炎

患者应绝对卧床休息 6 周以上，烦躁者给以镇静药。可用强的松 20 ~ 40mg/d，分四次口服，症状好转后逐渐减量。适当应用营养心肌的药物如三磷酸腺苷(ATP)、辅酶 A、泛癸利酮(辅酶 Q10)、维生素 B_1、维生素 C、肌苷及 1,6 - 二磷酸果糖等。

2. 神经麻痹

无特殊治疗方法。可予针刺及大剂量维生素 B_1、B_{12} 注射。软腭及咽肌麻痹者给予鼻饲，呼吸肌麻痹必要时呼吸机辅助治疗。

【预防】

(一)管理传染源

患者应按呼吸道传染病隔离至临床治愈，隔日采集咽拭子培养，连续两次阴性者，方可出院。对密切接触者进行登记，医学观察 7 天，同时进行鼻咽拭子培养，阳性者给予抗生素治疗。

(二)切断传播途径

患者的鼻咽分泌物及其污染的衣物、手帕、食具、玩具、门把等应进行消毒。患者入院隔离后对患者家庭和集体宿舍以及患者出院后的病房，均应进行终末消毒。呼吸道分泌物用双倍 5% 甲酚皂(来苏)或苯酚处理 1 小时；污染衣物或用具煮沸15分钟，不能煮沸的衣物用5%煤酚皂浸泡1小时。

（三）保护易感者

为最重要的环节，预防接种百白破三联制剂。按国家儿童免疫程序，儿童出生后3个月开始注射“百白破(PDT)”三联制剂，4个月、5个月时各注射1次，作为基础免疫。1.5～2岁时加强1次。7周岁时用精制白喉、破伤风(DT)二联疫苗加强1针。密切接触的易感者可肌肉注射精制DAT 1000～2000U(儿童1000U)，有效预防期为2～3周，1个月再行类毒素全程免疫。

【护理】

（一）护理评估

1. 流行病学资料

包括年龄、季节、白喉接触史，过去是否全程预防注射，本地区有无白喉流行等。

2. 临床资料

(1)病史：了解患者起病情况，询问有无发热和咽痛。咽部有无典型白喉假膜，有无全身中毒症状。既往检查、治疗经过及效果。

(2)身体评估：体温、血压、脉搏、呼吸、精神状况、面色改变、四肢血液循环。

(3)实验室检查：血常规、尿常规、病原学培养。

3. 心理－社会状态

家庭成员对患者疾病的认识程度，社会支持系统对患者的关怀程度；患病后对工作、学习、家庭造成影响；家庭经济情况、患者的文化程度对治疗的影响；对疾病隔离的认识，有无被歧视、孤独感；患者的应对能力等。

（二）主要护理诊断

1. 体温过高

与白喉棒状杆菌感染有关。

2. 疼痛：咽痛

与白喉棒状杆菌所致局部炎症有关。

3. 有窒息的危险

与喉白喉假膜脱落，引起呼吸道梗阻有关。

4. 潜在并发症

中毒性心肌炎、中毒性休克。

（三）护理目标

(1)患者体温下降至正常，患者自述舒适感增加。

(2)患者主诉疼痛减轻或消除。

(3)患者没有因假膜脱落而发生窒息。

(4)患者无并发症的发生或并发症得到及时发现和处理。

(四)主要护理措施

1. 呼吸道隔离

患者居室一切用物及被污染物品均应消毒。

2. 休息与活动

患者发热时，要绝对休息。患者应减少活动，一般轻者卧床休息2周，重者4～6周，有心肌炎者则需6周以上，协助做好患者的生活护理。病情好转应逐渐恢复日常活动，以避免发生猝死。

3. 饮食护理

应给予高热量、高蛋白、高维生素食物，并多食米汤、青菜、豆腐等清淡、易消化食物。禁鱼腥、辛辣等刺激性食物。补充大量维生素 B_1 和维生素 C。不能进食或高热者应静脉补充营养，注意维持水、电解质平衡。

4. 病情观察

包括体温、呼吸、脉搏、四肢血液循环、面色改变等方面。如体温再度升高，提示有继发感染。呼吸、脉搏增快、面色苍白、四肢末端发绀，提示心功能低下或有心功能不全。出现吞咽困难，或某一肢体活动不灵活，则可能并发了肌麻痹。

5. 对症护理

①对烦躁不安者可给镇静药；②体温超过38.5℃者，可使用解热镇痛药，高热者给予冰敷、乙醇擦浴等物理降温措施；③及时吸氧，保持呼吸道通畅；④有喉梗阻的患者要严密观察呼吸情况，备气管切开包于床旁；⑤保持口腔清洁，每日用淡盐水或复方硼酸溶液漱口3～6次，防止交叉感染；⑥咽痛难耐者可用蒸气吸入或用中药喷洒止痛，吞咽困难者用鼻饲。

6. 用药护理

使用抗生素、抗毒素时应询问过敏史并做皮肤过敏试验。抗生素类药物皮试阳性者改用红霉素治疗，抗毒素过敏试验阳性需按脱敏注射法给予注射。用0.9%氯化钠注射液将抗毒素稀释10倍做皮下注射，从小剂量逐渐递增。在注射过程中观察有无发绀、气喘、呼吸困难等现象，同时使用抗过敏药物。注射抗毒素2～3周后注意观察有无血清病症状。

7. 并发症的处理

(1)喉梗阻：对轻度喉梗阻者需密切观察病情的发展，随时准备作气管切开。呼吸困难较重，出现三凹征时，立即行气管切开，设专人护理，并在切开处钳取假膜，或滴入胰蛋白酶或糜蛋白酶以溶解假膜。严格执行无菌操作，随时吸出气管分泌物。

(2)心肌炎：多发生于病程的1～2周，绝对卧床休息4～6周以上，专人守护，保持安静。静脉输入大量维生素C和维生素B_1，严密观察生命体征的变化，尤其注意心理护理，解除患者的恐惧心理。进易消化饮食，对大便干燥者及时通便。对心率紊乱的患者要报告医生及时处理。

(五)效果评价

(1)患者体温是否在降至正常范围。

(2)评估疼痛的性质、程度、持续时间，评估可以缓解疼痛的药物的疗效。

(3)患者在住院期间无窒息的发生。

(4)严密进行脉搏、血压、尿量及生命体征的监测至病情稳定，观察是否有并发症的发生。

【健康指导】

1. 对患者的指导

教育患者，使之充分认识本病的基本知识、传播方式、治疗预防方法及隔离措施。患者出院后，应对其营养及活动安排给予具体指导。劳逸结合，避免劳累，有并发症者1年内不要剧烈活动。做好营养的供给，给予高热量、高蛋白、含碳水化合物丰富的食物，维生素B_1和维生素C也应增加。对心肌炎患者应特别强调休养的重要性，严重心肌炎患者在1年内禁止剧烈活动，以防发生意外，并应定期复查。

2. 预防疾病的指导

①保持住房和公共场所的空气流通，不随地吐痰，以及戴口罩等，可以预防呼吸道传染病的发生；②劳逸结合，多参加符合自身的户外运动和体育锻炼，增强体质，提高抵抗力。

3. 预防接种

白喉是疫苗可预防的传染病，因此，教育儿童家长孩子出生后，按国家规定的免疫程序及时预防接种。儿童出生后3个月注射百白破(DPT)三联制剂，间隔不少于28天，连续接种3针，每次0.5mL，18～24月龄时再加强1针，7周岁时用精制白喉、破伤风(Td)二联疫苗加强1针。7岁以上儿童首次免疫注射，应以白喉和破伤风类毒素开始。鉴于目前成人白喉增多，采用成人型精制白喉类毒素皮下注射，效果良好。

【思考题】

1. 名词解释：白喉、假膜。
2. 白喉的临床表现有哪些？
3. 白喉的治疗原则有哪些？
4. 如何预防白喉的发生？

（何学文）

第三节 百日咳

百日咳（pertussis，whooping cough）是由百日咳杆菌（Bordetella pertussis）引起的急性呼吸道传染病。多发生于儿童，其临床特点为阵发性痉挛性咳嗽，以及咳嗽末伴有鸡鸣样吸气吼声。本病病程较长，未经治疗，咳嗽症状可持续 2 ~3 个月，故有“百日咳”之称。

【病原学】

百日咳杆菌属博代菌属（Bordetella），为革兰染色阴性的短小球杆菌，长 1.0 ~1.5μm，宽 0.3 ~0.5μm。有荚膜、无鞭毛、无芽胞。该菌为需氧菌，最适生长温度为 35℃ ~37℃，最适 pH 为 6.8 ~7.0。该菌产生的内毒素及生物活性物质为主要致病因子。

本菌对外界抵抗力弱，56℃经 30 分钟、干燥 3 ~5 小时、日光曝晒 1 小时或一般消毒剂均可将其杀死。

【流行病学】

（一）传染源

百日咳患者、隐性感染者和带菌者为本病的传染源。从潜伏期开始至发病后 6 周均有传染性，尤以潜伏期末到病后卡他期 2 ~3 周内传染性最强。

（二）传播途径

主要经飞沫传播，家庭内传播较为多见。

（三）易感人群

人群普遍易感，但幼儿发病率最高。儿童经菌苗接种若超过 12 年，其发病率仍可达 50% 以上，本病病后不能获得终身免疫。

（四）流行特点

本病为全球性疾病，但多见于温带及寒带。终年发病，冬春两季较多见。

【发病机制】

百日咳发病机制尚不清楚。百日咳杆菌侵入易感者呼吸道后，粘附于呼吸道上皮细胞纤毛上并在局部生长繁殖，释放各种毒性物质，引起上皮细胞纤毛的麻痹和局部组织细胞变性坏死以及全身反应。呼吸道炎症反应所产生的分泌物排出障碍，堆积潴留，潴留物刺激呼吸道神经末梢导致痉挛性咳嗽，咳毕因深长吸气，急速的气流通过痉挛狭窄的声门，发出高声调的鸡鸣样吼声，直到分泌物排出，剧咳停止。长期咳嗽，使咳嗽中枢形成持续兴奋灶，以致在恢复期或病愈后短期内，受到其他的刺激如检查咽部、进食或感染诱发百日咳样痉咳。

【病理变化】

百日咳杆菌主要引起呼吸道上皮细胞坏死、脱落。支气管和肺泡间质炎性细胞浸润明显。分泌物阻塞支气管时可引起肺不张、支气管扩张等。并发脑炎者脑组织可有水肿、充血、弥散性出血及神经细胞变性。

【临床表现】

潜伏期2～21天，平均7～10天。典型临床病程可分三期。

(一)卡他期

从发病起至出现痉咳止，为7～10天。主要表现为咳嗽和感冒症状：鼻塞、流涕、喷嚏、轻度发热等；2～3天后其他症状逐渐消失，咳嗽反而加重，由单声干咳渐转为痉咳，尤以夜晚为甚。此期传染性最强，治疗效果也最好。由于本期缺乏特征性症状，如不询问接触史常易漏诊。

(二)痉咳期

2～6周或更长。主要特征：阵发性、痉挛性咳嗽，表现为连续10余声至20～30声短促的咳嗽，继而深长吸气，发出鸡鸣样高音调吼声，以后又是一连串阵咳，直至咳出黏稠痰液或呕吐为止；痉咳发作时常伴有大小便失禁、面红耳赤、口唇发绀、两眼圆睁、张口伸舌等症状，少数患者痉咳频繁可出现眼睑水肿，舌外伸被下门齿损伤舌系带而形成溃疡；痉咳一般以夜间为多；奔跑、进食、受凉、哭吵等可诱发。婴儿和新生儿由于声门较小，痉咳时可发生呼吸暂停，称为“窒息性发作”，此发作常在夜晚发生，若抢救不及时，常可因窒息而死亡。成人及年长儿可无典型痉咳。

(三)恢复期

此期阵发性痉咳减轻，次数减少，鸡鸣样吸气声消失，咳嗽终止时不伴呕吐。患者精神、食欲逐渐恢复正常。病期2～3周，有并发症时，病程相应延长。

【并发症】

多见于小儿，成人少见。

（一）支气管肺炎

最常见，发生率12%～20%。多为继发感染所致，可发生在病程中任何时期，但以痉咳期多见。发生支气管肺炎时，阵发性痉咳可暂时消失，而体温突然升高，呼吸浅而快，口唇发绀，肺部出现啰音，外周血白细胞升高，以中性粒细胞升高为主，X线胸片检查可见肺炎病变。

（二）肺不张

易发于病情较重者，主要因支气管分泌物排出不畅所致。

（三）结核病恶化

本病可使原有肺结核恶化，甚至发生全身粟粒型结核或结核性脑膜炎。

（四）百日咳脑病

最严重，多因细菌毒素使脑细胞缺血、缺氧、脑组织充血、颅内出血所致。表现为意识障碍、惊厥、抽搐、高热等。但脑脊液多无变化。

（五）其他

结膜下出血、疝气、直肠脱垂。

【实验室及其他检查】

（一）血常规检查

发病第一周末及痉咳早期，白细胞计数多增高，一般在（20～40）$\times 10^9$/L，最高可达100 $\times 10^9$/L，淋巴细胞分类一般在60%以上。

（二）细菌学检查

目前多采取鼻咽拭子培养，早期培养阳性率高。

（三）血清学检查

酶联免疫吸附试验（ELISA）检测特异性IgM，对早期诊断有帮助。

（四）分子生物学检查

PCR法、分子杂交法等，特异性和敏感性均很高，但目前未应用于临床。

【诊断要点】

高发季节、流行此病、有百日咳患者接触史。典型的痉咳期表现：呈阵发性痉挛性咳嗽，咳嗽末伴有鸡鸣样吸气吼声。细菌培养和特异的血清学检查可明确诊断。

【治疗要点】

（一）一般治疗呼吸道隔离

保持室内安静、空气新鲜，避免诱发痉咳的因素，注意营养。半岁以下婴儿常突然发生窒息，应有专人守护。

（二）对症治疗

沙丁胺醇（sabutamol）可减轻咳嗽，氯丙嗪、地西泮等可减少夜间咳嗽，有利睡眠。

（三）抗菌治疗

卡他期应用抗菌药物可减轻或阻断痉咳。通常首选红霉素，也可用复方新诺明、氨苄青霉素等。

（四）肾上腺皮质激素与高价免疫球蛋白治疗

激素只短期应用于危重患者，如婴幼儿或有脑病者，可用泼尼松每天1～2mg/kg，一般3～5天。亦可应用大剂量高价免疫球蛋白治疗重症患者，能减少痉咳次数和缩短痉咳期。

（五）并发症治疗

按并发病种给予相应治疗。

【预防】

（一）控制传染源

早发现，早隔离，早治疗。在流行季节，确诊的患者应立即隔离至病后40天，对密切接触者应隔离检疫至少3周。

（二）切断传播途径

保持空气清新、室内通风；病房每天用紫外线消毒，减少人员流动，地面尽量湿扫（拖）；对痰液及口鼻分泌物进行消毒处理。

（三）保护易感人群

国内目前常用百日咳菌苗和白喉、破伤风类毒素混合剂（D. T. P. 百白破三联制剂），对出生3～6个月的婴儿进行基础免疫：皮下注射3次，每次间隔1个月，可获得至少4年免疫力，对密切接触的曾注射过菌苗的7岁以下儿童，可以加强注射一次菌苗；在流行期间，可提前至出生后1个月接种；百日咳菌苗偶可引起脑病等神经性反应，故原有脑部疾患或惊厥性疾病者或乙型脑炎流行季节，一概不予注射；对出生时有外伤史、过敏史、惊厥史及有家族性精神、神经病史和存在急性感染者一般不予注射；对幼婴或体弱或有接触史者，可注射百日咳高效价免疫球蛋白3～5次，隔天1次；婴儿接触患者后，即给红霉素每天50mg/kg，分4次口服，连用7～10天。

【护理】

（一）护理评估

1. 一般情况

年龄、性别、身高、体重、出生情况等。

2. 健康史

是否为多发季节，疾病的流行情况；是否到过疫区和(或)接触过百日咳患者；是否接受过“百白破三联制剂”的主动免疫；既往是否患过百日咳；患者起病情况，询问有无感冒症状、咳嗽的情况等。既往检查、治疗经过及效果，目前的主要不适及用药，有无毒血症状等。

3. 体格检查

体温、脉搏、呼吸；咳嗽的程度、性质、持续时间、有无日夜间差别、咳嗽末是否伴有鸡鸣样吸气吼声；精神状况、面容、表情；有无大小便失禁、面红耳赤、面唇发绀、两眼圆睁、张口伸舌等症状；有无意识障碍、惊厥、抽搐、高热、肺部啰音。

4. 心理－社会状况

评估患者对百日咳的了解程度等。

5. 实验室资料

血常规、细菌培养、血清学等检查结果。

(二)主要护理诊断

1. 清理呼吸道无效

与痰液黏稠、积聚气道有关。

2. 营养失调

低于机体需要量：与痉咳引起呕吐或拒食有关。

3. 潜在并发症

肺炎，百日咳脑病等。

4. 知识缺乏

(三)护理目标

(1)患者呼吸顺畅。

(2)痉咳得到有效控制，无营养失调。

(3)患者住院期间不发生并发症或并发症被及时发现和处理。

(4)患者及其家属懂得百日咳相关知识和预防方法。

(四)主要护理措施

1. 呼吸道隔离

与患者接触人员应注意戴口罩防护。

2. 一般护理

①休息：症状轻者，可不必严格限制活动；对咳嗽频繁、体弱及有并发症者应卧床休息。②营养：痉咳常导致呕吐，且病程长，可引起营养不良。为保证小儿营养供应，选择营养丰富(高热量、高蛋白、高维生素)、少渣、易消化、

无刺激性、易排空的浓稠流质或半流质，如面条、米粥、蒸蛋等。少量多餐，在痉咳后进食为宜，喂食不能过急，食后少动以免引起呕吐。对少食或不食或呕吐频繁者要静脉供给营养或鼻饲。注意水、电解质平衡。各种护理操作应在餐前半小时进行。③保持病室清洁、温暖、安静、空气流通。每天用紫外线消毒，减少人员流动，地面尽量湿扫（拖），减少污染。④及时清洗口腔、耳道或颈部残留的呕吐物，舌系带溃疡并发细菌感染者，可用棉签蘸1%双氧水洗净溃疡面，然后涂1%的龙胆紫，注意饮食及饮水不宜过热。

3. 痉咳护理

①减少或避免发作诱因：如进食、寒冷、劳累、情绪激动、吸入烟尘等。②早期给予抗生素、止咳祛痰剂。痉咳发作时，协助侧卧、坐起或抱起，轻拍背部，助痰排出，及时擦拭口鼻分泌物。痰稠频咳者用蒸气或雾化吸入，严重病例采用激素治疗。痉咳频发伴窒息或抽搐者，应专人守护，给予吸痰、给氧、人工呼吸等抢救措施。③保持患儿情绪稳定，必要时按医嘱给以镇静药。④保持呼吸道通畅。

4. 病情观察

体温、脉搏、呼吸；咳嗽性质、次数、特点、严重程度及伴发表现、发作诱因；有无意识障碍、惊厥、抽搐、高热、呕吐。有无并发症发生。

5. 药物治疗的护理

应向患者和其家属讲解药物名称、剂量、用法、不良反应等。如红霉素易引起胃部不适，应避免空腹用药；口服用药应在痉咳后10~20分钟进行，以避免诱发痉咳及呕吐。

（五）效果评价

（1）呼吸道是否通畅。

（2）痉咳是否控制，饮食、营养是否正常。

（3）患者住院期间并发症是否被及时发现和处理。

（4）患者尤其是家属对百日咳相关知识和预防方法的了解程度。

【健康指导】

（1）预防知识教育。

（2）讲解该病的临床表现、治疗药物及疗程、对患儿的危害、饮食要求及发作诱因等。

【思考题】

1. 名词解释：百日咳。
2. 百日咳典型临床病程分几期？每期各有何表现？
3. 百日咳最常见的并发症是什么？
4. 百日咳患儿发生痉咳时应如何护理？

（李晨曦）

第四节 鼠疫

鼠疫(plague)是由鼠疫杆菌借鼠蚤传播为主而引起的自然疫源性烈性传染病。临床上以寒战、高热、严重毒血症状、出血倾向、淋巴结肿大、休克、肺炎等为特征。分为腺型鼠疫、肺型鼠疫、败血症型鼠疫。该病传染性强、病死率很高，是我国目前法定的甲类传染病。

本病远在2000年前即有记载。历史上曾发生多次世界性大流行，死者数以千万计。我国在解放前鼠疫流行十分猖獗。解放后，我国人间鼠疫已基本消灭，但啮齿动物间疫鼠仍然存在，恐怖分子更是把鼠疫杆菌列为生物战剂之一，故仍应足够重视。

【病原学】

鼠疫杆菌为为两端浓染的卵圆形短小杆菌，大小(0.5～0.8)μm×(1～2)μm。无芽胞、无鞭毛，不能活动。在动物体内和早期培养中有荚膜。革兰染色阴性，菌体含有内毒素，并能产生外毒素(鼠毒素)和其他毒力因子。

该菌对外界的抵抗力较弱。对热、干燥及一般消毒剂敏感，湿热70～80分钟或日光直射4～5小时、100℃ 1分钟即可死亡，常用化学消毒剂能将其杀灭，但耐寒力强，在低温、潮湿及有机体内生存较久，在脓、痰中能存活36天，在蚤粪和土壤中能存活1个月左右。在尸体内可存活数周至数月。

【流行病学】

(一)传染源

主要为鼠类和其他野生啮齿动物：其中黄鼠、旱獭等尤为重要。肺鼠疫患者：是人间鼠疫的重要传染源。

(二)传播途径

蚤类是传播鼠疫的媒介。蚤吸了染有鼠疫杆菌的血液后，鼠疫杆菌在鼠蚤的前胃内大量繁殖，堵塞消化道，当该蚤叮咬其他鼠或人时，吸入的血液受阻而反吐，内含的鼠疫杆菌随之侵入鼠或人体内引起感染。蚤类所带鼠疫杆菌，也可经皮肤的伤口或瘙痒时将病菌带入皮内。肺鼠疫患者的呼吸道带有鼠疫杆菌，可借飞沫或痰液传播。少数可因接触患者的痰、脓液或病鼠的皮肉、血等经皮肤伤口侵入。

（三）易感人群

人群对鼠无天然免疫力，普遍易感，预防接种使易感性降低，患病后免疫力持久。

（四）流行特点

流行季节与鼠类活动和鼠蚤繁殖有关，南方多始于春季而终于夏季，北方则多始于夏秋季而终于冬季。肺鼠疫以冬季为多。首发病例多见于狩猎者或农民，男性多于女性。

【发病机制】

病菌由蚤类叮咬侵入人体后，沿淋巴流达到局部淋巴结，引起局部淋巴结出血性坏死，此即“腺鼠疫”。细菌沿血循环波及肺组织，引起“继发性肺鼠疫”。人吸入染菌尘埃后主要引起肺部病变，即“原发性肺鼠疫”。各型鼠疫均可发展为败血症。

【病理变化】

鼠疫的基本病变为血管和淋巴管的急性出血和坏死；毒血症、败血症。

【临床表现】

潜伏期：腺鼠疫为2～5天，原发性肺鼠疫1～3天。曾预防接种者，可长至12天。临床上有腺型、肺型、败血症型及轻型等类型，除轻型外，各型的初期全身中毒症状大致相同，多起病急骤，突起畏寒、发热，体温迅速升至39℃～40℃，均有较重的毒血症状及出血现象，但各有其特征性表现。

（一）腺鼠疫

最多见，占85%～90%。除全身中毒症状外，以急性淋巴结炎为特征，好发部位依次为腹股沟、腋下、颈部，多为单侧。起病即有淋巴结肿痛，病后第2～3天最重，4～5天后淋巴结化脓溃破，常可发展成败血症或肺鼠疫而死。

（二）肺鼠疫

最严重，病死率极高。起病急，发展迅速，表现为寒战、高热、咳嗽、咳黏液或血性泡沫痰、呼吸急促、发绀等，而肺部仅可闻及散在湿啰音或轻微的胸膜摩擦音，与病情严重程度极不相符。X线检查呈支气管肺炎表现。常死于心力衰竭、出血、休克等。

（三）败血症型鼠疫

最凶险，多在发病后24小时内死亡，亦称鼠疫败血症。可原发或继发。原发者病情险恶，但少见。其特征为：全身毒血症状、中枢神经系统症状和出血现象均极严重，常突起高热或体温不升、谵妄或昏迷、进而发生感染性休克、DIC及广泛皮肤出血和坏死等。

肺鼠疫和败血症鼠疫因发绀和皮肤出血坏死，死亡后皮肤呈黑色，故称“黑死病”。

（四）其他类型鼠疫

如脑膜型鼠疫、肠鼠疫、皮肤鼠疫、眼鼠疫等，均少见。

【并发症】

常并发低钾综合征、急性肺水肿、急性肾衰竭等。

【实验室及其他检查】

（一）病原菌检查

可取淋巴结穿刺液、脓、痰、血、脑脊液进行细菌培养、或作直接涂片染色镜检，见到革兰阴性菌短粗杆菌，两端染色较浓，可确诊。

（二）血清学检查

可用间接血凝法（PHA）、酶联免疫吸附试验（ELISA）、荧光抗体法（FA）、放射免疫沉淀试验（RIP）等检测患者血中n抗体或n抗原等，用以辅助诊断。

【诊断要点】

在流行季节有与鼠类和其他野生啮齿动物或鼠疫患者接触史。典型的临床表现如突发寒战、高热、严重毒血症状、淋巴结肿痛、咳嗽、咳黏液或血性泡沫痰、呼吸急促、发绀、肺部闻及散在湿啰音或轻微的胸膜摩擦音、休克、DIC、出血倾向等。取淋巴结穿刺液、脓、痰、血等标本培养发现病原菌。

【治疗要点】

（一）一般治疗

患者应严格隔离于孤立的建筑居室病区内，病区应无鼠、蚤。

（二）病原治疗

争取早期、联合、足量应用抗生素。可选下列抗生素联用。

1. 氨基苷类

最为有效，多用庆大霉素，亦可用链霉素。

2. 氯霉素

对脑膜型鼠疫尤为有效。

3. 四环素

剂量、用法同氯霉素。

（三）对症治疗

急性期绝对卧床，进流质饮食及补充足量水分、热量。烦躁及局部淋巴结疼痛可予镇静、止痛药。严重毒血症者在有效抗菌药物应用的基础上，短期使用肾上腺皮质激素。局部肿大的淋巴结可用抗菌药湿敷，忌挤压，其周围可注入0.5g链霉素至软化后方可切开排脓。眼鼠疫可用四环素、氯霉素眼药水滴眼，皮肤鼠疫可涂抗菌药软膏。

（四）并发症的治疗

低钾者补钾。急性肺水肿心衰者减慢输液速度或暂停输液，必要时使用强心药。急性肾功能衰竭的患者，要尽快纠正代谢性酸中毒，确保水电解质、酸碱平衡，严重者予血透治疗。

【预防】

（一）控制传染源

加强疫情报告（发现后2小时内通过通过电话及网络直报当地卫生行政部门）。灭鼠、灭蚤、监控鼠间鼠疫。对患者和疑似病例就地治疗，并分别进行严格的消毒、隔离（腺鼠疫隔离至肿大的淋巴结完全消散后再观察7天，肺鼠疫隔离至痰培养6次阴性）。彻底焚烧或消毒鼠疫患者的分泌物、排泄物，尸体用尸袋严密包套后焚烧。

（二）切断传播途径

加强国际与交通检疫，对来自疫区的车、船、飞机和乘客，要严格卫生检疫，包括灭鼠、灭蚤和消毒。对接触者检疫、对疑似旅客应酌情隔离或留验9天。

（三）保护易感人群

1. 自动免疫

自鼠间鼠疫开始流行起，对疫区及其周围居民、进入疫区的工作人员均应使用鼠疫活菌苗进行预防接种。非流行区人员应在接种10天后方可进入疫区。并每年加强接种1次。

2. 个人防护

进入疫区的医务人员必须着防护服，戴口罩、帽子，手套、眼镜，穿胶鞋及隔离衣。

3. 药物预防

对接触患者后可给予四环素每天2g，分4次服用或口服磺胺嘧啶，每天2g，分2次服用。

【护理】

（一）护理评估

1. 一般情况

年龄、性别、身高、体重、婚配、生育、文化程度、籍贯、职业等。

2. 病史

(1)患病经过及治疗情况：了解患者起病情况(轻重缓急)：是否突起畏寒，发热，腹股沟、腋下、颈部淋巴结肿痛，有无咳嗽、咳黏液或血性泡沫痰、呼吸急促、发绀、皮下出血、谵妄或昏迷等表现。既往检查、治疗经过及效果，目前的主要不适及用药。

(2)流行病学资料：是否到过疫区和(或)接触过鼠疫患者。

3. 体格检查

生命体征、神志、面容、表情及有无脉搏细速、眼眶凹陷、口干、皮肤湿冷、弹性减退、尿少、腹部凹陷、烦躁不安等脱水休克征，有无胸闷、气促、咳嗽、咳粉红色泡沫痰，有无肺部湿啰音，肌力、肌张力、腱反射情况等。

4. 心理－社会资料

患者对鼠疫的认识及了解程度、心理反应、对住院隔离的认识及适应情况，患病对工作、学习的影响，支付医疗费用有无困难，支持系统对患者的态度，对鼠疫的了解程度及对消毒隔离的认识。

5. 实验室资料

细菌学检查、血清学实验结果等。

(二)主要护理诊断

1. 低效呼吸型态

与肺部病变有关。

2. 体温过高

与鼠疫杆菌内毒素作用有关。

3. 疼痛

与淋巴结肿大、急性出血性炎症有关。

4. 潜在并发症

出血、感染性休克、DIC。

5. 恐惧

与病情来势凶猛及严密隔离有关。

(三)护理目标

(1)患者呼吸平稳，生命体征稳定。

(2)患者体温维持在正常范围。

(3)患者疼痛缓解。

(4)无并发症发生，或并发症被及时发现和处理。

(5)患者恐惧心理减轻或消除。

（四）主要护理措施

1. 隔离

严密隔离，确保病区无鼠、无蚤。

2. 病情观察

①0.5～1小时测量一次血压、脉搏、呼吸，4小时测一次体温，持续心电及血氧饱和度监测，注意观察神志变化；②密切观察淋巴结病变的部位、程度及进展情况；③注意有无休克、DIC表现，有无胸痛、肺部啰音、胸闷、气促、发绀、咳嗽、咳黏液或血性泡沫痰；④准确记录24小时出入量、尤其是尿量；⑤及时收集标本送检并追询检查结果，以便及时发现病情变化。

3. 饮食

患者因高热、疼痛、恐惧等导致食欲下降，护士应富有同情心、多关心体贴安慰患者，讲解营养对治疗的重要性，鼓励患者多进食；饮食宜选择高热量、高蛋白、富含维生素、清淡、易消化的流质或半流质，少食多餐，保证机体的需要，必要时给予鼻饲或静脉营养。

4. 休息

绝对卧床休息，以减少机体的能量消耗。

5. 对症护理

（1）高热：参见总论“发热”的护理。

（2）皮肤、黏膜的护理：参见总论“皮疹”的护理。

（3）肺鼠疫：①通畅呼吸道：及时清除呼吸道分泌物及痰液，必要时气管切开；②胸闷气促者取半坐位或坐位；③高流量吸氧，咳血性泡沫痰者可在湿化瓶内加入20%～30%乙醇除泡；④处理高热。

（4）疼痛：①设法止痛，给予同情、安慰、分散注意力等精神支持，局部热敷或鱼石脂酒精外敷；②采取舒适体位；③严禁挤压；④肿大淋巴结化脓时应切开引流，破溃者应及时清创，做好创口护理及消毒、隔离处理。

6. 用药护理

了解治疗鼠疫的常用药物、用药剂量、用药原则、注意事项、药物的副作用、不良反应等。①氯霉素：脑膜型鼠疫尤为有效，但可抑制骨髓造血功能，表现为血细胞减少、严重者可引起不可逆的再生障碍性贫血，所以用药过程中要特别注意血常规的监测；②链霉素：为腺鼠疫的首选药，但其不良反应多、且严重，如过敏反应、第八对脑神经受损、荨麻疹等，使用前要先做皮试，若出现耳鸣、听力下降则应立即停用，并通知医生；③庆大霉素：亦为腺鼠疫的首选药，可引起前庭功能损害外，还可导致肾脏损害，要注意监测尿常规及肾功能的变化；④四环素：注意有无胃肠道反应和二重感染。

7. 心理护理

患者因起病急、症状重、病情进展快，死亡率高等而恐惧不安，加上严密隔离阻断了支持系统的关爱和照顾，感到孤独甚至绝望。护理人员要冷静、沉着，以严谨的工作作风、认真负责的工作态度向患者及其家属讲解心理因素对疾病的影响，说明所采取的各种消毒、隔离措施的目的和必要性。守候患者，尊重患者，主动关心、体贴、照顾患者，设法让其与外界保持联系，如通过电话、电视、电脑与亲人、朋友等支持系统进行沟通交流等，以满足其爱与归属的需要。以丰富的专业知识和娴熟操作技术，解答患者提出的疑问，创造安静、安全、舒适的环境，满足患者安全和自尊的需要。做好家属的指导工作，向家属介绍本病的发生、发展及防治知识，消除对疾病的错误认识及焦虑、恐惧情绪，耐心安慰、鼓励患者，以增加患者对治疗的信心，主动配合治疗，提高抢救成功率。

（五）效果评价

（1）呼吸是否改善，生命体征是否正常。

（2）体温是否维持在正常范围。

（3）疼痛是否缓解。

（4）患者住院期间并发症是否被及时发现和处理。

（5）患者恐惧心理是否减轻或消除。

【健康指导】

（1）广泛宣传鼠疫的发病原因、传播途径、消毒隔离方法、防治措施，说明鼠疫传染性强、病死率高、对人类健康的威胁大，虽然少发，但仍有发生及流行的可能，必须高度重视。一旦发生（患者或疑似患者）必须就地有效治疗、采取严密隔离措施、并及时上报，以免疫情蔓延。

（2）大力宣传灭鼠、灭蚤的重要性。

（3）凡接触过鼠疫患者或病鼠后要预防服药。

（4）个人防护：进入疫区必须穿“五紧”连衣裤防疫服，戴厚层口罩、帽子，胶皮手套、防护眼镜，穿长筒胶鞋，必要时在领口、袖口喷洒灭蚤药。

【思考题】

1. 如何预防鼠疫的发生？

2. 鼠疫患者如何护理？

（吴晓莲）

第五节　伤　寒

伤寒(typhoid fever)是由伤寒沙门菌引起的急性全身性细菌性传染病。临床特征：持续发热、相对缓脉、神经系统与消化道中毒症状，肝脾肿大、玫瑰疹及白细胞减少等。主要的严重并发症为：肠出血、肠穿孔。

【病原学】

伤寒沙门菌属于沙门菌属中的D群。革兰染色阴性，菌体呈短杆状，有鞭毛，能运动、无荚膜，不形成芽胞。营养要求不高，在普通培养基中能生长，在含有胆汁的培养基中生长更佳。不产生外毒素，菌体裂解时产生的内毒素在本病的发展过程中起着重要的作用。

本菌主要有菌体"O"抗原，鞭毛"H"抗原和表面"Vi"抗原，感染机体后均能诱生相应的抗体。但均为非保护性抗体。

伤寒沙门菌在自然界中生活力强，在地面水中可存活2～3周，在粪便中可存活1～2个月；耐低温，在冰冻环境中可持续数月，但对热、干燥抵抗力较弱，加热60℃ 15分钟或煮沸后立即死亡。对一般化学消毒剂敏感，5%石碳酸5分钟即可杀灭。

【流行病学】

(一)传染源

主要为患者及带菌者，潜伏期末即可从粪便排菌，但以起病后2～4周排菌量最多，传染性最大。极少数(2%～5%)持续排菌达3个月以上，称为慢性带菌者，是引起伤寒不断传播或流行的主要传染源，有重要的流行病学意义。

(二)传播途径

主要通过消化道传播。病菌随患者或带菌者的粪便排出，通过污染的水和食物，或苍蝇、蟑螂等间接污染水源和食物，或日常生活接触而传播。其中食物被污染是主要的传播途径，水源污染和食物污染可引起暴发流行。

(三)易感人群

普遍易感，病后可获持久免疫力，少有第二次患病者。

(四)流行特点

本病终年可见，以夏秋季为多。以儿童及青壮年居多，无明显性别差异。

【发病机制】

伤寒沙门菌进入人体后，是否发病取决于伤寒沙门菌的数量、毒力及人体的免疫能力。一般伤寒沙门菌摄入量在10^5以上即可引起发病。

伤寒沙门菌经口胃进入小肠后，在肠腔内适宜的条件下生长繁殖入侵肠黏膜，部分病菌被吞噬细胞吞噬并在其中胞浆内繁殖，部分病菌经淋巴管进入回肠集合淋巴结、孤立淋巴滤泡及肠系膜淋巴结中继续繁殖，再由胸导管释放入血，引起第一次菌血症。此阶段相当于临床上的潜伏期，患者无症状。细菌随血流进入肝、脾和其他网状内皮系统继续大量繁殖，至潜伏期末再次释放入血，引起第二次菌血症，并释放内毒素，产生临床症状(相当于初期)，持续高热，出现相对缓脉，肝脾肿大，并出现显著的全身中毒症状，皮肤出现玫瑰疹，外周血白细胞明显下降。病程第2～3周，伤寒沙门菌继续随血流播散至全身各脏器。临床表现达到极期。进入胆系的细菌在胆囊胆汁内繁殖，大量病菌随胆汁入肠，部分随粪便排出体外，部分经肠黏膜再度侵入肠壁淋巴组织，使原已致敏的淋巴组织产生严重的炎症反应，导致孤立和集合淋巴滤泡坏死，溃疡形成。病变多局限于黏膜和黏膜下层，若坏死和溃疡累积血管可引起肠出血、侵入肌层和浆膜层可引起穿孔。病程第4～5周，人体免疫力增强，伤寒沙门菌逐渐从体内清除，组织修复而痊愈，极少数可成为慢性带菌者，少数患者由于免疫功能不足等原因引起复发。

【病理变化】

伤寒的主要病理特点是全身单核—吞噬细胞系统的增生性反应，以回肠末端集合淋巴结和孤立淋巴结最为显著。此病变镜检的最显著特征是淋巴组织内大量巨噬细胞增生，胞质内含有吞噬的淋巴细胞、红细胞、伤寒沙门菌及坏死组织碎屑。除肠道病变外，肝、脾病变也非常显著。胆囊呈轻度炎症病变。心脏、肾等脏器也有轻重不一的中毒性病变。

【临床表现】

潜伏期长短与感染细菌的量及机体的免疫力有关，一般为10～14天，平均1～2周。

(一)典型伤寒

临床经过可分为4期：

1. 初期(病程第1周)

大多起病缓慢，发热是最早出现的症状，发热前可有畏寒、但少有寒战，出汗不多。随病情逐渐加重，体温呈阶梯状上升，于5～7天达39℃～40℃，伴有全身不适、头痛、乏力、食欲不振、咳嗽等。部分患者出现便秘或腹泻。

2. 极期(病程第2～3周)

出现伤寒特征性表现。肠出血、肠穿孔等并发症多在本期出现。

(1)高热：呈持续高热，以稽留热型为主，一般持续10～15天，但免疫功能低下者可长达1～2个月；近年来，由于早期不规律使用抗生素或激素，使得弛张热及不规则热型增多。

(2)消化系统症状：腹部不适、腹胀，多数患者有便秘，少数有腹泻，右下腹压痛等。

(3)神经系统症状：与疾病的严重程度成正比，出现特殊的中毒面容：表现为表情淡漠、精神恍惚、呆滞、反应迟钝、耳鸣、听力减退；重者可有谵妄、昏迷；合并中毒性脑膜炎时，可出现脑膜刺激征；这些症状多随体温下降而逐渐改善。

(4)循环系统症状：相对缓脉或重脉。相对缓脉是指脉搏与发热不成比例上升，即体温每升高1℃，每分钟脉搏增加少于15~20次；并发中毒性心肌炎时，相对缓脉不明显。重脉是指桡动脉触诊时，一次脉搏感觉有两次搏动的现象。重症患者出现脉细速、血压下降、循环衰竭。

(5)肝脾肿大：多数患者于起病1周前后出现脾脏肿大，质软、有压痛；部分患者肝脏亦肿大，并发中毒性肝炎时可见黄疸或肝功能异常。

(6)皮疹：在病程第7~13天，部分患者在胸、腹、肩背等部位的皮肤出现淡红色丘疹（玫瑰疹），直径达2~4mm，稍隆起，压之褪色，一般在10个以下，多在2~4天内消退。

3.缓解期(病程第3~4周)

体温逐渐下降，各种症状逐渐减轻，肿大的肝脾开始回缩。但本期内有发生肠出血及肠穿孔的危险，需特别警惕。

4.恢复期(病程第5周)

体温恢复正常，临床症状消失，一般约需1个月方可完全康复。

(二)伤寒的复发与再燃

1.复发

少数患者退热后1~3周，临床表现再现，血培养再度阳性，称为复发。复发与胆囊或网状内皮系统中潜伏的病菌大量繁殖、再度侵入血循环有关，见于抗菌治疗不彻底、机体抵抗力低下的患者。

2.再燃

部分缓解期的患者体温下降还未恢复正常时，又重新上升，血培养阳性，持续5~7天后退热，称再燃，可能与菌血症仍未完全控制有关。

【并发症】

(一)肠出血

为较常见的肠道并发症，可有大便隐血试验阳性至大量血便，大出血的发生率为2%~8%。少量出血可无症状或仅有轻度头晕、脉快；大量出血时热度骤降，脉搏细速，体温与脉搏呈现交叉现象，并有头晕、烦躁、面色苍白、四肢厥冷、血压下降、尿量减少等休克表现。

（二）肠穿孔

为最严重的并发症，发生率3% ~4%。具有以下特征：①多见于病程第2~3周；②多有饮食不当、腹泻等诱因；③表现为突然右下腹剧痛，伴有恶心、呕吐、出冷汗、脉搏细数、体温先降后升，并出现腹膜炎征象，肝浊音界缩小或消失；④穿孔部位好发于回肠末段；⑤X线检查可见膈下游离气体；⑥白细胞及中性粒细胞增高。

（三）其他并发症

有中毒性心肌炎、中毒性肝炎、支气管肺炎、中毒性脑病、溶血性尿毒综合征、胆囊炎等。

【实验室及其他检查】

（一）血常规检查

白细胞数减少，大多为 $(3\sim5)\times10^9/L$，中性粒细胞减少和嗜酸性粒细胞减少或消失，并随病情好转后逐渐恢复正常。

（二）尿常规检查

常出现轻度蛋白尿，偶见少量管型。

（三）粪便常规检查

在肠出血时有血便或隐血试验阳性。

（四）细菌学检查

1. 血培养

是本病最常用的确诊方法。发病第1周采血阳性率可达80%以上，以后阳性率下降；为提高血培养阳性率，采血量应不小于5mL，并尽可能在应用抗生素之前采血；对已用抗生素治疗的患者，可取血凝块做培养，以除去血清中的杀菌因子，增加阳性机会。

2. 骨髓培养

阳性率比血培养高，且较持久，全病程均可获较高的阳性率，较少受抗菌药物的影响。

3. 粪培养

在第3~4周时阳性率较高，但在判断结果时，要注意排除慢性胆道带菌者。

4. 其他

尿培养、十二指肠引流胆汁培养、玫瑰疹吸取物培养等，由于操作不便、且易受污染等原因，不作为常规检查。

（五）血清学检查

肥达反应（Widal test）又称肥大试验、伤寒沙门菌血清凝集反应，该试验应用伤寒沙门菌“O”抗原、“H”抗原，通过凝集反应检测患者血清中相应抗体的凝集效价，以协助诊断伤寒；通常从病程第2周开始阳性率逐渐增加，至第4周可达90%，持续数月。评价肥达反应结果时应注意以下几点：

(1)通常“O”抗体的凝集效价在1:80以上，“H”抗体效价在1:160以上，可确定为阳性，有辅助诊断价值。

(2)相隔1周双份血清抗体效价上升4倍以上有助于确诊。

(3)若只有“O”抗体上升，而“H”抗体不上升，可能是发病早期；反之，则可能是不久前感染过伤寒沙门菌或接种过伤寒疫苗，或因其他发热性疾病所致的非特异性回忆反应。

(4)下列情况患者肥达反应始终呈阴性：①感染轻；②早期用有效抗菌药物或皮质激素治疗者；③患者过于衰弱，免疫反应低下，或患丙种球蛋白缺乏症。因此对肥达反应阴性者不能排除伤寒。

(5)沙门菌D群与A群有部分的共同抗原，后者的感染可产生“O”与“H”抗体的交叉反应。

(六)免疫学检查

对流免疫电泳(CIE)、间接血凝试验(IHA)、酶联免疫吸附试验，主要检测伤寒沙门菌IgM、IgG以及核酸。以上各种检测技术是近年来发展的一些新技术。

【诊断要点】

根据流行病学资料、临床症状和体征、实验室检查结果等作出临床诊断，但确诊伤寒应以检出致病菌为依据。

(一)临床诊断标准

发生在伤寒流行季节和地区；有发热(呈稽留热型，且发热时间持续1~2周以上)、伤寒病容、相对缓脉、肝脾大、玫瑰疹等典型临床表现；血常规白细胞计数低下，嗜酸性粒细胞减少或消失，骨髓象中有伤寒细胞，临床可诊断为伤寒。

(二)确诊标准

疑似病例有以下项目之一者即可确诊：从血、骨髓、尿、粪便、玫瑰疹刮取物中，任一种标本分离出伤寒沙门菌，血清特异性抗体阳性，肥达反应的“O”抗体凝集效价≥1:80，“H”抗体凝集效价≥1:160，恢复期抗体效价增高4倍以上者。

【治疗要点】

(一)一般治疗

严格执行隔离制度，注意休息、饮食。

（二）病原治疗

1. 第三代喹诺酮类药物

是目前治疗伤寒的首选药物，目前常用的有诺氟沙星（氟哌酸）、氧氟沙星（氟嗪酸）、环丙沙星（环丙氟哌酸）等。

2. 第三代头孢菌素

在体外有强大的抗伤寒沙门菌作用，临床应用效果良好，需静脉给药，可选用头孢噻肟、头孢哌酮、头孢他啶、头孢曲松等。

3. 氯霉素

对氯霉素敏感的非多重耐药伤寒沙门菌所致的伤寒散发病例，认为有效药物，在伤寒沙门菌敏感地区亦可作为首选药物。

4. 其他

可选用氨苄西林、复方磺胺甲基异噁唑等。

5. 对症治疗

处理高热、腹胀、便秘、腹泻等；对症治疗中毒症状严重者，在有效抗菌治疗的同时，可短期使用小剂量肾上腺皮质激素以减轻中毒反应。

（三）并发症治疗

1. 肠出血

①严格卧床休息，严密观察血压、脉搏、神志变化及便血情况；②暂禁食或进少量流质；③根据出血情况酌量输血；④注意维持水、电解质的平衡，并加用止血药；⑤经积极治疗仍出血不止者，应考虑手术治疗；⑥如患者烦躁不安，可给予镇静药。

2. 肠穿孔

早期诊断，及早处理。禁食、胃肠减压、加强支持疗法，积极抗感染治疗。加强腹膜炎的控制，必要时尽快手术治疗。

3. 其他

针对有关并发症予以相应处理。

（四）慢性带菌者的治疗

可选用氧氟沙星 300mg，每天 2 次，或环丙沙星 500 ~ 700mg，每天 2 次口服，疗程 6 周。氨苄西林每天 4 ~ 6g 或阿莫西林每天 6g，分 3 ~ 4 次口服，疗程 6 周。

【预防】

（一）管理传染源

早期诊断，及早隔离，彻底治疗。对患者和带菌者执行消化道隔离措施。至体温正常后 15 天，或间隔 5 ~ 7 天作粪便培养 1 次，连续 2 次阴性，方可解除隔离。接触者应医学观察2周，发热者应立即隔离。患者的分泌物、排泄物及衣物、餐具等应彻底消毒；如发现饮食服务行业的从业人员带菌，应调离工作，彻底治疗。

（二）切断传播途径

为关键性预防措施。应积极开展健康教育，搞好粪便、水源、饮食卫生管理和消灭苍蝇等工作。养成良好卫生与饮食习惯，饭前与便后洗手，不吃不洁食物、不饮生水等。

（三）保护易感人群

易感人群可用伤寒、副伤寒甲、乙三联疫苗进行接种。近年来，伤寒沙门菌Ty2la变异株制成的口服减毒活菌苗，对伤寒易感人群的保护率达96%，可根据条件选用。

【护理】

（一）护理评估

1. 一般情况

年龄、性别、身高、体重、婚配、生育、文化程度、职业等。

2. 病史

（1）患病及治疗经过：了解患者起病情况、热程、热型；食欲与摄入量；有无腹痛、腹胀、便秘或腹泻、腹泻天数、每天腹泻次数及量；有无黑便；病后神志状态及听力有无减退；有无皮疹、出疹的时间、程度、天数；用药、治疗情况及疗效。

（2）流行病学特点：发病的季节、是否到过疫区和（或）接触过伤寒患者；个人卫生习惯情况；既往是否患过伤寒。

3. 体格检查

生命体征，有无相对缓脉、精神神志状况，面容，表情，胸腹部体征，心律及心音，腹部有无胀气、压痛，肝脾大小、有无压痛，皮疹性状、大小、数目。

4. 实验室资料

血常规、细菌培养（包括血、尿、粪便及骨髓培养）、肥达反应等。

5. 心理－社会资料

患者对伤寒的认识及了解程度，对发热等症状的心理反应、应对措施及效果，对住院隔离的认识及适应情况，患病对工作、学习的影响，支付医疗费用有无困难；社会支持系统的作用，如家属对伤寒知识的了解程度、对患者的心理支持等。

（二）主要护理诊断

1. 体温过高

与伤寒沙门菌感染、释放大量内源性致热原有关。

2. 潜在并发症

肠出血、肠穿孔、中毒性肝炎。

3. 营养失调

低于机体需要量：与高热、纳差、腹胀、腹泻有关。

4. 焦虑、恐惧

与高热、并发症有关。

5. 知识缺乏

缺乏伤寒的疾病知识及消毒、隔离知识。

（三）护理目标

(1)患者体温恢复正常。

(2)患者住院期间不发生并发症或并发症被及时发现和处理。

(3)患者营养住院期间营养状况良好。

(4)患者无焦虑和恐惧心理。

(5)患者及其家属懂得“伤寒”相关知识和消毒、隔离知识。

（四）主要护理措施

1. 消化道隔离

见总论“传染病隔离”。隔离至患者体温正常后15天、连续粪便培养2次阴性。

2. 密切观察病情

①神志、面色、生命体征、有无相对缓脉；②注意尿液变化、大便颜色、性状、有无血便，并注意检查大便隐血；③有无腹膜刺激征、休克等肠出血、肠穿孔的先兆；④有无玫瑰疹及出疹的时间及程度；⑤药物不良反应。

3. 休息

发热期间需卧床休息至热退后1周，以减少患者能量消耗、减少肠蠕动，预防并发症。卧床期间训练并协助患者床上使用便器。

4. 饮食

肠出血期应禁食、静脉补充营养；发热期间进食富含营养、清淡的流质饮食，少量多餐，避免过饱等以免诱发肠道并发症。缓解期，可给予易消化的高热量、高蛋白、高维生素、少渣的流质或半流质饮食，避免刺激性和产气的食物，并观察进食后胃肠道反应。恢复期患者食欲好转，可逐渐恢复至正常饮食，但此时仍可发生肠道并发症，应节制饮食，密切观察进食反应。腹胀者给予少糖低脂食物，禁食牛奶、豆浆等。注意钾盐的补充。鼓励患者少量、多次饮水，成人液体入量2500～3000mL/d，儿童60～80mL/(kg·d)，口服量不足可静脉补充。

整个病程切忌暴饮暴食及食用生冷、粗糙、坚硬等刺激性较强的食物，一般热退后2周才能进食正常饮食，以免引起肠出血、肠穿孔等并发症。

5.心理护理

了解患者焦虑、恐惧的原因，讲解心理因素对疾病的影响，关心、体贴、照顾患者，耐心解释、安慰、鼓励患者，解答患者提出的疑问，满足患者的合理需要，创造适宜的环境，加强护患之间和患者相互间的沟通，以增加患者对治疗的信心，主动配合治疗，使疾病早日康复。

6.对症护理

(1)发热：见总论“发热”的护理。

(2)腹胀：酌情减少牛奶、豆浆及糖类食物，适当补充钾盐；可用松节油热敷腹部，必要时肛管排气；禁用新斯的明，以免引起剧烈肠蠕动，诱发肠穿孔或肠出血。

(3)便秘：伤寒患者应保证至少日间大便1次，如有便秘则可用开塞露或温0.9%氯化钠溶液低压灌肠。忌用泻药，并避免大便时过度用力，防止因剧烈肠蠕动或腹腔内压力过大造成不良后果。

出现上述并发症发生时，要及时报告医生并密切配合医生积极处理；肠穿孔需要手术者，应以最快的速度做好术前准备；有中毒脑病者，要做好安全防护。

（五）效果评价

(1)体温是否恢复正常。

(2)住院期间无并发症发生，或并发症是否得到及时发现和处理。

(3)患者住院期间体重是否减轻，营养状况是否改善等。

(4)患者及其家属是否缓减或消除焦虑和恐惧心理，密切配合医护人员进行治疗。

(5)患者及其家属对伤寒相关知识的知晓情况。

【健康指导】

(一)预防疾病指导

加强公共饮食卫生的管理、水源的保护和粪便的管理，消灭苍蝇、蟑螂，搞好“三管一灭”。个人养成良好的卫生习惯，如饭前便后洗手、不饮生水、不吃不洁食物、经常消毒餐具等，把好病从口入关，以减低伤寒发病率。

(二)疾病相关知识

向患者及其家属：①讲解有关伤寒的病因、传播途径、临床特征、疾病过程、治疗药物、疗程、药物不良反应、预后等，尤其要强调休息及饮食管理对疾病治疗的重要性；②告知伤寒的消毒、隔离知识、预防措施及并发症的发生时间、临床表现、饮食与并发症的关系、预防方法等；③说明伤寒如不发生并发症则预后良好。

附：副伤寒

副伤寒包括副伤寒甲、乙、丙三种。其病原分别由副伤寒甲、乙、丙沙门菌所引起，生化特性类似伤寒沙门菌。副伤寒的其发病机制、病理解剖、流行病学、临床表现、治疗与预防都与伤寒基本相同，但病情较伤寒轻，病程较短，病死率较低。副伤寒丙尚可表现为急性胃肠炎或脓毒血症。

1. 副伤寒甲、乙

副伤寒甲、乙主要特点：①潜伏期为 2～15 天，一般在 8～10 天。②起病缓慢，但骤起者不少见。可先有急性胃肠炎症状，如腹痛、呕吐、腹泻等。2～3 天后症状减轻，继而体温升高，出现伤寒样症状。③热程较短，发热常于 3～4 天内达高峰，波动较大，弛张热较多见。④毒血症状较轻，但肠道症状则较显著。皮疹出现较早、较大、颜色深、量多。⑤复发与再发多见，而肠出血、肠穿孔少见。

2. 副伤寒丙

副伤寒丙临床表现复杂，常见有以下三种类型：①伤寒型，症状与副伤寒甲、乙大致相似，但较易出现肝功能异常；②胃肠炎型，以胃肠炎症状为主，表现为发热、恶心、呕吐、腹痛、腹泻，病程短；③脓毒血症型，较常见，发病急，体温上升快，热型不规则，常伴寒战，热程 1～3 周不等。常有皮疹、肝脾大、并可出现黄疸。并发症多而顽固，治疗期长且困难。半数以上患者可出现胸膜炎、脓胸、关节及骨的局限性脓肿，偶见化脓性脑膜炎、心包炎、心内膜炎、肾盂肾炎等。对并发化脓性病灶者，一旦脓肿形成，应在加强抗菌药物治疗的同时，行外科手术治疗。

副伤寒确诊有赖于血、骨髓、粪便、脓液等细菌培养。血清凝集试验有参考价值。

〖思考题〗

1. 名词解释：再燃、相对缓脉。
2. 典型伤寒的临床特征有哪些？
3. 病案分析

患者，男性，36 岁，15 天前出现低热，乏力，以后体温逐日上升，近 1 周体温持续在 39℃～39.5℃水平，伴有腹泻 3～5 次/d，2007 年 6 月 7 日入院。体查：肝大肋缘下 2cm，脾肋缘下 1cm。外周血白细胞 5.1×10^9/L，谷丙转氨酶 100U/L。肥达反应："O"抗体 1∶160，"H"抗体 1∶160。请问：

(1)该患者最可能的医疗诊断是什么？

(2)要确诊该病例，需做哪些检查？

(3)你如何对该患者进行饮食护理？

（吴晓莲）

第六节　细菌性痢疾

细菌性痢疾(bacillary dysentery)简称菌痢，指由志贺菌属(又称痢疾杆菌)引起的常见肠道传染病。本病发病率高，是国内外夏秋季常见肠道传染病，其主要临床表现是发热、腹痛、腹泻、里急后重感及黏液脓血便，可伴有全身中毒症状，严重者可导致感染性休克及中毒性脑病。因致病菌毒力不同，临床表现轻重各异。一般为急性，少数患者病程迁延不愈成为慢性或反复发作。

【病原学】

志贺菌为大小(0.5～0.7)μm×23μm 的短小杆菌，属肠杆菌科志贺菌属，革兰染色阴性，无鞭毛、荚膜及芽胞，有具侵袭力的菌毛，兼性厌氧，在培养基上易生长。

(一)抗原结构

依抗原结构和生化反应不同，根据国际微生物学会的分类，将志贺菌属分为四个群(A 群痢疾志贺菌、B 群福氏志贺菌、C 群鲍氏志贺菌、D 群宋内志贺菌)，40 个血清型(不含亚型)。欧美国家优势菌型为 D 群，国内目前以 B 群为主，D 群次之，近年局部地区 A 群有增多趋势。各群和各型之间多无交叉免疫，且病后免疫功能差，故可反复感染。

(二)毒素

志贺菌属的致病物质主要是侵袭力和内毒素，有些菌株尚能产生外毒素，其毒力很强，可加重肠黏膜的炎性变化及肠道外病变。内毒素主要引起全身反应如发热、毒血症及休克。外毒素又称志贺毒素，有肠毒性、神经毒性、细胞毒性，分别导致相应的临床症状。

(三)抵抗力

志贺菌存在于患者与带菌者的粪便中，对外界环境的抵抗力较弱，日光照射 30 分钟、加热至 60℃10 分钟或煮沸 2 分钟即可杀灭。对酸及化学消毒剂均很敏感。在粪便中数小时死亡，但在蔬菜、瓜果及被污染物品上可存活1~2周，但在阴暗、潮湿、冰冻条件下能生长数周。

【流行病学】

（一）传染源

患者包括急、慢性患者和带菌者。其中非典型菌痢、慢性菌痢病及无症状带菌者由于症状不典型容易误诊或漏诊，在流行病学中具有重要意义。

（二）传播途径

本病主要经粪—口途径传播。通过污染的手、食品、水源，经口感染，或生活接触直接传播，还可通过苍蝇、蟑螂等间接方式传播。

（三）人群易感性

人群对志贺菌属普遍易感，与有不良卫生习惯有关，以学龄前儿童和青壮年为多。受凉、营养不良或患其他疾病机体抵抗力降低时，易于感染，易发展为慢性菌痢。感染后可获得一定的免疫力，但持续时间短暂，且不同菌群或血清型之间多无交叉保护性免疫，故易重复感染而再患本病。

（四）流行特点

终年散发，但有明显的季节性，夏、秋两季多见，夏秋季气温条件适合志贺菌属生长繁殖；苍蝇孳生，传播媒介多；且人们喜饮生冷食物，故夏秋季多发。菌痢主要集中发生在发展中国家，尤其是医疗条件差且水源不安全的地区。我国目前菌痢的发病率仍高于发达国家，但总体来说，发病率逐年下降。

【发病机制】

志贺菌经口进入，穿过胃酸屏障后，病原菌借其菌毛黏附于回肠末端和结肠黏膜的上皮细胞上，继而穿越上皮细胞，经基底膜进入固有层，并在其中生长繁殖并释放内毒素使肠黏膜通透性增高、上皮细胞水肿、变性、坏死产生炎症反应，最后形成浅表性溃疡，渗出液和血形成典型的黏液脓血便。内毒素尚能作用于肠壁自主神经系统，使肠功能紊乱，肠蠕动失调和痉挛，尤其是直肠括约肌痉挛，因而出现腹痛、腹泻、里急后重等症状；内毒素被吸收入血，不但可以引起发热和毒血症等，还可引起急性微循环衰竭，进而引起感染性休克、DIC、脑水肿及中枢性呼吸衰竭，甚至多器官功能衰竭。外毒素可导致上皮细胞损伤，可引起出血性结肠炎和溶血性尿毒综合征。慢性菌痢发生机制不明，疑与急性期治疗不当或机体营养不良、抵抗力不强等因素有关。

【病理变化】

菌痢的病理变化主要表现在乙状结肠和直肠，严重者可累及整个结肠及回肠下段。

改变因临床类型不同而异。①急性期：弥漫性纤维蛋白渗出性炎症，肠黏膜表面有大量黏液脓血性渗出物覆盖，且出现大片坏死组织，但仅限于黏膜下层，故很少引起肠穿孔及大量肠出血。②中毒性菌痢：结肠局部病变很轻，仅有充血水肿，很少有溃疡。但全身病变重，全身小动脉痉挛、渗出，突出病理改变为脑干神经细胞变性、浸润和点状出血，肾上腺皮质萎缩和出血。③慢性期：患者肠黏膜水肿、肠壁增厚，肠黏膜溃疡不断形成和修复，有息肉状增生和瘢痕形成，甚至出现肠腔狭窄。

【临床表现】

潜伏期的长短和临床症状的轻重取决于患者的年龄、抵抗力、感染细菌的数量等，潜伏期一般为1～4天，短者为数小时，长者可达7天。临床上依据其病程长短及病情分为急性与慢性两期以及7种临床类型：

（一）急性菌痢

根据毒血症及肠道症状轻重，可以分为4型。

1. 普通型（典型）

起病急，主要表现为：①全身中毒症状：有畏寒、发热，体温可达39℃，伴有头昏、头痛、恶心、乏力、食欲减退等。②肠道症状：腹痛，便前加重、便后缓解、便意频繁；腹泻多先为稀水样便、量多、继则呈黏液或黏液脓血便、量少、每天排便10余次至数十次不等，里急后重明显。体格检查常有左下腹压痛，可触及痉挛的肠索，常伴肠鸣音亢进。病程为1～2周，多数可自行恢复，少数患者迁延转为慢性。③其他：少数患者可因补液不及时，引起脱水、酸中毒、电解质紊乱，发生继发性休克，甚至有生命危险。极少数患者发展为中毒型菌痢。

2. 轻型（非典型）

全身毒血症症状和肠道症状均较轻，不发热或有低热，腹痛轻，腹泻少，3～5次/d，黏液多，无肉眼脓血便，有轻微腹痛及左下腹压痛，无里急后重。病程4～5天。可自愈，少数也可转为慢性。

3. 重型

多见于老年人、体弱、营养不良患者，急起发热，肠道症状明显，腹泻次数多，每天达30次以上，为稀水脓血便，甚至出现大便失禁，腹痛、里急后重明显。后期出现严重腹胀及中毒性肠麻痹，部分病例表现为中毒性休克。

4. 中毒型

多见于2～7岁健壮儿童，成人偶有发生。起病急骤，进展快，病势凶险，病死率高；突发高热（可达40℃以上）、反复惊厥、嗜睡、昏迷，并很快发生循环衰竭和呼吸衰竭，肠道症状不明显，临床以严重毒血症状、休克、中毒性脑病为主。依其临床表现分三种类型。

(1)休克型(周围循环衰竭型)：最常见，以感染性休克为主要表现。表现为：皮肤呈花纹状，面色苍白，口唇发绀，心率加快，血压明显下降或测不出，并可出现心、肾功能不全及不同程度意识障碍等症状。重症病例不易逆转，并发 DIC、肺水肿等，可致外周呼吸衰竭或多器官障碍综合征(MODS)，危及生命。个别病例发病可于 24～48 小时内转化为中毒型菌痢，应予以重视。

(2)脑型(呼吸衰竭型)：最严重，病死率高，以中枢神经系统症状为其主要临床表现。突然起病，由于脑血管痉挛，引起脑缺氧、脑水肿、颅压增高或脑疝而发生惊厥、昏迷和呼吸衰竭，常因呼吸骤停而死亡，大多无肠道症状。

(3)混合型：最凶险。兼有上两型的表现，病死率可达 90% 以上。最后导致循环系统、呼吸系统及中枢神经系统等多脏器功能损害与衰竭。

(二)慢性菌痢

指病情反复发作或迁延不愈超过 2 个月以上者。菌痢慢性化多与急性期诊断治疗不及时或不彻底，细菌耐药或机体抵抗力下降有关，常因受凉、饮食不当、过劳或精神因素等诱发。根据临床表现分为以下三型：

1. 急性发作型

有慢性菌痢史，半年内曾患过痢疾，多因某种因素如受凉、饮食不当、劳累等诱使其呈急性发作。主要表现同急性典型菌痢，但程度轻，且发热等全身毒血症状不明显。应排除同群志贺菌属再感染或异群志贺菌属或其他致腹泻细菌的感染。

2. 慢性迁延型

急性菌痢发作后，病情时轻时重，迁延不愈。常有腹部不适或隐痛，腹胀、腹泻、黏液脓血便等消化道症状，亦可腹泻与便秘交替出现，长期反复出现腹泻，可导致患者出现营养不良、乏力、贫血等。

3. 慢性隐匿型

一年内有急性菌痢史，临床症状消失 2 个月以上，但大便培养有痢疾杆菌，结肠镜检查可见肠黏膜炎症或溃疡等病变。此型在流行病学上具有重要意义。

【并发症】

并发症少见。并发症包括败血症、溶血性尿毒综合征、关节炎、瑞特综合征等。

(一)志贺菌属败血症

志贺菌属败血症比较罕见，多见于营养不良儿童或免疫功能低下患者的早期，临床症状重，病死率高(可达 46%)。

(二)溶血尿毒综合征(HUS)

HUS 是严重的并发症，具体原因不明；常因突然出现酱油色尿而被发现，主要表现为进行性溶血性贫血，高氮质血症或急性肾衰竭，出血倾向及血小板减少等。

（三）关节炎

关节炎比较少见，是病原菌引起的一种变态反应，一般发生在病程的1~3周，与痢疾急性期病情严重程度无相关性，多累及大关节，主要表现为大关节红肿和渗出；关节液培养无菌生长，志贺菌凝集抗体可为阳性，血清抗“O”值正常。

【实验室及其他检查】

（一）血常规检查

急性期白细胞总数和中性粒细胞增加，中毒型菌痢可达（15~30）$\times 10^9$/L以上。慢性期常有轻度贫血骨髓象。

（二）粪便检查

①外观：多为黏液脓血便，无粪质；②镜检，可见分散的红细胞，或大量堆积的脓细胞，如发现巨噬细胞更有助于诊断；③培养，检出志贺菌属即可确诊。为提高细菌培养阳性率，原则上应早期取含脓血黏液部分立即送检、勿与尿液混合，多次培养，可提高检出阳性率。

（三）快速病原学检查

近年来开展荧光抗体染色法、增菌乳胶凝集法、荧光菌球法、玻片固相抗体吸附免疫荧光技术等来进行病原学检测，此类方法较简便、快速，敏感性也较好，有利于早期诊断。

（四）乙状结肠镜检查

急性期镜下可见肠黏膜明显水肿、充血、点片状出血、糜烂、溃疡，肠壁上有大量黏液脓性分泌物附着以及肠管痉挛等改变。慢性期肠黏膜多呈散在粗糙颗粒状，有时可见息肉或瘢痕等病理改变。

【诊断要点】

在流行季节发病，多在夏秋季。有与菌痢患者接触史、有进食不洁食物史。急性期临床表现为发热、腹痛、腹泻及黏液脓血便和里急后重等症状，左下腹压痛明显。慢性菌痢患者有急性菌痢史。粪便涂片镜检有大量白细胞或脓细胞及红细胞即可诊断。确诊有赖于粪便培养阳性有痢疾杆菌。若在菌痢流行季节，突然发热、惊厥而无其他症状的病儿，必须疑为中毒性菌痢，要早用肛拭子采便取标本或以盐水灌肠取便做涂片镜检和细菌培养，方可诊断。

【治疗要点】

(一)急性菌痢的治疗

1. 一般治疗

消化道隔离至临床症状消失，大便培养连续2次阴性。注意休息，毒血症状重者必须卧床休息。饮食以流质饮食为主，忌生冷、油腻及刺激性食物。

2. 病原治疗

轻型菌痢患者在充分休息、对症处理和密切观察下，可不用抗菌药物；严重病例则须应用抗菌药，即可缩短病程，又可减少带菌时间。但近年来由于耐药菌株增加，临床对于抗菌药物的选择应注意：根据药敏结果选药，避免无针对性的滥用；联合应用2种以上抗生素，在一定地区内注意轮换用药；足够疗程，不宜短于5天；选择肠道易吸收的口服药，如磺胺类、喹诺酮类、氨基苷类等。

3. 对症治疗

根据患者临床症状和出现的不同并发症采取氧疗、脱水、降温、补液、解痉、止痛、扩容、纠酸等。

4. 中医中药治疗

用葛根黄连汤、胃苓汤、白头翁汤、芍药汤等方剂。

5. 针刺治疗

取足三里、关元、天枢、气海或止痢穴(左下腹相当于麦氏压痛点部位)配阳陵泉、曲池等强刺激，不留针。

(二)中毒性菌痢的治疗

应采取综合急救措施，力争早期治疗。

1. 一般治疗

同急性菌痢，注意休息、饮食，积极治疗，密切观察病情的变化，做好护理工作，减少并发症的发生。

2. 抗感染

根据药敏结果选用有效抗菌药物，应联合应用2种不同类型药物，疗程需适当延长。先静脉给药，待病情明显好转后再改用口服。

3. 对症治疗

(1)降温止惊

1)高热容易引起惊厥而加重脑缺氧及水肿，应积极退热，可用物理降温，或酌加退热药，争取短时间内将体温降至38.5℃以下。

2)躁动不安或反复惊厥者，可采用镇静或解痉药物，如地西泮(安定)、氯丙嗪、异丙嗪，或加苯巴比妥钠，或水合氯醛溶液灌肠。

(2)防治循环衰竭：①加强静脉补液，扩充有效血容量，纠正酸中毒和维持水、电解质平衡；②在扩充血容量基础上，应用血管活性药物，解除血管痉挛；③经一般治疗血压仍不稳定者可用多巴胺；④防治 DIC；⑤短期应用肾上腺糖皮质激素。

(3)防治脑水肿与呼吸衰竭：①对脱水、酸中毒不明显的患者应早期控制钠盐的摄入；②防治呼吸衰竭：保持呼吸道通畅，吸氧，必要时气管内插管与气管切开，用人工呼吸器；③应用 20% 甘露醇、25% 山梨醇、地塞米松、纳络酮等药物；④中药治疗：用生脉散或枳实注射液，以升高血压，改善微循环，抗休克。

(三)慢性菌痢的治疗

病因复杂，可采用全身与局部治疗相结合的原则。

1. 消除诱因

采用全身治疗，及时治疗其他并存的慢性疾病，勿食生冷饮食，体质虚弱者酌情使用免疫增强药，切忌滥用抗菌药物，停止耐药抗菌药物的使用。适当锻炼，避免过度劳累与紧张。

2. 对于肠道黏膜病变经久未愈者

宜用氨基苷类抗生素加氢化可的松保留灌肠疗法。

3. 抗菌治疗

根据粪便培养药敏试验结果，联合应用两种抗菌药物，疗程需适当延长至 10～14 天。必要时可给予多个疗程治疗。

【预防】

(一)管理传染源

早发现、早隔离、早治疗，彻底消毒其粪便；对于单位食堂、饮食行业、供水部门等单位职员，要定期进行粪便培养，如发现带菌者应调离原工作岗位及彻底治疗。慢性菌痢患者及带菌者未治愈前一律不得从事上述工作。

(二)切断传播途径

养成良好的个人卫生习惯，特别注意饮食和饮水卫生，饭前便后洗手，不吃生、冷、不洁食物。认真做好“三管一灭”(水源、食物和粪便的卫生管理，灭蝇)工作，严格执行各种卫生制度。

(三)保护易感人群

口服“志贺菌依链株减毒活菌苗”，可产生特异性分泌型 IgA 及细胞免疫而获得免疫性。国内有的采用 X 线照射及氯霉素或亚硝胍诱变等不同方式获得减毒变异株，用于主动免疫，已获初步效果。

【护理】

(一)护理评估

1. 一般情况

年龄、性别、身高、体重、文化程度、职业等。

2. 健康史

(1)病史：了解患者起病缓急，发热程度及热型，有无寒战、惊厥、头昏、头痛，腹痛、腹泻性质，大便次数、颜色、性状、量，有无里急后重，腹部有无压痛，肠鸣音是否亢进，皮肤的色泽、温度，神志状态，尿量尿比重。是否同时患有其他疾病，患者的体质强弱，用药、治疗情况及疗效。

(2)流行病学资料：是否多发季节，夏秋季；当前流行情况；是否到过疫区和(或)接触过菌痢患者；个人卫生习惯；既往是否患过菌痢等。

3. 体格检查

体温、血压、脉搏、呼吸，精神、营养、体质状况，神志、面容、表情，腹痛、腹泻性质，大便次数、颜色、性状、量，腹部有无压痛，肠鸣音是否亢进，皮肤(颜色、温度、弹性)、尿量尿比重，有无其他病症。

4. 心理－社会资料

患者对菌痢的认识及了解程度，对畏寒高热、腹痛、腹泻等症状的心理反应、应对措施及效果，对住院隔离的认识及适应情况，患病对工作、学习的影响，支付医疗费用有无困难；患者家人对患者的态度、对菌痢的了解程度、对消毒隔离的认识及患者饮食的准备。

5. 实验室资料

血常规检查、粪便镜检及培养结果、病原学检查。结肠镜检及其他检查结果。

(二)主要护理诊断

1. 体温过高

与细菌内毒素作用有关。

2. 有体液不足的危险

与腹泻、高热、补给不足或摄入减少有关。

3. 营养失调

低于机体需要量：与腹泻等胃肠功能紊乱、补给不足或摄入减少有关。

4. 有皮肤完整性受损的危险

与大便、汗液反复刺激肛周、骶尾部皮肤有关。

5. 潜在并发症

感染性休克、呼吸衰竭、脑水肿等。

6. 知识缺乏

缺乏消化道隔离、饮食及疾病治疗等相关知识。

（三）护理目标

(1)患者体温正常。

(2)患者能维持体液平衡，生命体征平稳。

(3)获得足够的营养，体重稳定。

(4)大便正常，肛周、骶尾部皮肤完整性受损。

(5)不发生并发症或并发症能够及时发现处理。

(6)患者及其家属了解菌痢相关知识和消毒、隔离方法，并能按要求实施预防并发症的措施，积极配合治疗和护理。

（四）主要护理措施

1. 消化道隔离

嘱咐患者注意个人卫生，饭前便后及手触摸可疑污染物品后，一定要用肥皂流水将手洗干净。患者的食具、用具要单独使用，要有专用便盆，食具、用具消毒如同甲型肝炎。认真做好粪便消毒。

2. 一般护理

卧床休息，保证充足的睡眠，以减少体力消耗；创造安静、安全、舒适的休息治疗环境；饮食一般以流质或半流质为宜，进食高营养、易消化、无油、无渣、无污染的饮食(少食或不食牛乳、蔗糖、豆制品，以免产气加重腹胀)，忌食多渣、多油或有刺激性、生冷食物，以免增加胃肠负担，加重胃肠功能紊乱。恢复期可按具体情况逐渐恢复正常饮食。保护好肛门皮肤，每次便后，用软卫生纸轻轻按擦后用温水清洗，涂上凡士林油膏或抗生素类油膏。做好安全防护：抽搐、躁动、小儿加床栏；做好口腔、皮肤等基础护理。

3. 高热的护理

参阅本书总论“发热”的护理。

4. 腹泻的护理

参阅本书总论“腹泻”的护理。

5. 惊厥、意识障碍

参阅本书总论“惊厥”“意识障碍”的护理。

6. 严密监测病情

定时测量体温、血压、脉搏、呼吸；严密观察神志、瞳孔、面色、表情；动态监测腹痛、腹泻情况，注意大便的性状、次数的进展，有无惊厥、抽搐(注意其先兆、发作次数、抽搐部位及间隔时间)；准确记录出入量，每小时记录尿量。

7. 休克的护理

(1) 一般护理：①体位：取"V"体位(即头部抬高10°～20°，下肢抬高20°～30°)，有利于膈肌活动和下肢静脉回流，从而有利于改善呼吸和循环血量；或与平卧位相交替。②输氧：中、高流量供氧，用鼻塞或鼻导管给氧的方式。③注意保暖，但要防止烫伤。

(2) 扩充血容量及纠正酸中毒：遵医嘱快速输液以补充血容量、恢复有效循环、保证组织器官供氧；补充碱性液体，纠正酸中毒。输液过程中严密监测患者血压、脉搏、尿量、神志、末梢循环等情况，有条件者监测CVP，并根据上述指标调整输液速度；同时遵循输液原则，严密观察有无输液反应。

(3) 应用血管活性药：在扩充血容量及纠正酸中毒的基础上应用血管活性药物，尤其是扩张血管药；用药过程中要密切注意用药的量、浓度、输注速度及不良反应，如扩张血管药可引起口干、心动过速、尿潴留、视物模糊等。

8. 呼吸衰竭的护理

与"流行性乙型脑炎"的护理相同。

9. 心理护理

加强与患者沟通，了解其产生焦虑、恐惧的原因，多做耐心细致思想解说工作，以增加患者战胜疾病的信心，使其主动配合治疗与护理。

(五) 效果评价

(1) 患者体温是否正常。

(2) 体液平衡是否得到维持，生命体征是否平稳。

(3) 患者是否获得足够营养。

(4) 肛周、骶尾部皮肤完整性是否受损。

(5) 有无并发症的发生或并发症能否及时发现处理。

(6) 是否了解菌痢相关知识和消毒、隔离方法，能否按要求实施预防并发症的措施，能否积极配合治疗和护理。

【健康指导】

(1) 宣传细菌性痢疾病原体及传播方式，个人要养成良好的生活习惯，讲究个人卫生、饭前便后洗手，不吃生、冷、不洁食物，避免暴饮暴食；注意休息，加强锻炼、早睡早起、生活规律、以增强体质；保持乐观情绪、避免紧张、过度疲劳和受凉。

(2) 进行急性细菌性痢疾的相关知识教育：大力宣传有关细菌性痢疾的病因、传播途径、临床特征、疾病过程、治疗药物、疗程、药物不良反应、预后；告知细菌性痢疾的消毒、隔离知识、预防措施及并发症的发生时间、临床表现、肛门周围皮肤自我护理的方法。说明及早诊断、合理彻底治疗的重要性；告知慢性患者急性发作的诱因以及预防方法；讲解患病时对休息、饮食、饮水的要求。

(3)向慢性痢疾患者介绍急性发作的原因，如进生冷食物、暴饮暴食、过度紧张及劳累、受凉、情绪波动等均可诱发慢性菌痢急性发作，帮助患者寻找诱因，注意加以避免，并嘱患者应加强体育锻炼，尽量保持生活规律。增强体质，复发时应及时治疗。

【思考题】

1. 名词解释：细菌性痢疾、慢性菌痢。
2. 细菌性痢疾的传染源有哪些？
3. 细菌性痢疾主要的传播途径是什么？
4. 细菌性痢疾的潜伏期是多久？潜伏期长短与哪些因素有关？
5. 急性菌痢分哪几型？慢性菌痢分哪几型？
6. 细菌性痢疾患者的一般护理是什么？

（邓海艳）

第七节　霍　乱

霍乱(cholera)是由霍乱弧菌(vibrio cholerae)污染水和食物而引起的一种烈性肠道传染病。发病急、传播快，临床表现轻重不一，轻者仅有轻度腹泻；典型者发病急骤，剧烈泻吐大量“米泔水”样肠内容物，引起严重脱水、电解质紊乱、酸碱失衡、周围循环衰竭及急性肾衰竭，治疗不及时病死率极高。在《中华人民共和国传染病防治法》中，被列为甲类传染病，它也是亚洲、非洲大部分地区腹泻的重要原因，属于国际检疫的传染病。

【病原学】

霍乱的病原体为霍乱弧菌。WHO 腹泻控制中心根据弧菌的生化性状、O 抗原的特异性和致病性等不同，将霍乱弧菌分为 3 群：①O_1群霍乱弧菌：包括古典生物型(classical biotype)和埃尔托生物型(EI Tor biotype)，本群是霍乱的主要致病菌；②不典型 O_1群霍乱弧菌：在体内外均不产生肠毒素，无致病性；③非 O_1群霍乱弧菌：因不被 O_1群霍乱弧菌多价血清所凝集，故又称为不凝集弧菌，一般无致病性。1992 年在孟加拉发现非 O_1群新的血清型，Shimada 等将其命名为 O_{139}群霍乱弧菌，它含有与 O_1群相同的毒素基因，能引起流行性腹泻。

霍乱弧菌革兰染色阴性，菌体短小，呈弧形或逗点状。长1.5～3μm，宽0.3～0.4μm，菌体末端有鞭毛，运动极为活跃，在暗视野悬滴镜检下可见穿梭状运动，粪便涂片呈"鱼群状"排列。兼性厌氧，耐碱不耐酸，在1%碱性(pH8.4～8.6)蛋白胨培养基中繁殖迅速。霍乱弧菌有耐热的菌体(O)抗原和不耐热的鞭毛(H)抗原，H抗原为霍乱弧菌所共有，O抗原特异性高，是霍乱弧菌分群和分型的基础。

霍乱弧菌能产生神经氨酸酶、血凝素、肠毒素及菌体裂解所释放的内毒素。霍乱肠毒素即霍乱毒素(cholera toxin，CTX或CT)，不耐热，56℃30分钟即被破坏，是主要的致病力。

古典型弧菌在外环境中存活力有限，但埃尔托生物型抵抗力较强。在江、河中，埃尔托生物型可存活1～3周，在鱼虾或贝壳生物中可生存1～2年。霍乱弧菌在冰箱内的鲜肉、牛奶和鱼虾水产品中，存活时间分别为1周、2～4周和1～3周。在砧板和抹布上可存活相当长的时间。霍乱弧菌对热、干燥、酸及一般消毒剂都很敏感，100℃煮沸1～2分钟、加热55℃10分钟或日光下曝晒1～2小时即死亡，2%漂白粉、0.2%～0.5%过氧乙酸溶液数分钟便可将其杀灭，在正常胃酸中仅能生存5分钟。

【流行病学】

(一)传染源

患者和带菌者是霍乱的主要传染源。中、重型患者排菌量大，传染性强。轻型患者、隐性感染者、潜伏期、恢复期、健康带菌者不易被发现，也是重要的传染源。近来已有动物(含水生动物)作为传染源的报道，值得重视。

(二)传播途径

本病主要通过污染的水、食物、日常生活密切接触和苍蝇媒介而经口传播，其中经水传播是最重要的传播途径，常呈暴发流行。

(三)易感人群

人群普遍易感，发病以成人为主，男性多于女性。感染霍乱弧菌后是否发病取决于机体特异和非特异的免疫力，本病隐性感染较多，病后可获一定的免疫力，能产生抗菌抗体和抗肠毒素抗体，但维持时间仅1个月至几个月，有再感染可能。

(四)流行特点

热带地区发病无严格季节性，全年可发病。在我国，夏秋季为流行季节，以7～10月为多，地区分布以沿江、沿海地区(如广东、广西、江苏、浙江、上海)为主。

【发病机制】

人体食入带有霍乱弧菌后的食物是否发病，主要取决于机体的免疫力和食入弧菌的数量。霍乱弧菌经口进入人体胃部，当胃酸缺乏或被稀释或弧菌数量超过 $10^8 \sim 10^9$ 时，弧菌即进入小肠，通过霍乱弧菌活泼的鞭毛运动穿过肠黏膜，借助菌毛定居因子黏附于小肠上段上皮细胞刷状缘，在小肠的碱性环境中大量繁殖，并产生大量的肠毒素(CT)，细菌崩解还可释放内毒素。CT 由 A、B 两个亚单位组成，首先 B 亚单位识别肠黏膜上皮细胞膜表面受体－神经节苷脂并与之结合，接着 A 亚单位与整个毒素脱离，并移行至细胞内侧，激活腺苷酸从而促使三磷酸腺苷(ATP)不断转变为环磷酸腺苷(cAMP)，细胞内的 cAMP 浓度急剧升高，抑制肠黏膜绒毛细胞对钠和氯离子的正常吸收，并刺激隐窝细胞分泌碳酸氢盐、氯化物和水，导致大量水分与电解质聚集在肠腔，超过了肠道正常吸收功能，因而出现本病特征性的剧烈水样腹泻和呕吐。霍乱毒素作用于肠道杯状细胞，使黏液微粒大量出现于粪便中，形成"米汤"样或"米泔"样粪便。

【病理变化】

大量吐泻引起水和电解质严重丢失是本病的主要病理生理改变。临床上呈现重度脱水、低血容量性休克、低钾和代谢性酸中毒，进而造成急性肾衰竭、意识障碍。病理改变可见小肠仅轻微炎症，肠腔内充满"米泔水"样液体，皮肤苍白，皮下组织和肌肉极度干瘪，内脏浆膜呈深红色、无光泽。胆囊充满黏稠胆汁。心、肝、脾等脏器因脱水而缩小，肾小球及肾间质毛细血管扩张，肾小管受损、变性及坏死。

【临床表现】

潜伏期一般为 1～3 天(数小时至 7 天)。大多急骤起病，少数患者病前 1～2 天有头昏、倦怠、腹胀及轻度腹泻等前驱症状。古典生物型与 O_{139} 型霍乱弧菌引起的霍乱，症状较重，埃尔托生物型所致者轻型较多，常为隐性感染。

(一)典型霍乱的病程分 3 期

1. 吐泻期

多数患者无前驱症状，最主要表现为先突然发生剧烈无痛性腹泻，一般无发热，或低热，无里急后重感，继之呕吐，亦有少数先吐后泻，少数有轻度"腹痛"，多数患者伴腓肠肌痛性痉挛。腹泻每天十余次至数十次，甚至粪便从肛门不自主流出，频频难以计数。粪便初为泥浆样或水样含粪质，见黏液，迅速变为"米泔水"样或无色透明水样，无粪质，少数重症患者可有洗肉水样便。呕吐一般为喷射性、连续性，呕吐物初为胃内容物，继之呈"米泔水"样或清水样。O_{139} 血清型霍乱的特征是发热、腹痛比较常见(达 40%～50%)，而且可以并发菌血症等肠道外感染。本期一般持续数小时至1~2天进入脱水期。

2. 脱水期

由于剧烈吐泻，患者迅速出现脱水、电解质紊乱、代谢性酸中毒，甚至出现周围循环衰竭。此期病程长短主要取决于治疗是否及时和正确与否，一般持续数小时至2~3天。①脱水表现：轻度脱水可有皮肤和口舌稍干燥、弹性略差，神志无改变，失水量约1000mL，儿童为70~80mL/kg。中度脱水可见患者皮肤弹性差，眼窝凹陷，声音轻度嘶哑，血压下降和尿量减少，失水量3000~3500mL，儿童为80~100mL/kg。重度脱水则出现皮肤干皱无弹性、手指干瘪、声音嘶哑、眼窝凹陷眼睑不能紧闭、两颊深凹、舟状腹、烦躁不安、神志淡漠或不清等“霍乱面容”。患者极度无力，尿量明显减少，失水量约为4000mL，儿童为100~120mL/kg。②周围循环衰竭：脱水严重者导致低血容量性休克，表现为四肢厥冷、脉搏细速或不能触及，血压下降或不可测出，心音低弱，呼吸浅促，尿量减少或无尿，血尿素氮升高，出现明显尿毒症和酸中毒，脑部供血不足出现意识障碍、烦躁不安，继而转为呆滞、嗜睡甚至昏迷。③肌肉痉挛：由于严重泻吐导致钠盐大量丢失，低钠可引起肌肉痉挛疼痛和呈强直状态，其中以腓肠肌、腹直肌最为突出。④低钾综合征：腹泻使钾盐大量丢失，大量补液后未及时补钾使血钾显著降低。表现为肌张力减弱，腱反射消失，腹胀、肠麻痹，心动过速、心律不齐等。⑤代谢性酸中毒：表现为呼吸增快，严重者可出现意识障碍、甚至昏迷。此期可持续数小时至2~3天。

3. 恢复期

患者脱水纠正后，大多数症状逐渐消失，体温、脉搏、血压恢复正常。约1/3患者因循环改善，残存于肠腔的毒素被吸收，又出现反应性发热，体温38℃~39℃，一般持续1~3天后自行消退，尤以儿童多见。

（二）临床类型

霍乱病情轻重不一，根据脱水程度、血压和尿量等，临床上将霍乱分为轻、中、重三型。极少数患者病情急骤，发展迅速，尚未出现泻吐症状即发生中毒性休克而死亡，称为“暴发型”“中毒型”或“干性霍乱(cholera sicca)”。

【并发症】

（一）急性肾衰竭

是最常见的严重并发症，也是常见的死因。由于剧烈频繁泻吐，严重失水，导致休克而又未及时纠正所引起，表现为尿量减少，甚至无尿，氮质血症，可因尿毒症而死亡。

（二）急性肺水肿

由于代谢性酸中毒而导致肺循环高压，同时因大量补充不含碱性液的盐水，且过快输注而诱发或加重肺水肿。

(三)其他

低钾综合征、流产或早产。

【实验室及其他检查】

霍乱确诊有赖于实验室检查。

(一)血液检查

①血常规检查：脱水导致血液浓缩，红细胞计数、血红蛋白和血细胞比容增高，白细胞数可达(10～30)×10^9/L，中性粒细胞和大单核细胞增多。②血生化检查：血清钾、钠、氯化物降低，HCO_3^- <15mmol/L，输液后更明显。并发肾衰竭者血尿素氮升高。③血清学检查：霍乱弧菌感染后能产生抗菌抗体和抗肠毒素抗体，前者于病后第5天即可出现，8～12天达高峰，故病后2周血清抗体滴度1∶100以上或双份血清抗凝集素抗体效价增长4倍以上有诊断意义。注意血清学检查主要用于流行病学的追溯诊断和粪便培养阴性的可疑患者的诊断。

(二)尿液常规检查

比重为1.010～1.025，可见红细胞、白细胞、蛋白和管型。

(三)粪便检查

采集患者新鲜粪便检查：①粪便常规：部分患者可见黏液，镜检可见少量红细胞和白细胞。②动力试验及制动试验：将新鲜粪便滴于玻片上，暗视野镜检，可见呈穿梭状快速运动的弧菌，即为动力试验阳性。此细菌可用特异血清抑制。③涂片染色镜检：可见到排列呈鱼群状革兰阴性弧菌，暗视野下呈流星样运动。④增菌培养：将粪便接种于pH8.4的碱性蛋白胨水增菌，在36℃～37℃下培养6～8小时后再分离培养。需注意所有被怀疑的霍乱患者的粪便均应进行增菌培养，并且粪便留取应在使用抗菌药之前，且应尽快送检。⑤荧光抗体检查：能1～2小时出结果，其准确率达90%。

【诊断要点】

在流行地区，好发季节，有密切接触史，任何有腹泻和呕吐的患者，均应怀疑有霍乱的可能，均需做进一步检查以排除霍乱。但如果在霍乱流行区内患者有典型临床表现，则应先按霍乱处理，最后确诊依靠粪便培养。

1.诊断标准

有下列之一者，即可确诊为霍乱：①有典型无痛腹泻、呕吐症状，粪便霍乱弧菌培养阳性者；②在霍乱疫区内患者有典型症状，虽粪便培养未发现霍乱弧菌，但无其他原因可查者，做血清抗体测定滴度上升4倍者亦可诊断；③在流行病学调查中，发现粪便培养阳性前5天内，有接触史和腹泻症状，可诊断为轻型霍乱。

2. 疑似诊断

具有以下情况之一者可疑诊：①具有典型霍乱症状的首发患者，但病原学尚未肯定前；②流行期间与霍乱患者有明确接触史，且有泻吐症状，而无其他原因可解释者。

【治疗要点】

本病的处理原则是严格隔离，迅速补充水及电解质，纠正酸中毒，辅以抗菌治疗及对症处理。

（一）一般治疗

严密隔离患者，对患者泻吐物及食具等均须彻底消毒。可给予流质饮食，但剧烈呕吐者禁食，恢复期逐渐增加饮食，重症者应注意保暖、吸氧，监测脉搏、血压、尿量等。

（二）补液疗法

合理的补充液体和电解质是治疗本病的关键，补液的原则是早期、快速、足量；先盐后糖，先快后慢，纠酸补钙，见尿补钾。①静脉补液：目前国内广泛采用与患者丢失电解质浓度相似的541溶液（成人每升溶液中含氯化钠5g，碳酸氢钠4g，氯化钾1g，另加50%葡萄糖20mL，以防低血糖。幼儿每升溶液中含氯化钠2.65g，碳酸氢钠3.75g，氯化钾1g，另加50%葡萄糖10g，避免高血糖）。24小时的补液量按轻、中、重型分别为3000～4000mL、4000～8000mL和8000～12000mL（儿童则分别为120～150mL/kg、150～200mL/kg、200～250mL/kg）。脱水严重者先按40～80mL/min速度静脉推注，以后按20～30mL/min的速度通过2条静脉快速滴注2500～3500mL，直到桡动脉搏动有力时再减慢速度。②口服补液：霍乱患者肠道对葡萄糖的吸收能力仍然完好，而葡萄糖的吸收还能促进水、钠、钾和碳酸氢盐的吸收，故主张口服补液，其适用于轻度和中度霍乱患者以及经静脉补液休克纠正、情况改善的重度患者。WHO推荐的口服补液盐（ORS）配方是每升液体含氯化钠3.5g、碳酸氢钠2.5g、氯化钾1.5g、葡萄糖20g，溶于1000mL可饮用水内。用量在最初6小时，成人750mL/h，儿童250mL/h，以后的用量为腹泻量的1.5倍。

（三）病原治疗

早期应用抗菌药物有助于缩短腹泻期，减少腹泻量，缩短排菌时间，但仅作为液体疗法的辅助治疗。常用药物有：多西环素、四环素、环丙沙星、诺氟沙星等。其他还可选用红霉素、磺胺类及呋喃唑酮等也均有效。小檗碱（黄连素）不仅对弧菌有一定作用，且能延缓肠毒素的毒性，也可应用以减轻症状。

（四）对症治疗

1. 剧烈吐泻

可用阿托品 0.5mg 皮下注射，并酌情使用氢化可的松 100～300mg 静脉滴注，或针刺足三里、天枢、大陵、内关。也可早期采用氯丙嗪（1～4mg/kg）抑制肠上皮细胞乙酰胆碱（AC）的分泌作用，减少腹泻量。

2. 肌肉痉挛

可予局部热敷、按摩，注意钠盐、钙剂的补充。

（五）并发症治疗

1. 严重脱水、休克

经充分扩容、纠正酸中毒后循环仍未改善时，可酌情应用血管活性药物，如多巴胺、间羟胺静脉滴注，并可用地塞米松或氢化可的松静脉滴注。

2. 并发心力衰竭和肺水肿

减慢输液速度或暂停输液，应用强心苷类药物，如毒毛花苷 K、毛花苷 C（西地兰），必要时应用呋塞米，也可应用哌替啶（度冷丁）镇静。

3. 低钾

低钾者补钾。

4. 急性肾衰竭

急性肾衰竭的患者，要尽快纠正代谢性酸中毒，确保水、电解质、酸碱平衡，严重者可采取透析治疗。

【预防】

（一）控制传染源

建立健全肠道门诊，发现患者则按甲类传染病进行严密隔离和消化道隔离治疗，至症状消失后 6 天，并隔天粪便培养 1 次，连续培养 3 次都为阴性为止。确诊患者和疑似患者应分别隔离。凡疑似病例应填写疑似霍乱报告，同时做好消毒、隔离措施。对接触者应严格检疫 5 天，留粪便培养并预防性服药，如多西环素 300mg 顿服或诺氟沙星 0.2g，3 次/d，连服 2 天，并且每天作粪便培养，如 3 次阴性，且血清学检查 2 次阴性，可否定诊断并作更正报告。认真做好国境检疫及国内交通检疫工作，特别应重视国际航空检疫。

（二）切断传播途径

改善环境卫生，加强饮水和食品的卫生管理，对患者和带菌者的粪便，其他排泄物和用具、衣被等均应严格消毒。消灭苍蝇，不喝生水，不吃生冷食品，做到饭前便后洗手。

（三）保护易感人群

接种霍乱菌苗在一定程度上可提高人群免疫力，以前应用的是全菌体死菌苗，由于保护时间短、保护率低，且不能减少带菌率，故已不提倡应用。WHO于1999年推荐在霍乱高危地区口服B亚单位－全菌体疫苗BS－WC。目前，尚有一种更先进的O_{139}疫苗正处于研究中。

【护理】

（一）护理评估

1. 一般情况

年龄、性别、身高、体重、婚配、生育、文化程度、职业等。

2. 健康史

（1）病史：了解患者起病情况（轻重缓急）；腹胀、腹泻情况、大便的次数、量、颜色、性状、有无腹痛及里急后重、有无黑便；有无恶心、呕吐、呕吐的次数、性质、量、颜色、性状；食欲、食量；有无头昏、倦怠；体重变化；用药、治疗情况及疗效。

（2）流行病学资料：是否为发病季节、是否到过疫区和（或）接触过霍乱患者、个人卫生习惯情况、既往是否患过霍乱等。

3. 体格检查

生命体征，神志，面容，表情，有无脱水休克征：脉搏细速、眼眶凹陷、口干、皮肤湿冷、弹性减退、尿少、腹部凹陷、烦躁不安，有无胸闷、气促、咳嗽、咳粉红色泡沫痰，有无肺部湿啰音，肌力、肌张力、腱反射情况等。

4. 心理－社会资料

患者对霍乱的认识及了解程度，对剧烈吐泻等症状的心理反应、应对措施及效果，对住院隔离的认识及适应情况，患病对工作、学习的影响，支付医疗费用有无困难；支持系统对患者的态度。

5. 实验室资料

血常规、尿常规、粪便检查、血清学实验结果等。

（二）主要护理诊断

1. 腹泻

与细菌肠毒素作用致肠细胞分泌功能增强有关。

2. 组织灌注量不足

与大量腹泻、呕吐有关。

3. 潜在并发症

休克、急性肾衰竭、急性肺水肿、电解质紊乱、低钾综合征。

4. 恐惧

与起病急骤、病情发展迅速、剧烈吐泻及实施严格隔离有关。

（三）护理目标

(1)患者及其亲属懂得“霍乱”相关知识和消毒、隔离知识，并能按要求实施预防并发症的措施，积极配合治疗和护理。

(2)患者生命体征平稳，无组织灌注量不足表现。

(3)患者住院期间不发生并发症或并发症被及时发现和处理。

(4)患者能说出引起恐惧的原因，能正确采用对待恐惧的有关的知识和方法，患者的恐惧减轻，恐惧行为表现和体征减少。

（四）护理措施

1. 严密隔离

发现疫情就地隔离，以免疫情扩散；要求城镇6小时内、农村12小时内上报卫生防疫部门；并立即采取有效的消毒、隔离措施。患者连续3次粪便培养阴性、症状消失6天方可解除隔离。患者出院时洗澡、更换清洁衣裤。

2. 病情观察

①每0.5～1小时监测生命体征1次，有条件者给予持续心电监护、中心静脉压测定；②密切观察腹泻、呕吐情况，注意其性质、次数、量、颜色、性状，严格记录24小时出入水量，尤其是尿量；③根据皮肤弹性、血压、尿量、神志等变化判断脱水程度；④关注血清钾、钠、氯、钙、血气、二氧化碳结合力(CO_2 CP)、尿素氮等化验结果，注意水、电解质紊乱症，特别是低钾表现，如肌张力减低、鼓肠、心律失常等。发现异常及时报告医生。

3. 休息

绝对卧床休息，最好卧于带孔的床上，床下对孔放置便器，便于患者排便，减少搬动；治疗、护理操作尽可能集中。

4. 饮食

剧烈泻、吐期间应禁食，泻、吐不剧烈者可给温热低脂流质(如米汤、果汁、淡盐水等，尽量避免应用牛奶、豆浆等易引起胀气的食物)，恢复期进食清淡、易消化富含营养的半流质饮食或软食；少食多餐，循序渐进，缓慢过渡到普食；创造良好的进食环境，同时注意食物的色香味(参考总论“腹泻”的饮食护理)。

5. 补液的护理

严重脱水患者应迅速建立至少两条静脉通道，用双管留置针大量、快速输入液体，必要时加压输注，以迅速补足循环血量，是治疗抢救霍乱患者的关键。补液时需注意：①大量快速输液或加压输液时，溶液应加温至37℃～38℃，以免发生不良反应；②按医嘱执行输液种类、先后次序及速度，并严格交接班，使患者迅速得到救治；③观察输液效果，并根据血压、脉搏、尿量等指标和泻吐情况调整输液量和速度，如血压接近正常、脉搏变慢且有力、尿量在60mL/h或1000mL/d、泻吐明显改善者可考虑减慢输液速度或减少输液量；④注意有无输液反应，如出现烦躁、呼吸困难、发绀、咳粉红色泡沫样痰及肺底湿啰音等症状应酌情减慢输液速度或暂停输液，并立即通知医生采取急救措施。轻者口服补液：注意补液量及观察脱水纠正情况。

6. 心理护理

了解患者焦虑、恐惧的原因，讲解心理因素对疾病的影响，关心、体贴、照顾患者，耐心解释、安慰、鼓励患者，解答患者提出的疑问，满足患者的合理需要，创造适宜的环境，加强护患之间和患者相互间的沟通，以增加患者对治疗的信心，主动配合治疗，使疾病早日康复。

7. 其他

(1)做好口腔、臀部、肛周、会阴皮肤护理，预防口腔感染、压疮和泌尿系感染。

(2)腹泻：参见总论“腹泻”的护理。

(3)有腹直肌及腓肠肌痉挛者，可用局部热敷、按摩、针灸的方法止痛或按医嘱给予药物治疗。

(4)体温不升、循环不良、年老体弱者应注意保暖。

(五)效果评价

(1)患者的腹泻是否减轻或胃肠功能是否恢复正常。

(2)生命体征是否平稳，出入水量是否平衡。

(3)患者住院期间是否有并发症发生或并发症是否得到及时处理。

(4)患者及其亲属是否知道起病的原因、临床表现和体征，是否采用了对待恐惧的应对技巧，恐惧不良情绪是否得到减轻。

【健康指导】

(一)健康常识

霍乱属烈性传染病，目前发病率减少，人们对该病的预防知识淡薄，特别是重大灾后疫情中常可发生流行，因此，要加强对健康人群的卫生预防指导，主要有：①个人养成良好的卫生习惯，如饭前便后洗手、不饮生水、不吃生的或未煮熟的水产品、淋水清洗并经常消毒餐具；②卫生相关部门应加强对饮水、饮食(如餐厅、集体食堂、个体饮食店、摊点等)、农贸集市、粪便的管理；③严禁用未经无害化处理的粪便施肥；④开展爱国卫生运动，经常灭蝇、灭蟑螂、灭鼠等；⑤霍乱流行期间，发动群众自觉停止一切宴请聚餐，有泻吐症状者及时到医院肠道门诊就诊。总之，要把好病从口入关，以减低霍乱发病率。

（二）疾病相关知识

向患者及其亲属：①说明霍乱是烈性肠道传染病，起病急、传播快、重症者死亡率高，是国家法定管理的甲类传染病，故对疫点、疫区需进行严密封锁，并进行严密隔离和消化道隔离，以防疫情扩散；②讲解有关霍乱的病因、传播途径、临床特征、疾病过程、治疗方法等，尤其要强调补液、休息对疾病治疗的重要性，使患者配合治疗，以尽快控制病情发展；③告知霍乱的消毒、隔离知识、预防措施；④说明霍乱及时诊断及处理的重要性。

【思考题】

1. 名词解释：霍乱（cholera）、干性霍乱（cholera sicca）。
2. 试述霍乱的临床分期及各期临床表现。
3. 简述霍乱患者的处理原则有哪些。
4. 试述霍乱的隔离与补液护理。

（周繁华）

第八节　感染性腹泻

感染性腹泻（infectious diarrhea）是由病原微生物及其产物或寄生虫所引起的以腹泻症状为主的一组急性肠道传染病，是一个综合征群。其病原至少有50余种，但在临床表现方面可归纳为痢疾样综合征和霍乱样综合征。

本文仅就细菌性食物中毒、难辨梭状芽胞杆菌相关性腹泻和空肠弯曲菌肠炎进行阐述。

一、细菌性食物中毒

细菌性食物中毒（bacterial food poisoning）系指由于进食被细菌或其细菌毒素所污染的食物而引起的急性中毒性疾病。临床上以腹泻及呕吐为主要表现，特征为潜伏期短、病程短、恢复快，常为集体发病。临床上有胃肠型及神经型两种，以胃肠型多见。在此仅阐述胃肠型细菌性食物中毒。

【病原学】

食物中毒的病原菌众多，常见的有以下几种：

1. 沙门氏菌（salmonella）

沙门氏菌是肠杆菌科沙门氏菌属，是最常见的食物中毒病原菌之一，其中又以鼠伤寒沙门氏菌、肠炎沙门氏菌和猪霍乱沙门氏菌较为多见。该菌为革兰阴性杆菌，需氧，绝大多数有鞭毛，能运动。其常见载体为蛋、肉、家禽、西红柿、甜瓜等，细菌在这些载体上能存活很长时间。此菌不耐热，55℃温度下1小时或60℃温度下10～20分钟死亡，5%石炭酸或1∶500升汞5分钟内即可将其杀灭。

2. 副溶血弧菌（vibrio parahaemolyticus）

副溶血弧菌为革兰染色阴性多形态球杆菌，无芽胞，一端有鞭毛，运动活泼。本菌嗜盐，在含3%～3.5%氯化钠的培养基，37℃及pH 7.5～8.5条件下进行孵育则生长迅速，对酸敏感，食醋中3分钟即死。不耐热，56℃温度下5分钟即可杀死，90℃温度下1分钟灭活。在7%氯化钠的兔血或人血琼脂上产生完全溶血，此为"神奈川"试验（kanagawa test）阳性，阳性株引起腹泻，而阴性株则不引起腹泻。本菌的主要载体是墨鱼、海鱼、海虾、海蟹、海蜇等海产品，以及含盐分较高的腌制食品如咸菜、腌肉等。

3. 金黄色葡萄球菌（简称金葡菌）

金葡菌为常见食物中毒病原菌，主要是由能产生血浆凝固酸的金葡菌引起，少数可由表皮（白色）葡萄球菌引起。该菌为革兰阳性，不形成芽胞，无荚膜。它至少能产生7种抗原性各异的肠毒素：A、B、C、C_2、C_3、D和E，均为单股多肽，此毒素对热的抵抗力很强，经加热煮沸30分钟仍能致病，但不能抵御胃蛋白酶及胰酶的破坏。其常见载体为火腿肠、鲜猪肉、罐头牛肉及各种奶油酥皮点心等。

4. 蜡样芽胞杆菌

蜡样芽胞杆菌为革兰染色阳性的粗大杆菌，有芽胞的需氧菌，借周鞭毛而有动力，多数菌株呈β溶血。此菌对动物无致病性。蜡样芽胞杆菌能产生多种外毒素，其中两种在食物中毒中起作用：腹泻毒素及呕吐毒素。腹泻毒素有抗原性，对热敏感，56℃5分钟灭活，对胰酶高度敏感。主要载体为米、面粉、奶粉、炒饭、香草兰沙司、肉丸、焖牛肉及烤鸡等。

5. 大肠埃希菌

大肠埃希菌原称大肠杆菌，是两端钝圆的革兰阴性短杆菌，多数菌株有周鞭毛，能运动，可有荚膜。体外抵抗力较强，在含余氯0.2ppm的水中不能生存。是人肠道正常菌群，一般不致病，但有一些血清型为腹泻的病原菌。主要有下列五种类型：肠产毒性大肠埃希菌（ETEC）、肠致病性大肠埃希菌（EPEC）、肠侵袭性大肠埃希菌（EIEC）、肠黏附性大肠埃希菌（EAEC）、肠出血性大肠埃希菌（EHEC）等均能致病。常见的食物载体为凉拌菜、牛肉及其制成品如汉堡包、馅饼、牛肉肠等。

6. 产气荚膜梭状芽胞杆菌(clostridium perfringens)

产气荚膜梭状芽胞杆菌又名魏氏杆菌(cl, wilchil)，为革兰染色阳性、形成芽胞的专性厌氧菌，但有较好的耐氧能力，暴露于空气下72小时尚能存活。在体内形成荚膜，无鞭毛，不活动，于临床标本中少量见到。芽胞体外抵抗力极强，能在110℃存活1~4小时。

此菌能分泌强烈的外毒素，依毒素性质可分6型(A、B、C、D、E、F)，引起食物中毒者主要是A型和F型，其中以A型(能产生肠毒素)为多，C型及F型偶可引起出血坏死性肠炎。

产气荚膜梭状芽胞杆菌于外环境中广泛存在，污水、垃圾、土壤、昆虫以及食品等均可检出，也是健康人及动物胃肠中的普通菌群，但其数量比较小。主要的食物载体是牛肉、肉鸡、火鸡。致病食物由于存放较久或加热不足，细菌大量繁殖，产生毒素引起中毒。

【流行病学】

(一)传染源

带菌的动物如家畜、家禽及其蛋品、鱼类及野生动物为本病主要传染源，患者带菌时间较短，作为传染源意义不大。

(二)传播途径

通过进食被细菌或其毒素污染的食物而传播。食品本身带菌，或在加工、储存过程中污染。苍蝇、蟑螂也可做为沙门氏菌、大肠埃希菌污染食物的媒介。

(三)人群易感性

普遍易感，并可重复感染。

(四)流行特征

细菌性食物中毒在5~10月较多，7~9月尤易发生，此与夏季气温高、细菌易于大量繁殖密切相关。病例可为散发，也可呈暴发流行。

【发病机制】

细菌在被污染的食物中大量繁殖，产生大量肠毒素或细菌裂解后释出的内毒素是发生食物中毒的基本条件。是否发病及病情轻重，则与细菌或其毒素污染的程度，进食量的大小，人体的抵抗力强弱等因素有关。因此，沙门氏菌食物中毒的基本因素是细菌在被污染的食物或肠道中大量繁殖，向外排菌，具传染性，而且患者有感染表现，属于感染性食物中毒；金葡菌食物中毒则主要是由细菌产生的肠毒素激活肠上皮细胞膜上的腺苷酸环化酶，而引起一系列酶反应，抑制上皮细胞对钠和水的吸收，促进肠液和氯离子的分泌，导致腹泻，属于毒素性食物中毒。两者有所不同。

【病理变化】

主要病理改变为胃、小肠黏膜充血、水肿；重症病例可有胃和小肠充血、糜烂、出血；部分有结肠炎症与出血；肺、肝、肾等重要脏器也可有中毒性病变。

【临床表现】

各种食物中毒的潜伏期均较短，超过72小时的病例可基本排除食物中毒。其中以直接中毒者最短，平均仅1～5小时，如金葡菌及蜡样芽胞杆菌食物中毒。侵袭性细菌如志贺菌属、弯曲菌、沙门氏菌等食物中毒，则潜伏期较长，为24～72小时。而感染后产生肠毒素致病的食物中毒，其潜伏期介于上述二者之间。

食物中毒的临床症状大致相似，以急性胃肠炎为主，主要为恶心、呕吐及腹痛、腹泻等胃肠道症状。一般起病急，腹部不适，上、中腹持续或阵发性绞痛。继之恶心、呕吐，呕吐物多为进食之食物，严重者可吐出肠内容物。尔后腹泻，轻重不一，每天数次至数十次，大便性状因细菌而异，多为稀便、水样便。亦有黏液脓血便，副溶血弧菌食物中毒的部分病例大便呈血水样。有些细菌如变形杆菌可引起大面积皮肤潮红及荨麻疹样皮疹。

感染性食物中毒可有发热、全身不适等全身感染中毒症状，体温38℃～40℃不等。吐泻严重者可出现口干、舌燥、眼眶下陷、皮肤弹性差等脱水表现，血压下降、酸中毒，甚至休克。

【并发症】

并发症可有溶血性尿毒综合征（HUS），格林－巴利综合征（GBS），血栓性血小板减少性紫癜（TTP）以及瑞特尔综合征（Reiter syndrome）等。

【实验室检查】

对可疑食物、患者呕吐物、粪便作细菌培养，找到病原体即可确诊。

【诊断要点】

根据流行病学资料，集体伙食单位短期内暴发大量急性胃肠炎患者，结合季节及饮食情况（厨房卫生情况、食物质量、保管及烹调方法的缺点）；临床表现为急性胃肠炎症状，病程较短，恢复较快；实验室检查取患者吐泻物及可疑的残存食物、粪便等标本作细菌培养，能分离到同一病原菌可确诊。

【治疗要点】

（一）一般治疗

严重者应住院治疗，卧床休息。对侵袭性细菌食物中毒应予消化道隔离，早期饮食应为易消化的流质或半流质饮食，病情好转后逐渐恢复正常饮食。

（二）对症治疗

严重呕吐、腹痛者可用解痉药，高热者予小量退热药，如阿司匹林等。

（三）补液治疗

是治疗腹泻的重要措施。凡有液体丢失，不管有无脱水症状，均给口服补液，对剧吐不能进食或腹泻频繁者，可静脉补液。维持水、电解质及酸碱平衡。

（四）病原治疗

一般可不用抗生素，食物中毒多数能自限。肠毒素细菌引起的食物中毒，抗生素的治疗和预防作用很小。侵袭性细菌引起的食物中毒，可按不同的病原菌选用有效的抗菌药物，常用的有氟喹诺酮类、第三代头孢类及氨基苷类等。

【预防】

（一）控制传染源

切实加强对禽畜的宰前检疫与宰后检验。食品加工、运输与储存应进行卫生监督。禁止出售、食用病死禽畜及腐败、变质食物。

（二）切断传播途径

要建立严格食品卫生管理制度，食品生产必须符合卫生要求，防止污染。饮食行业工作人员必须定期体检，如发现携带病原菌、腹泻、皮肤化脓感染等情况应当立即停止参与食物制作，并立即给予治疗处理，必要时调离食品生产岗位。

（三）保护易感人群

加大力度进行群众性卫生宣传教育，不吃不洁、腐败、变质食物；不进食未经合理烹制的食物。

【护理】

（一）护理评估

1. 一般情况

年龄、性别、身高、体重、营养状况、籍贯、文化程度、职业等。

2. 健康史

（1）病史：了解起病缓急，有无发热及发热程度和热型，腹痛、腹泻性质，大便次数、颜色、性状、量，有无里急后重，病后神志状态，尿量、尿比重。患者的体质强弱，用药、治疗情况及疗效。

（2）流行病学资料：询问是否多发季节，当前流行情况；饮食、饮水及个人卫生习惯；是否为集体暴发大量急性胃肠炎。

3. 体格检查

检查体温、血压、脉搏、呼吸，精神、营养、体质状况，神志、面容、表情，腹部有无压痛，肠鸣音是否亢进，皮肤（颜色、温度、弹性）情况等。

4. 实验室资料

可疑食物、患者呕吐物、粪便作细菌培养结果。

5. 心理－社会资料

患者对腹泻的认识及了解程度，对腹痛、腹泻等症状的心理反应、应对措施及效果，对住院隔离的认识及适应情况，患病对工作、学习的影响，支付医疗费用有无困难；支持系统对患者的态度及对消毒隔离的认识。

（二）主要护理诊断

1. 疼痛

腹痛：与肠道炎症及痉挛有关。

2. 体液不足

与呕吐、腹泻引起大量体液丢失有关。

3. 知识缺乏

缺乏腹泻的疾病知识及消毒、隔离知识。

4. 潜在并发症

代谢性酸中毒、电解质紊乱、休克。

（三）护理目标

(1)患者腹痛缓解或(和)消失。

(2)患者体液平衡得以维持，生命体征稳定，尿量正常。

(3)患者及其亲属了解腹泻相关知识和消毒、隔离方法，并能按要求实施预防并发症的措施，积极配合治疗和护理。

(4)患者的水、电解质、酸碱维持平衡，无休克发生或休克能及时发现，得以纠正。

（四）主要护理措施

1. 隔离

消化道隔离。

2. 休息

急性期卧床休息，尽量少活动。

3. 饮食

剧吐不能进食或腹泻频繁者，暂禁食，可静脉滴注葡萄糖氯化钠注射液。呕吐停止后给予易消化的流质或半流质饮食，鼓励患者多饮淡盐水，以补充体液，促进毒素的排泄；恢复期后逐渐恢复到正常饮食。

4. 病情观察

严密观察呕吐及腹泻的次数、量及性状等；即时协助将呕吐物和大便送检；注意观察伴随症状：如畏寒、发热、恶心、腹痛的部位和性质等；严重者密切监测生命体征、神志、面色、皮肤弹性及温、湿度，记24小时出入水量，及时发现脱水、酸中毒、周围循环衰竭等征象及配合处理。

5. *对症护理*

(1)呕吐：呕吐有助于清除胃肠道内残留的毒素，一般不予止吐处理。但应注意及时清理呕吐物，保持口腔及床单位的清洁卫生。呕吐频繁者，可遵医嘱给予氯丙嗪肌内注射，以减少呕吐次数，有利于患者休息。

(2)腹泻：参阅总论“腹泻”的护理。

(3)腹痛者可局部热敷，严重者遵医嘱给予解痉药。

(4)静脉补液者，应注意呼吸、脉搏的观察，防止输液过快引起急性左心衰竭。

6. *用药护理*

使用抗生素者要注意观察疗效和不良反应。

(五)效果评价

(1)患者腹痛是否缓解或(和)消失。

(2)患者是否有水、电解质、酸碱平衡失调。

(3)患者有无休克发生或休克是否及时发现和纠正。

(4)患者及其家属是否了解腹泻相关知识和消毒、隔离方法，并能按要求实施预防并发症的措施，积极配合治疗和护理。

【健康指导】

(1)向群众宣传预防细菌性食物中毒的卫生知识。尤其在夏秋季节，应注意不要暴饮暴食，生吃瓜果蔬菜要洗净，不吃不洁和腐败变质的食物。消灭蟑螂、苍蝇、老鼠等传播媒介，防止食品被污染。

(2)贯彻《食品卫生法》，加强对食品生产、流通、销售过程的卫生管理。除卫生检疫部门应对食品的生产、加工、储存、运输等过程实行严格监督外，群众应自觉抵制出售病死牲畜和腐败变质食物。对从事服务性行业的人员应定期做健康检查，及时发现和治疗带菌者。

(3)发现可疑病例及时送诊，沙门氏菌感染所致者应严格执行消化道隔离措施。

二、难辨梭状芽胞杆菌相关性腹泻

难辨梭状芽胞杆菌(clostridium difficile，CD)是抗生素相关性腹泻(antibiotic associated diarrhea，AAD)的主要致病细菌，与此菌相关的腹泻被称为难辨梭状芽胞杆菌相关性腹泻(clostridium difficile associated diarrhea，CDAD)。其表现相差悬殊，轻者或可表现为无症状的携带状态，或只是自限性的结肠炎性腹泻，重者可发展为假膜性结肠炎（pseudomembranous colitis，PMC），病程中可并发中毒性巨结肠及结肠穿孔，危及生命，但很少见。

【病原学】

难辨梭状芽胞杆菌是革兰染色阳性专性厌氧菌，有芽胞，能够产生两种外毒素：毒素 A 和毒素 B，这两种毒素共同作用而导致腹泻。多数难辨梭状芽胞杆菌均能产生这两种外毒素，少数（10% ~25%）的难辨梭状芽胞杆菌不产生这两种毒素，因而不引起结肠病变及腹泻。

【发病机制】

关于 CDAD 的发病机制，存在两种观点。一种观点是依据难辨梭状芽胞杆菌能在无腹泻的正常人及新生儿粪便及外环境中均能分离到，因此而推测该菌很可能是人体肠道中的正常菌群，只是因为数量不多而未引起腹泻。一旦抗生素应用导致菌群失调，致使该菌过度生长繁殖，产生外毒素而引起腹泻，所以认为是内源性的条件致病菌。另一种观点认为，难辨梭状芽胞杆菌是一种外源性的肠道病原菌，与一般志贺菌属、沙门氏菌、霍乱弧菌等相似，能引起轻重悬殊的临床表现：感染、无症状的携带状态、腹泻直到严重的肠道病变。

CDAD 的发生一般有三个必备条件：①有重要疫源地（医院等）；②有由肠道正常菌群提供的肠道屏障的破坏，这种屏障破坏多数是抗生素应用而导致的；③机体对难辨梭状芽胞杆菌毒素的敏感性、机体的免疫状况及抗生素的种类、应用的时机、持续时间等。

因而推测 CDAD 的发病机制可能是：患者住院，接触难辨梭状芽胞杆菌的机会增多，在接受抗生素治疗后而获得难辨梭状芽胞杆菌。以后有两种可能，一种是发展成无症状的难辨梭状芽胞杆菌携带状态，另一种发展成 CDAD，视患者机体状况等因素而定。

【临床表现】

CDAD 的临床表现相差悬殊。轻者仅仅表现为无症状的难辨梭状芽胞杆菌携带状态，有的为无结肠炎的轻度腹泻，重者则有典型的假膜性结肠炎或是伴中毒性巨结肠的暴发性结肠炎。

（一）无结肠炎的抗生素相关性腹泻

常于抗生素应用 1 周内发生，但也有例外。表现为轻度痉挛性腹痛，大便稀，2 ~3 次/d 或稍多，粪便略呈绿色，带少许黏液。一般无全身症状，停用抗生素，腹泻即逐渐停止。

（二）结肠炎腹泻

起病缓慢，不知不觉中开始腹泻，伴下腹痛、便急，大便稀，可有发热、乏力等全身症状。体查腹部有压痛。重者可有脱水表现。

（三）伪膜性结肠炎

一般有较重的痉挛性腹痛，腹泻呈水样，便次可多可少，视直肠受累程度而定，并有发热等全身症状。弥漫性下腹部疼痛，类似外科急腹症。直肠指诊可触及直肠黏膜粗糙不平（小片假膜覆盖于黏膜表面所致）。

（四）暴发性结肠炎

病情严重，起病突然，腹泻频繁便量多，常有血便，假膜呈大片或管状，可有脱水、低蛋白血症、电解质紊乱等。腹部检查局限性压痛、肌紧张、肠鸣音减弱。病变如深达肌层，可引起结肠的小穿孔而导致局限性腹膜炎。严重暴发性结肠炎时，结肠深肌层受累而失去其肌张力，从而形成肠扩张，即为中毒性巨结肠。如此时仍不能及时治疗，可迅速导致肠穿孔，造成弥漫性腹膜炎、败血症，甚至死亡。患者可因中毒性肠扩张而出现麻痹性肠梗阻表现，此时患者腹泻反而减轻，但全身状态却恶化，这应该引起特别注意。严重的中毒性结肠炎预后差，病死率可高达30% ~40%。

【实验室及其他检查】

（一）血常规检查

白细胞增多，可达 $30 \times 10^9/L$。

（二）粪便检查

常规检查粪中有白细胞，隐血试验阳性。

（三）细菌培养

早期粪便的难辨梭状芽胞杆菌培养阳性。

（四）腹部 X 线平片

可见在一个很长的麻痹的结肠段中存在大量肠腔积气。

（五）结肠镜检查

结肠炎腹泻可见弥漫性或斑片状黏膜充血性炎症，但无典型伪膜。假膜性结肠炎镜检查可发现直径 2 ~5mm 的黄白色隆起小斑片，散在分布于黏膜表面（特征性伪膜），间杂正常黏膜或黏膜红肿。

【诊断要点】

对难辨梭状芽胞杆菌相关性腹泻的诊断应结合有无抗生素应用史、临床表现、结肠镜检查及粪便培养进行综合判断，抗生素应用史对诊断本病有重要意义。

【治疗要点】

一般性治疗与其他感染性腹泻相似，但禁忌应用解痉药、麻醉药（止痛）及止泻药。支持治疗应包括补液纠正水、电解质紊乱，偶尔需要静脉高营养，对重患者的激素应用目前尚未能确定。

(一)无结肠炎的抗生素相关性腹泻

立即停用抗生素，多数可自行恢复而无需特殊治疗。

(二)抗生素相关性结肠炎或假膜性结肠炎

立即停用广谱抗生素，对症状重而持续时间长的患者加用抗厌氧菌的抗生素。首选万古霉素，也可用甲硝唑，对于肠梗阻、禁食、药物不耐受者，可给予上述抗生素静脉应用。

(三)外科治疗

一般的内科治疗常常有效。对于暴发性结肠炎、中毒性巨结肠的进展(恶化)期或者肠梗阻经内科治疗无好转时，应考虑外科治疗。如发生少见的肠出血、肠穿孔等，必要时也应及时外科治疗。

【预防】

CDAD 的预防具有特殊性。原则如下：①合理规范使用抗生素；②对患者(包括 CD 感染者)应予消化道隔离，接触患者及其器具以及患者粪便时应带手套或事后严格洗手消毒；③对患者的病室、用具应进行日常及终末消毒；④对于病房内其他患者，可预防性投药。但对于无症状难辨梭状芽胞杆菌携带者，预防性投药效果不好。

【护理】

(一)护理评估

1. 一般情况

年龄、性别、身高、体重、营养状况、籍贯、文化程度、职业等。

2. 健康史

应询问患者的住院史，住院期间的药物治疗情况；了解起病缓急，有无发热及发热程度和热型，腹痛的部位和性质、大便次数、颜色、性状、量；病后神志状态，尿量尿比重。患者的体质强弱，治疗情况及疗效。

3. 体格检查

检查体温、血压、脉搏、呼吸，精神、营养、体质状况，神志、面容、表情，腹部有无压痛，肠鸣音是否亢进还是减弱或消失，皮肤情况(颜色、温度、弹性)等。

4. 实验室资料

血常规检查、粪便检查、粪便细菌培养、腹部 X 线平片、结肠镜检查等结果。

5. 心理－社会资料

患者对腹泻的认识及了解程度，对腹痛、腹泻等症状的心理反应、应对措施及效果，对住院隔离的认识及适应情况，患病对工作、学习的影响，支付医疗费用有无困难；支持系统对患者的态度及对消毒隔离的认识。

（二）主要护理诊断

1. 疼痛

腹痛：与肠道炎症及痉挛有关。

2. 体液不足（或有体液不足的危险）

与呕吐、腹泻引起大量体液丢失有关。

3. 潜在并发症

代谢性酸中毒、电解质紊乱、休克。

（三）护理目标

（1）患者腹痛缓解或（和）消失。

（2）患者体液平衡得以维持，生命体征稳定，尿量正常。

（3）患者的水、电解质、酸碱维持平衡，无休克发生或休克能及时发现，得以纠正。

（四）主要护理措施

（1）内科治疗者见本节“细菌性食物中毒”。

（2）外科治疗者按腹部外科手术做好术前准备和术后护理。

（五）效果评价

（1）患者腹痛是否缓解或（和）消失。

（2）患者是否有水、电解质、酸碱平衡失调。

（3）患者有无休克发生或休克是否及时被发现和纠正。

【健康指导】

（1）讲解本病的有关知识：如本病发生的三个必备条件，让患者及家属了解隔离的重要性和暂时性；指导他们实施防护措施。

（2）讲解疾病的发生、病情进展、治疗及预后，让患者及其亲属了解各项检查、治疗措施的重要性。让患者保证充足的休息，避免过劳，注意均衡饮食。

三、弯曲菌肠炎

弯曲菌肠炎（campylobacter enteritis）是由弯曲菌引起的急性肠道传染病。弯曲菌属共分 6 个种及若干亚种。包括空肠弯曲菌（c. jejuni）、结肠弯曲菌（c. colic）、胎儿弯曲菌（c. fetus）、幽门弯曲菌（c. pybridis）、唾液弯曲菌（c. sputorum）及海欧弯曲菌（c. laridis）。与人类急性腹泻有关的弯曲菌多为空肠弯曲菌和结肠弯曲菌。本病呈世界分布，非常多见。临床表现为细菌侵袭肠道引起的腹痛、腹泻，甚至里急后重、脓血便等肠道症状，及毒血症（少数菌血症）所致发热等全身症状。本病能自限，少部分患者可发生危及生命的并发症。

【病原学】

弯曲菌是严格微嗜氧菌，革兰染色阴性，无芽胞、无荚膜，形态细长，有一个或多个弯曲，呈弧形、螺旋形、S形或海鸥展翅状等多形态小杆菌。菌体之一端或两端有单鞭毛，能做特征性的快速直线或螺旋体状运动。此菌最适生长环境是含氧气5%、二氧化碳10%、氮气85%，空气中不能生长。此菌嗜热，一般在25℃下不生长，在30℃生长不好，能在42℃～43℃下繁殖。细菌对酸碱有较大耐力，故易通过胃肠道生存。对物理和化学消毒剂均敏感。该菌在水、牛奶中存活较久，如水温4℃时，在水中存活达4周。此菌虽为革兰阴性杆菌，但对多黏菌素B耐药，而对红霉素类敏感。

该菌主要抗原有O抗原（可溶性菌体抗原，耐热），是胞壁的类脂多糖，及H抗原(鞭毛抗原)。感染后肠道产生局部免疫，血中也产生抗O的IgG、IgM、IgA抗体，有一定保护力。

弯曲菌有侵袭力，产生内毒素，还可能分泌外毒素如肠毒素。

【流行病学】

(一)传染源

弯曲菌感染的来源主要是动物，如家禽、家畜、鸟类。此菌在家禽、家畜的粪便中大量存在，而且带菌率均很高，人感染后可暂时带菌，而以儿童中带菌率较高，在发展中国家，儿童带菌者在传染源上起重要作用。

(二)传播途径

可由动物宿主通过多种途径传给人。最常见是因进食或饮用被空肠弯曲菌污染的食物或水而经口传染。在发达国家主要是通过肉制品及牛奶传播，故弯曲菌引起的食物中毒较多。在发展中国家则主要是通过手，或患者及动物粪便污染的食物或水而传播。此外，也可通过接触传播，如接触动物，以及儿童之间、母婴之间的接触均可传播此病。

(三)易感人群

人群对此菌普遍易感。年龄组最高发病率在5岁以下儿童和20～29岁青年人，呈双峰分布。患者可产生一定的免疫力。本病四季均可发病，以春季及秋季多见。

【发病机制】

空肠弯曲菌引起的发病机制尚不清楚，可能与其侵袭力、内毒素及外毒素有关。细菌突破胃屏障，进入肠腔的细菌在上部小肠腔内繁殖，并借其侵袭力侵入黏膜上皮细胞。细菌生长繁殖释放外毒素、细菌裂解出内毒素。外毒素类似霍乱肠毒素。外毒素激活上皮细胞内腺苷酸环化酶，进而cAMP增加，能量增加，促使黏膜细胞分泌旺盛，导致腹泻。这一作用可被霍乱抗毒素所阻断。

病菌的生长繁殖及毒素还造成局部黏膜充血、渗出水肿、溃疡、出血。如果免疫功能低下则细菌可随血流扩散，造成菌血症，甚至败血症，进而引起脑、心、肺、肝、尿路、关节等的损害。

【病理变化】

弯曲菌肠炎时，受累部位有空肠、回肠及结肠，主要病理表现为急性溃疡性肠炎。结肠镜检查可见肠黏膜水肿、点状出血、浅表溃疡、隐窝脓肿，黏膜下层镜检有中性粒细胞、浆细胞和淋巴细胞浸润。肠系膜淋巴结可增大，且有炎症表现。

【临床表现】

空肠弯曲菌感染潜伏期1~7天，平均3天，病情轻重不一，轻者可无症状或有轻微的胃肠炎，重者表现为重型的小肠结肠炎。多数患者急性起病，有全身不适、乏力、寒战等前驱症状。发热达38℃~40℃，一般持续2~3天。局部症状以腹痛、腹泻为主，多数患者(75%)每天大便10次以内，腹泻平均持续3~4天，大便水样或黏液性，有恶臭，2~3天后，常见大便带血。重型患者可有黏液血便；2/3以上患者有腹痛，以痉挛性绞痛为主，部位常在脐周及下腹，腹痛持续平均4~5天，极少数的患者可持续10天。病变累及直肠、乙状结肠者，可有里急后重。过半数患者有恶心、呕吐。腹泻、呕吐严重者，可引发虚脱。不经治疗的患者，7周内仍可排菌，而轻型患者仅排菌数天，但也有排菌长达数月者。

少数患者该菌可进入血流，多见于35~70岁的患者或免疫功能低下者。可出现败血症或腹膜炎、胆囊炎、阑尾炎、关节炎等。新生儿感染后可出现尿道炎、关节炎等。

【并发症】

(1)格林－巴利综合征(Guillain-Barre syndrome，GBS)：为周围神经的急性脱髓鞘病变，血清学及细菌培养发现20%~40%的GBS患者与弯曲菌感染有关，且常在腹泻症状发生后5~20天发生神经症状。患者血清中一般能(60%~70%以上)查出弯曲菌特异抗体，也可从粪便分离到弯曲菌。

(2)少见的并发症如肠出血、中毒性巨结肠、溶血性尿毒综合征等也偶有报告。

【实验室及其他检查】

(一)血常规检查

白细胞总数和中性粒细胞可有轻度增加。

(二)粪便常规检查

外观为黏液便或稀水便。镜检有较多白细胞，或有较多红细胞。

(三)粪便涂片直接染色镜检

粪便涂片经革兰染色或 Wright 染色，镜下可见纤细的螺旋形或飞翔的海鸥状等多形性杆菌。也可采用新鲜粪便悬滴暗视野或相差显微镜下可见弯曲菌特征性运动。

(四)细菌学检查

自患者直接采取粪便或用肛拭，或发热患者的血液、穿刺液等直接接种于有抗生素的选择性培养基上，置42℃微氧条件下培养可获得病原菌阳性。

(五)血清学检查

应采取患者双份血清作凝集试验测抗体，若恢复期血清较急性期血清抗体滴度升高达4倍以上有诊断价值。也可用于反应性关节炎、GBS 等血清特异性抗体的检测以了解患者近期有无弯曲菌感染史。

【诊断要点】

根据流行病学史，如不洁食物史、喝生水及旅游史或发病前密切接触过带该菌小动物，临床症状主要为发热、腹痛、腹泻，发热多为38℃～40℃；腹痛为脐周及全腹痉挛性疼痛，多伴里急后重；腹泻次数一般不多，且可间歇性血便可初步诊断。确诊有赖于粪便涂片直接染色镜检发现病原菌或粪便培养阳性。

【治疗要点】

空肠弯曲菌的肠道感染大多能自愈，但有20%未经治疗者可能复发。弯曲菌肠炎的一般治疗、对症治疗及防治脱水的补液治疗与其他感染性腹泻相同，抗感染治疗首选大环内酯类抗生素，或者选用多西环素、四环素、氟喹诺酮类、氯霉素、磷霉素等。有败血症时可用氨基苷类抗生素。

【预防】

(1)控制传染源：空肠弯曲病最重要的传染源是动物，控制动物的感染，防止动物排泄物污染水、食物至关重要。同时，对弯曲菌肠炎患者应予消化道隔离至患者康复。

(2)切断传播途径：做好三管：即管水、管粪、管食物乃是防止弯曲菌病传播的有力措施。

(3)保护易感人群：目前正在研究减毒活菌苗及加热灭活菌菌，可望在消灭传染源，预防感染方面起重要作用。

【护理】

(一)护理评估

1. 一般情况

年龄、性别、身高、体重、营养状况、籍贯、文化程度、职业等。

2. 健康史

(1)病史：了解起病缓急，有无发热及发热程度和热型；腹痛的部位和性质；大便次数、颜色、性状、量，有无里急后重；病后治疗情况及疗效。

(2)是否腹泻高发季节，当前流行情况；有无腹泻患者接触史；患者饮食、饮水及个人卫生习惯。

3. 体格检查

检查体温、血压、脉搏、呼吸，精神、营养、体质状况，神志、面容、表情，腹部有无压痛，肠鸣音是否亢进，皮肤颜色、温度、弹性等。

4. 实验室资料

血常规检查、粪便检查、细菌学检查及血清学检查结果。

5. 心理－社会资料

患者对腹泻的认识及了解程度，对腹痛、腹泻等症状的心理反应、应对措施及效果，对住院隔离的认识及适应情况，患病对工作、学习的影响，支付医疗费用有无困难；支持系统对患者的态度及对消毒隔离的认识。

(二)主要护理诊断

参阅本节“细菌性食物中毒”。

(三)护理目标

参阅本节“细菌性食物中毒”。

(四)主要护理措施

参阅本节“细菌性食物中毒”。

(五)效果评价

参阅本节“细菌性食物中毒”。

【健康指导】

(1)向群众宣传预防空肠弯曲菌的肠道感染的卫生知识。尤其在春秋季节，应注意不要暴饮暴食，生吃瓜果蔬菜要洗净，饭前便后要洗手，防止食品被污染。

(2)做好三管：即管水、管粪、管食物是防止弯曲菌病传播的有力措施。

(3)发现可疑病例及时送诊，空肠弯曲菌的肠道感染患者应严格执行消化道隔离措施。

〔思考题〕

1. 常见导致细菌性食物中毒的病原菌有哪些?

2. 细菌性食物中毒的临床表现有哪些?

3. 难辨梭状芽胞杆菌相关性腹泻发生必备的三个条件是什么？

4. 对细菌性食物中毒患者进行健康指导的内容有哪些？

5. 对弯曲菌肠炎患者进行健康指导的内容有哪些？

6. 如何做好细菌性食物中毒患者的护理？

（肖和平）

第九节　新生儿破伤风

新生儿破伤风(neonatal tetanus)是破伤风杆菌经皮肤伤口感染新生儿后引起的一种以中枢神经系统中毒性损害为主的急性接触性传染病。临床表现为：牙关紧闭、全身肌肉强直及阵发性抽搐，常在生后7天左右发病，故有“七日风”“锁口风”之称。随着预防接种及新法接生的广泛推行，其发病率和死亡率明显下降。死亡原因常为窒息和呼吸衰竭。

【病原学】

破伤风杆菌属革兰阳性厌氧菌，菌体细长，大小为(0.5～1.7)μm×(2.1～18.1)μm，周身有鞭毛、无荚膜，芽胞正圆，比菌体粗，位于菌体顶端，使细菌呈鼓槌状，为本菌典型特征。该菌广泛存在于土壤、尘埃及人畜的粪便中，其芽胞抵抗力强，需煮沸1小时或高压蒸汽5分钟才能杀灭。

【流行病学】

破伤风杆菌在自然界分布极广，其芽胞经各种大小创伤伤口进入体内。初生儿可因脐带染菌，尤以旧法接生危险性最大。各年龄对破伤风均易感，病后无持久免疫力，可再次感染。

【发病机制】

新生儿在出生时，用该菌污染的器械断脐，或结扎、包裹脐端时消毒不严，使破伤风杆菌侵入脐部。包扎引起的缺氧环境有利于破伤风杆菌繁殖并产生破伤风痉挛毒素，此毒素沿神经轴索逆行或经血液、淋巴结到中枢神经系统，与神经苷脂结合，使后者不能释放抑制性神经介质(甘氨酸、氨基丁酸)，导致全身肌肉强烈痉挛。此毒素也可兴奋交感神经，引起心动过速、血压升高、多汗等。

【病理变化】

破伤风无特异的病理变化。脑及脊髓充血或出血，脊髓与延髓运动神经细胞有水肿、细胞核肿大及染色体溶解现象，重症可有脑水肿。心、肝、肾和胃肠道等可有不同程度的充血及出血。

【临床表现】

潜伏期3～14天，潜伏期越短，病情越重。首发症状是哭吵不安，口不能张大，奶头不易塞进，吸吮困难，如用压舌板压舌时，用力越大、张口越困难，有助于早期诊断。随后牙关紧闭，1～2 天后出现面肌痉挛，表现为额皱眉举，眼裂变窄，口角外牵，呈“苦笑”面容。伴有躯干、四肢肌痉挛则颈项强直，头后仰，双拳紧握，上肢过度屈曲，下肢伸直，呈角弓反张状。咽肌痉挛使唾液充满口腔。喉肌、呼吸肌痉挛可致呼吸困难及发绀。膀胱、直肠括约肌痉挛导致尿潴留和便秘。痉挛发作时患儿神志清楚为本病的特点。各种轻微刺激可诱发痉挛发生，可伴发热或体温不升。经合理治疗 1～4 周后痉挛逐渐减轻，发作间隔时间延长，能吮乳，完全恢复需 2～3 个月。病程中可并发肺炎和(或)败血症。

【实验室及其他检查】

(1)血常规检查：白细胞总数正常或稍高，中性粒细胞增高。

(2)脑脊液检查：外观澄清，细胞数一般在正常范围，蛋白量稍增多。

(3)细菌培养：伤口分泌物培养可分离出病原菌。

【诊断要点】

接生时有接生用物及脐带消毒不严史。发病时间在生后 7～14 天；临床上出现典型的痉挛症状，如牙关紧闭、苦笑面容以及四肢抽动等。伤口分泌物培养分离出病原菌。

【治疗要点】

(一)一般治疗

密切观察病情，保持室内安静，遮光，尽量减少刺激以减少痉挛发作。吸氧，畅通呼吸道，防止窒息，必要时气管切开。

(二)抗毒素治疗

只能中和尚未与中枢神经组织结合的游离外毒素。因此越早用越好。用大剂量精制破伤风抗毒素(TAT)：1 万～2 万 U，一次静脉滴注或肌内注射，3000U 脐周注射，用前需做皮肤过敏试验；或破伤风免疫球蛋白(TIG)：500U 肌内注射。

(三)其他

1. 控制痉挛

控制痉挛是治疗成功的关键，常需较大剂量药物始能生效。常用地西泮、苯巴比妥、水合氯醛等。各药可以交替、联合使用。

2. 防治感染

首选青霉素，每日 20 万 U/kg，或头孢菌素、甲硝唑静脉滴注 7～10 天，可杀灭破伤风杆菌。

3. 脐部处理

用3%过氧化氢或1∶4000高锰酸钾溶液清洗脐部，涂以碘酊，每日1次，直至伤口愈合。若有严重感染需扩创引流，清除坏死组织，并沿脐周注射TAT 3000U。

【预防】

接生时严格执行无菌操作原则；若不慎污染或脐带处理不当，要在24小时内将脐带残端剪去一段，重新结扎，并消毒，再盖以无菌敷料；同时肌内注射TAT 3000U或TIG 75～250U。

【护理】

(一)护理评估

1. 一般情况

月龄、性别、身高、体重、营养状况等。

2. 健康史

是否旧法接生或新法接生有无违反无菌操作原则，新生儿出生后脐部护理及脐带脱落情况。有无哭吵不安、张口和吸吮困难、牙关紧闭、面肌痉挛，有无躯干、四肢肌痉挛、颈项强直，头后仰等角弓反张现象和呼吸困难、发绀等。

3. 体格检查

检查体温、脉搏、呼吸；面容、表情；肌力、肌张力；口唇是否发绀；肺部体征(呼吸音、有无啰音等)；败血症等。

4. 社会资料

亲属对患儿的态度、对破伤风的了解程度及对隔离、治疗的认识。

5. 实验室资料

血常规、脑脊液、细菌培养等检查结果。

(二)主要护理诊断

1. 有窒息的危险

与咽喉肌、呼吸肌痉挛致呼吸困难有关。

2. 营养失调

低于机体需要量：与喂养困难、频繁抽搐有关。

3. 有受伤的危险

与反复抽搐有关。

4. 皮肤完整性受损

与脐部残端感染等有关。

5. 知识缺乏

（三）护理目标

（1）患儿无窒息。

（2）营养均衡，能满足小儿生长需要。

（3）住院期间无外伤。

（4）无皮肤损伤，脐部无感染。

（5）家长了解新生儿破伤风的相关知识，并能按要求实施预防措施，积极配合治疗和护理。

（四）主要护理措施

1. 控制痉挛，预防窒息

（1）药物应用：遵医嘱注射精制破伤风抗毒素（用前须做皮试）、镇静药等，使用镇静止痉药时，注意用药的剂量、方法、途径、疗效和不良反应。

（2）病室环境：患儿应单独安置、专人看护，周围环境安静无噪音。患儿戴避光眼罩，室内光线宜暗。温度维持在21℃～25℃，湿度50%～60%，空气新鲜（保持流通，但勿对流）。必要的治疗和护理最好在使用止惊药后有条理的集中完成，避免过多的吸痰、雾化等刺激。

（3）畅通呼吸道：及时清理口鼻分泌物和痰液。患儿宜取侧卧位，或平卧头偏一侧，以免引起误吸。经常翻身拍背，以利痰液引流。输氧、雾化吸入按相应的要求护理。

（4）严密观察病情：定时测量体温、脉搏、呼吸，详细记录病情变化，尤其是用止惊药后第一次痉挛发生时间、强度、持续时间和间隔时间，痉挛发生时有无呼吸困难、口唇发绀等。

2. 保证营养

病初痉挛频繁时应暂禁食，经静脉补充营养。痉挛减轻后可鼻饲喂养，鼻饲管安置时间宜早，流汁以母乳为佳，流汁温度适宜，灌注速度要慢，每次的量视病情而定，鼻饲过程中要观察有无不良反应，抽搐频繁者应停止。病情好转后，间隔用奶瓶喂养来训练患儿吸吮及吞咽功能。

3. 预防受伤

剪短患儿指甲，在手掌中放一纱布卷保护掌心皮肤不被损伤。抽搐发作时勿用力按压患儿，将病儿放平，松开衣领及包被，放置牙垫防舌咬伤，加床栏防坠床。

4. 防治感染

（1）脐部的护理：随时保持脐部伤口清洁、干燥，应翻开脐轮彻底洗净脐凹。对脐部感染，分泌物多者，要用3%双氧水反复清洗伤口、清除坏死组织，脐凹处涂碘酊液，脐周皮肤擦75%乙醇，遵医嘱用精制破伤风抗毒素作脐周封闭以中和游离毒素，然后包扎脐部(换药用物及废弃敷料要单独处理)。

(2)口腔护理：患儿唾液未能吞咽而外溢，病情需要处于禁食或鼻饲管喂养期，肌肉痉挛产热增加致体温升高，这些因素都可能使患儿口唇干裂易破，应及时清除分泌物，做好口腔清洁。

(3)皮肤护理：患儿处于骨骼肌痉挛状态时，易发热出汗，此时应及时擦干汗渍，避免潮湿。

(五)效果评价

(1)生命体征是否正常，呼吸道是否通畅，有无误吸。

(2)有无营养失衡。

(3)住院期间有无外伤。

(4)病儿脐部感染是否得到有效处理。

(5)家长是否了解新生儿破伤风的相关知识，能否按要求实施预防措施，积极配合治疗和护理。

【健康指导】

(1)讲解有关新生儿破伤风的病源知识、传播方式、预防措施、临床特征、疾病过程、治疗药物、预后及护理等。

(2)广泛宣传新法接生的优越性和方法。

〔思考题〕

1. 名词解释：新生儿破伤风。
2. 怎样预防新生儿破伤风？
3. 新生儿破伤风患儿的脐部如何护理？

（李晨曦）

第四章　流行性斑疹伤寒病患者的护理

流行性斑疹伤寒(epidemic macula typhoid)又称虱传斑疹伤寒，是由普氏立克次体以人虱为传播媒介所导致的急性传染病。临床特点是急性起病，稽留高热、剧烈头痛、皮疹和中枢神经系统症状。病程 2 ~3 周。

【病原学】

钩端螺旋体有 12 ~18 个细密螺旋，一端或两端弯曲呈钩状，无鞭毛。用免疫荧光法和免疫酶染色可在暗视野下观察其形态，其菌体发亮呈串珠，呈特殊的螺旋运动。钩体需有氧的条件下生长，在冷湿和弱碱的环境中生存较久。对干燥、热、酸碱和消毒剂敏感。各群钩体间无交叉免疫力。

【流行病学】

(一)传染源

患者是唯一的传染源，发病第 1 周传染性最强，一般不超过第 3 周。

(二)传播途径

人虱为本病的传播媒介。

(三)人群易感性

人群普遍易感，但 20 ~30 岁青壮年最高。

(四)流行特征

主要流行于冬季、寒冷地区。

【发病机制】

立克次体侵入人体后，主要在局部小血管和毛细血管内皮细胞内繁殖，导致细胞破裂，并侵入血流形成立克次体血症。导致细胞增生，坏死、破裂和血栓的形成。病程第 2 周由于免疫变态反应而加重血管病变。

【病理变化】

主要特点为增生性、坏死性、血栓性血管炎和血管周围炎性细胞浸润，而形成斑疹伤寒结节。

【临床表现】

潜伏期 5 ~21 天，平均 10 ~14 天。

(一)典型斑疹伤寒

常急性发病，少数患者有头痛、头晕、畏寒、乏力等前驱症状。

1. 侵袭期

多急起发热，伴寒战，继之高热。体温于1～2天内达39℃～40℃，呈稽留热型，少数呈不规则或弛张热型。伴严重毒血症症状，剧烈头痛、烦燥不安、失眠、头晕、耳鸣、听力减退。言语含糊不清，全身肌肉酸痛。

2. 发疹期

在病程第4～6天出现皮疹。先见于躯干、很快蔓延至四肢，数小时至1天内遍及全身。严重者手掌及足底均可见到，但面部无皮疹，下肢较少。皮疹大小形态不一，直径为1～5mm，边缘不整，多数孤立，偶见融合成片。初起常为充血性斑疹或丘疹、压之退色，继之转为暗红色或出血性斑丘疹，压之不退色、皮疹持续1周左右消退。退后留有棕褐色色素沉着。

3. 恢复期

病程第13～14天开始退热，一般3～4天退疹，少数病例体温可骤降至正常。随之症状好转，食欲增加，体力多在1～2天内恢复正常。

（二）轻型斑疹伤寒

少数散发的流行性斑疹伤寒多呈轻型。其特点为：①全身中毒症状轻，但全身酸痛，头痛仍较明显；②热程短，持续7～14天，平均8～9天，体温一般39℃左右，可呈弛张热；③皮疹少，胸腹部出现少量充血性皮疹；④神经系统症状较轻，兴奋、烦燥、谵妄、听力减退等均少见；⑤肝、脾肿大少见。

（三）复发型斑疹伤寒

流行性斑疹伤寒病后可获得较牢固的免疫力。

【实验室及其他检查】

（一）血常规检查

白细胞总数多数正常，中性粒细胞常增多，嗜酸性粒细胞减少。

（二）血清学检查

①外斐反应：效价1∶160以上有诊断意义，病程中呈4倍以上增高意义更大；②补体结合实验：可用于诊断，与地方性斑疹伤寒患者血清不发生交叉反应；③立克次体凝集实验；④特异性抗体检测：用免疫荧光法检测特异性IgM，早期诊断。

（三）病原体分离

发热期取患者血液3～5mL接种于雄性豚鼠腹腔，7～10天豚鼠发热、阴囊发红，取其睾丸鞘膜和腹膜刮片或取脑、肾上腺、脾等组织涂片染色镜检，可见胞浆内大量立克次体。也可将豚鼠的上述组织制成混悬液接种鸡胚卵黄囊分离立克次体。

【诊断要点】

根据流行病学资料，在发病季节去过疫区，与患者接触或被人虱叮咬；临床表现为起病急、高热、出疹多，头痛重，并有其他中枢神经系统症状；实验室检查外斐实验滴度大于1∶160或病程中效价升高4倍可以诊断。

【治疗要点】

（一）一般治疗

保证足够的水分和热量，注意防止并发症。

（二）病原治疗

首选药物是强力霉素，也可选用氯霉素、四环素等替代药品。

（三）对症治疗

有神经症状时用止痛镇静药。毒血症状严重者应用肾上腺皮质激素。

【预防】

（一）管理传染源

早期隔离患者，灭虱后体温正常12天解除隔离。

（二）切断传播途径

是预防本病的重点。可以用干热、湿热的方法灭虱，注意个人卫生。

（三）保护易感人群

常用鸡胚或鼠肺灭活疫苗。

【护理】

（一）护理评估

1. 一般情况

年龄、性别、身高、体重、婚配、生育、文化程度、籍贯、职业等。

2. 健康史

（1）病史：询问患者起病情况、热程、热型；食欲情况、食量、体重变化；有无皮疹，皮疹的特点；经过何种处理及其效果。

（2）是否在发病季节到过疫区和（或）在疫区被虱叮咬及接触过斑疹伤寒患者。

3. 体格检查

生命体征，神志状态，表情，反应能力及有无皮疹和皮疹的特点。

4. 实验室资料

血常规检查、血清学检查、病原体分离等结果。

5. 心理－社会资料

患者对斑疹伤寒的认识了解及对斑疹伤寒个人防护知识的掌握程度；对发热等症状的心理反应、应对措施及其效果。患病对工作、学习的影响、支付医疗费用有无困难。支持系统对患者的态度、对鼠疫的了解程度及对消毒隔离的认识。

(二)主要护理诊断

1. 体温过高

与立克次体感染有关。

2. 疼痛

头痛：与内毒素引起的中毒症状有关。

3. 皮肤完整性受损

皮疹：与立克次体所致的皮肤血管病变有关。

(三)护理目标

(1)患者体温恢复正常。

(2)患者疼痛缓解。

(3)患者组织修复良好。

(四)主要护理措施

1. 虫媒隔离

(1)灭虱是控制流行和预防本病的关键。具体措施如下：灭虱前工作人员作好个人防护，服装整齐、严密。戴好帽子、口罩，帽子一定要盖住发际。穿好五紧服(领口、袖口、裤口要紧)或穿隔离衣，足穿高统胶靴。

(2)患者入院后尽快、彻底灭虱，剃除身体所有毛发、洗澡、更衣，剃下的毛发包好烧掉，换下的衣服立即灭虱。24 小时后观察灭虱的效果，必要时重复灭虱，10 天后应再重复检查 1 次，必要时重复灭虱。

(3)患者的衣服可用高压消毒或用加热的方法灭虱。也可用化学药物如马拉硫磷、敌百虫、敌敌畏等喷洒，或用粉笔浸湿药液后涂抹衣缝。

2. 休息

因持续高热，患者应严格卧床休息不少于 2 周。

3. 饮食

给予高热量、高蛋白、高维生素半流质，保证充足的水分，入量每天 3000mL 左右，必要时静脉输液。

4. 病情观察

注意生命体征和神志、精神状态、皮疹的变化等，记录出入量。

5. 对症护理

(1)发热：见总论“发热”的护理。

(2)头痛：剧烈者可按医嘱给予可卡因止痛，注意用药效果及药物的不良反应。

(3)精神、神经症状：严重者按医嘱给予镇静药，并注意患者安全，必要时加床挡或适当约束。

(4)皮疹：见总论“皮疹”的护理。

6. 用药护理

应用四环素治疗期间，向患者说明药物的名称、用法、疗程及不良反应等。本药不良反应主要是胃肠道反应，饭后服用可以减轻不良反应。

(五)效果评价

(1)患者体温是否恢复正常。

(2)患者疼痛是否缓解。

(3)患者皮疹是否消退。

【健康教育】

(1)宣传注意个人卫生和灭虱工作对预防斑疹伤寒的意义，尤其是在流行季节和疫区更加重要。

(2)宣讲有关斑疹伤寒的疾病知识，使其配合治疗，并指导家属做好消毒和灭虱工作。

(3)告诉患者在恢复期和出院后均要注意休息，避免劳累，逐渐恢复体力，并要进食高营养及维生素 C 的食物。

【思考题】

1. 名词解释：流行性斑疹伤寒。

2. 典型流行性斑疹伤寒如何分期，各期有哪些临床表现？

3. 如何预防流行性斑疹伤寒的发生？

（雷利霞）

第五章　钩端螺旋体病患者的护理

钩端螺旋体病（leptospirosis）简称钩体病，是由致病性钩端螺旋体（leptospira，简称钩体）所引起的急性动物源性传染病。其临床特点为早期钩体败血症，中期各器官功能障碍，后期为各种变态反应后发症，如未能及时正确治疗，重者可并发肝、肾功能衰竭和肺弥漫性出血，危及患者生命。青霉素 G 等抗生素的抗菌效果好。鼠类及猪是主要传染源。

【病原学】

钩体为革兰阴性菌，菌体细长丝状，长 6～20μm，呈圆柱形，有 12～18 个螺旋，一端或两端弯曲呈钩状，使钩体呈 C 或 S 形。镀银染色呈黑色或褐灰色。在暗视野显微镜下可见菌体发亮似串珠，运动活泼，延长轴呈特殊的螺旋运动，穿透力强。电镜下观察钩体由轴丝（又称鞭毛）、柱形菌体和外膜三部分组成，外膜具有抗原性和免疫原性，其产生的抗体为保护性抗体。

致病性钩体的抗原结构复杂，分为 24 个血清群，200 多个血清型，新菌型仍在不断发现中。最常见的有黄疸出血群（Leptospira icterohemorrhagie）、波摩那群（L. pomona）、犬群（L. canicola）、七日热群（L. hebdomadis）、流感伤寒群（L. grippotyphosa）、澳洲群（L. australis）、秋季群（L. autumnnalis），其中以黄疸出血群毒力最强、致病最重，常引起稻田型流行。波摩那群分布最广，引起洪水型和雨水型流行。

钩体需氧，耐湿，在 pH7.0～7.5 水或湿土中可存活 1～3 个月，不耐干燥，对日光、干燥、酸碱和常用的各种消毒剂敏感，极易被 70% 乙醇、稀盐酸、漂白粉、苯酚和肥皂水所灭活。

【流行病学】

（一）传染源

自然界中多种动物可感染钩体并带菌，最主要的传染源是野鼠、猪和犬。黑线姬鼠为我国南方稻田型钩体病的主要传染源，所带钩体主要是黄疸出血群。而猪和犬为北方洪水型钩体病的主要传染源，猪带钩体主要是波摩那群，犬带钩体主要是犬群。钩体在动物的肾脏内生长繁殖，随尿排出而污染水、土壤和食物。人尿为酸性，不适宜钩体生存，故作为传染源的可能性小。

（二）传播途径

主要通过皮肤黏膜直接接触传播。感染动物带菌尿液污染水或土壤，人群接触疫水和土壤后，钩体通过破损的皮肤或黏膜侵入体内。也可通过消化道和呼吸道黏膜传播本病。

（三）易感人群

人群普遍易感。病后对同型钩体产生较强特异免疫，但无或仅部分群间或型间有一定的交叉免疫力，故仍可感染。疫区常住人群有一定的免疫力，新入疫区的人易感性高。

（四）流行特点

①地方性：本病遍及世界各地，热带、亚热带地区流行较为严重。我国以西南和南方各省多见。②季节性：常在夏秋季（6～10月）流行，但全年均可发生。③年龄、性别及职业性：发病年龄以青壮年（农民、渔民、屠宰工、下水道工人、野外工作者、矿工）居多。④流行形式：南方以稻田型为主，北方以洪水型为主。

【发病机制】

钩体经皮肤、黏膜侵入人体，经小血管或淋巴管至血循环中繁殖，产生毒素，3～7天内引起早期的钩体败血症。起病第3～14天钩体大量侵入内脏，如肺、肝、肾、心及中枢神经系统，致脏器损害，并出现相应脏器的并发症。其临床表现各异，病情轻重不一，与钩体的类型、数量及毒力有关，亦与不同地区的人群、机体的个体反应差异的不同有关。毒力强、钩体数量多、致病力强常引起严重类型的发生，免疫低下者病情更重。部分患者在恢复期可出现免疫病理反应，引起发热、眼和中枢神经等后发症。

【病理变化】

钩体病病理解剖的突出特点是机体器官功能障碍的严重程度和组织形态变化轻微的不一致性，即临床表现极为严重的病例，其组织病变仍相对较轻，故患者经及时治疗后可完全恢复，一般不留后遗症。基本的病理变化是全身毛细血管的感染中毒性损伤。严重的血管损伤可致相应的组织脏器发生出血、坏死及炎症反应。病变区镜下可见钩体存在。

【临床表现】

潜伏期7～14天，长至28天，短至2天。侵入钩体数量多、毒力强或初入疫区、未接受过预防接种、缺乏免疫力者可出现严重临床表现。根据临床特点可分为三期：早期、中期和后期。

（一）早期（钩体败血症期）

在起病后3天内，为钩体病各型早期共有的钩体败血症阶段，主要为全身感染中毒表现。主要表现为三个症状和三个体征：

1. 症状

①发热：急起高热、寒战，体温39℃左右，多为稽留热，部分为弛张热，热程约7天，亦可达10天；②全身乏力显著：特别是腿软明显，甚至不能站立和行走；部分患者全身乏力比临床体征更为突出；③全身肌肉酸痛：如颈、胸、腹、腰背肌和腿肌，多见于四肢和腰背肌，尤其以腓肠肌为甚，1~6天最为明显。

2. 体征

①腓肠肌疼痛：发病第1天即可出现，轻者仅感小腿胀，轻度压痛；重者疼痛剧烈，不能行走，甚至拒按，有一定特征性。②眼结膜充血：发病第1天可出现，以后迅速加重，甚至出现结膜下出血。不伴有畏光、疼痛及分泌物，呈持续性，退热后仍可持续数天。③浅表淋巴结肿大：发病第2天出现，以腹股沟淋巴结多见，其次是腋窝淋巴结群。一般为黄豆或蚕豆大小，质软活动，有压痛，但无红肿、化脓。

（二）中期（器官损伤期）

起病后3~10天，为症状明显阶段，按临床特征又可分为以下5型。

1. 单纯型（又称感染中毒型、流感伤寒型）

本型最多见，是早期临床表现的继续，无明显器官损害，经治疗热退或自然缓解，病程一般5~10天。少数发展为以不同器官损害为主的其他临床类型。

2. 肺出血型

本型为病情最重、病死率最高的一型。初期与流感伤寒型相似，但在病程3~4天开始病情加重，出现不同程度的肺出血：

(1)轻度肺出血型：咳嗽或痰中带血，肺部可闻及少量湿性啰音，X线发现肺纹理增粗或散在点、片状阴影。无呼吸及循环障碍，经适当治疗常迅速痊愈。

(2)肺弥漫性出血型：以迅速发展的广泛肺微血管出血为特点，常在起病后3~4天出现，也可起病后很快发生而死亡。随着出血的迅速扩大，患者出现进行性加重的呼吸循环功能障碍，此型是无黄疸型钩体病的常见死因。按其进展又可分为3期：①先兆期：表现为面色苍白、烦躁、心慌、气促、呼吸脉搏进行性增快，肺部湿啰音不断增多，咳嗽、咯血，X线示散在点片状阴影或小片融合。此期治疗及时，病情尚易逆转。②出血期：若在先兆期未得到及时有效治疗，则患者进而会出现口唇发绀，极度烦躁、有窒息和恐惧感，呼吸、心率显著加快，有不同程度的咯血，双肺布满湿性啰音。X线示双肺广泛点片状阴影或大片融合。此期救治难度很大。③垂危期：如果病情继续恶化，表现为神志模糊，甚至昏迷，喉部痰鸣、呼吸不规则或减慢，极度发绀，口鼻涌出不凝的血性泡沫液体。多死于窒息或呼吸、循环衰竭。

3. 黄疸出血型

此型又称外耳病(weil's disease)。临床早期表现同流感伤寒型。于病程4~8天出现进行性加重的黄疸、出血、肾功能受损。①肝损害：表现为食欲减退、恶心、呕吐、黄疸，肝功能异常，严重病例出现肝脏轻至中度肿大、压痛，急性或亚急性肝坏死，肝衰竭。②出血：表现为皮肤及各脏器出血，严重者可出现肺弥漫性出血，消化道大出血引起休克或死亡。③肾脏损害：表现为蛋白尿、镜检可见红细胞、白细胞和管型，严重者出现肾衰竭。黄疸程度与预后无直接关系，急性肾衰竭为本型的主要死亡原因。

4. 肾衰竭型

以肾功能损害为突出表现，常与黄疸出血型合并出现。单纯呈肾衰竭者少见。

5. 脑膜脑炎型

是一种少见的类型。起病2~3天后，出现剧烈头痛、频繁呕吐、颈项强直、凯尔尼格征、布鲁津斯基征阳性等脑膜炎表现，或嗜睡、神志不清、瘫痪、抽搐与昏迷等脑炎表现，重症患者可发生脑水肿、脑疝直至呼吸衰竭。脑脊液外观呈毛玻璃状，压力增高，白细胞多在$500\times10^6/L$以下，以淋巴细胞为主，蛋白增多，糖正常或稍低，氯化物正常。脑脊液可分离出钩体。单纯脑膜炎者预后较好。

(三)后期(恢复期或后发症期)

部分钩体患者在发热消退的恢复期可再次出现发热、眼部症状和中枢神经系统症状。一般认为是机体感染钩体后诱发的变态反应引起，称钩体后发症。常见在体温正常后又出现后发热、反应性脑膜炎、闭塞性脑动脉炎、虹膜睫状体炎、脉络膜炎或葡萄膜炎、球后视神经炎、玻璃体浑浊等。

【并发症】

赫氏反应、肝性脑病、急性肾衰竭、呼吸衰竭、脑水肿、脑疝。

【实验室及其他检查】

(一)常规检查

血白细胞总数和中性粒细胞轻度增高或正常。轻度蛋白尿，镜检见少量红、白细胞及管型。血沉增快。

(二)病原学检查

患病后第1周取血(有脑膜炎症状者取脑脊液)，第2周取尿为检验样本进行钩体培养，阳性率为20%~70%，但培养时间较长，至少需要1周，一般培养4周无钩体才可定为阴性，故此培养对急性期患者诊断帮助不大。还可进行动物接种，分离出钩体。

（三）血清学检查

①显微凝集试验：是目前应用最广泛的血清学检测方法。抗体效价>1∶400，或起病初及两周后的双份血清比较，抗体效价上升4倍以上有诊断意义。②酶联免疫吸附试验（ELISA）：测定血清钩体IgM抗体，其特异性和敏感性均高于显凝试验，国外已广泛应用，但国内尚未应用。

（四）核酸检测

应用聚合酶链反应（PCR）检测全血、血清、脑脊液（发病7~10天）或尿液（发病2~3周）中的钩体DNA，具有敏感、简便、特异、快捷的特点，有助于早期诊断。

（五）X线检查

双肺弥漫性点状、片状或融合性片状阴影。

【诊断要点】

根据在流行季节，易感者在最近28天内有疫区、疫水接触史；临床表现为发热中毒症状（发热，全身酸痛、四肢乏力，眼红，腓肠肌疼痛及压痛，腹股沟淋巴结肿大）以及特殊的器官损害表现；实验室检查血及其他标本分离出钩体或血清学试验特异性抗体阳性即可确诊。

【治疗要点】

特别强调"三早一就地"的治疗原则，即早发现、早休息、早治疗，就地治疗。

（一）一般治疗

早期卧床休息，减少搬动，给予易消化饮食，保持水、电解质平衡。加强护理，体温过高者采用物理降温，密切观察病情。

（二）病原治疗

杀灭病原体是治疗本病的关键和根本措施，因此强调早期应用有效抗生素。钩体对青霉素、庆大霉素、四环素、多西环素、白霉素等多种抗菌药物敏感。首选青霉素，首剂40万U肌内注射，每6~8小时肌内注射1次，疗程7天，或至退热后3天。青霉素过敏者改用庆大霉素也有很好疗效。

赫氏反应：部分钩体病患者在接受首剂青霉素治疗后，可因短时间内（0.5~4小时）大量钩体被杀死而释放毒素，引起临床症状的加重反应，常见为突起寒战、高热或超高热，头痛、全身痛、心率和呼吸加快，继后大汗，发热骤退，严重者可出现神志不清，抽搐，呼吸心跳停止，低血压或休克，称赫克斯海默尔（Herxheimer）反应，简称赫氏反应。因此，首剂抗菌药物注射后应加强监护数小时。

赫氏反应预防及处理：采取小剂量、分次给药的方案，积极预防：首剂5万U，第1个4小时后给5万U，第2个4小时后给20万~40万U，然后每6~8小时给药1次。一旦发生，立即使用镇静药（如地西泮、苯巴比妥、氯丙嗪或异丙嗪）、激素，同时给予物理降温、输液、升压、强心、纠酸、抗休克、使用呼吸兴奋剂等。

（三）对症治疗

1. 肺出血型

及早给予镇静药和激素治疗，注意保持呼吸道通畅，给予吸氧，止血。

2. 黄疸出血型

参照急性病毒性肝炎的治疗。

（四）后发症治疗

肾功能障碍者应注意维持水、电解质平衡，避免使用对肾脏有损害的药物。颅高压者给予甘露醇、高渗葡萄糖等脱水治疗。出现心音减弱、奔马率等可给予西地兰等强心治疗后发热和反应性脑膜炎，一般采取对症治疗，短期即可自行缓解。对影响较大的脑动脉炎、眼葡萄膜炎、虹膜炎酌情给予肾上腺糖皮质激素治疗以缓解症状。

【预防】

（一）控制传染源

及时隔离、治疗患者，疫区应大力灭鼠，加强猪、犬、牛、羊等家畜粪尿的管理，并应定期检疫。

（二）切断传播途径

保护水源和食物，防止鼠和病畜尿污染，加强疫水管理，做好环境卫生及消毒工作。在收割水稻前1周放干田中积水。在流行地区和流行季节避免在疫水中游泳、嬉水、涉水，加强个人防护，防止皮肤破损，进行有水作业时，穿橡皮靴，戴橡皮手套等。

（三）保护易感人群

1. 预防接种

重点流行区的人群、一般流行区内与疫水接触者、新入疫区者、老疫区的青少年为接种主要对象。流行季节前1个月皮下接种钩体多价疫苗，每年2次，间隔半月，成人剂量第1次1mL，第2次2mL。全程注射后人体产生的免疫力可持续1年左右。

2. 药物预防

对高危人群可口服多西环素0.2g，每周1次，保护率达80%以上。对高度怀疑已受钩体感染但尚无明显症状者，可肌内注射青霉素，每天 80 万 ~120 万 U，连续 2 ~3 天。

【护理】

（一）护理评估

1. 一般情况

年龄、性别、身高、体重、营养状况、文化程度、职业、籍贯等。

2. 健康史

（1）病史：询问患者起病情况，如起病的急缓及主要症状，是否有发热、头痛、全身酸痛、四肢乏力，眼红，腿痛等。有无皮疹、黄疸及全身各部位出血情况，如呕血、便血、血尿及鼻衄等。有无剧烈头痛、呕吐、偏瘫等脑膜炎表现。经过何种处理及其效果。

（2）流行病学资料：询问当地是否有钩体病流行，有无钩体病患者及疫水接触史，接触过程中有无皮肤破损及防护措施，既往是否患过钩体病，有无预防接种史等。

3. 体格检查

生命体征及神志状态，表情，反应能力；有无呼吸困难，有无肌肉压痛、运动障碍及淋巴结肿大压痛，结膜有无充血，皮肤黏膜有无黄染、出血点、瘀斑等。

4. 实验室资料

血常规、肝肾功能、心电图、X 线检查等。

5. 心理 – 社会资料

患者对钩体病有关知识的认识及了解程度，对自身疾病的看法及康复信心，对发热等症状的心理反应、应对措施，对支付医疗费用有无困难和担心，家庭及亲友对患者的态度等。

（二）主要护理诊断

1. 体温过高

与钩体毒血症有关。

2. 疼痛

与钩体感染引起肌肉酸痛有关。

3. 活动无耐力

与钩体毒血症有关。

4. 潜在并发症

赫氏反应、窒息、出血、呼吸衰竭、肾功能衰竭、循环衰竭。

（三）护理目标

(1)患者及其亲属了解发热的有关知识并配合治疗和护理，体温得以控制，患者自述舒适感增加。

(2)患者能运用有效方法消除或减轻疼痛，主诉疼痛减轻或消除。

(3)患者活动耐力在逐渐增加，并主诉进行活动时无不适感。

(4)患者不发生并发症或并发症被及时发现和处理。

（四）主要护理措施

1. 隔离

进行血液体液隔离。

2. 休息

各型钩体病均应卧床休息，危重患者应专人守护。为减轻患者疼痛及避免诱发大出血、休克，不要随意搬动患者，并避免一切不必要的检查、操作。恢复期患者不宜过早活动，须至临床症状完全消失后方可下床活动，并逐渐增加活动量和延长活动时间。

3. 饮食

保证充足的营养，以高热量、高维生素、低脂、适量蛋白、少渣易消化的流质或半流质为宜，避免辛辣刺激性食物，以增强机体抵抗力。保证水分入量2500～3000ml/L，维持水、电解质、酸碱平衡。

4. 病情观察

①严密监测生命体征，有无心率、呼吸加快，血压下降等出血性休克的表现。②注意观察皮肤、黏膜有无出血点及瘀斑，有无腔道出血(鼻衄、咯血、呕血、便血、尿血等)，出血次数、量，有无突发面色苍白、烦躁不安、心率加快、呼吸急促、咳血丝痰，肺部出现干湿啰音等肺出血表现，一旦发现异常，应及时通知医生，做好急救药物(肾上腺素、多巴胺、回苏灵等)及器械(吸引器、气管切开包等)的准备工作。③观察黄疸、尿量、意识变化及肾衰竭的早期征象。④首剂使用青霉素后，应加强监护 6 小时，应严密观察患者体温、脉搏、血压变化，一旦发生赫氏反应，积极配合医生抢救。

5. 对症护理

(1)发热：参照总论“发热”的护理。

(2)疼痛：向患者解释疼痛的原因，指导患者深呼吸或分散注意力(播放音乐、热敷等)。疼痛剧烈不能忍受者，遵医嘱给予镇静、止痛药。

(3)肺出血的护理：肺出血为本病常见的死亡原因之一，必须引起高度重视。①患者绝对静卧，并立即给予镇静药，保持病房环境安静，尽量集中操作，避免一切不必要的检查和搬动，确保患者得到安心休息；②给氧；③保持呼吸道通畅：有大出血时，取平卧位头偏向一侧或侧卧位，防止血块阻塞呼吸道；④向患者及其家属介绍疾病的有关知识，减轻紧张情绪，避免加重出血；⑤遵医嘱使用止血药、氢化可的松等，注意输液速度不宜过快，以免加重心脏负担及加重出血。

(4)皮肤、黏膜的护理：注意做好口腔护理，保持口腔黏膜清洁。口腔黏膜出血的患者应避免剔牙或用硬毛刷刷牙，以免引起或加重牙龈出血。同时，注意防止继发感染。

6. 心理护理

保持良好的心理状态，增强患者的安全感和信任感，减轻和消除患者紧张、恐惧、焦虑情绪。鼓励安慰患者，给患者以精神上的支持，帮助建立康复的信心。

(五)效果评价

(1)患者及其家属能否说出本病发生的原因及主动配合治疗和护理，体温是否逐渐恢复正常，患者感觉是否舒适。

(2)患者疼痛是否减轻或消除。

(3)患者活动耐力是否较前有所增加，评估患者的活动耐受水平。

(4)出血或赫氏反应等并发症是否被及时发现和处理。

【健康指导】

(1)宣传普及卫生知识：讲述钩体病的消毒隔离知识、个人防护措施及预防接种的重要性。加强对各种家畜及疫水、粪便的管理，大力灭鼠，防止水、食物被污染。

(2)向患者及其家属进行有关钩体病的知识教育，如疾病发生发展过程、病情进展、治疗、预后等，指导患者及其家属及早就医、配合观察治疗。

(3)出院指导：注意休息，避免劳累，加强营养、合理饮食。如出现发音不清或失语，头痛，呕吐，肢体运动障碍，视力下降时，应及时到医院就诊，防止“后发症”。

〔思考题〕

1. 名词解释：赫克斯海默尔反应(Herxheimer reaction)、钩体后发症。

2. 钩端螺旋体病黄疸出血型、肺出血型临床表现如何？

3. 试述钩端螺旋体感染的预防。

（刘志娟）

第六章 原虫感染性疾病患者的护理

第一节 阿米巴病

由溶组织内阿米巴（entamoeba histolytica）感染人体所致疾病统称阿米巴病（amebiasis）。阿米巴病有多种临床类型，按病变部位和临床表现的不同，可分为肠阿米巴病和肠外阿米巴病。肠阿米巴病（又称阿米巴痢疾）为原发病变，主要病变部位在结肠，表现为痢疾样症状；肠外阿米巴病的病变在肝、肺或脑等脏器，表现为各脏器的脓肿，以阿米巴肝脓肿最多见。

一、肠阿米巴病

肠阿米巴病（intestinal amebiasis）是由溶组织内阿米巴所致的肠道感染。因临床上常出现腹痛、腹泻和黏液血便等痢疾样症状，故常称为阿米巴痢疾。本病主要病变部位在近端结肠和盲肠，临床特征有发热、腹痛、腹泻、果酱样黏液血便，右下腹压痛，全身症状不重。但易迁延为慢性或多次复发，也可能在肝、肺、脑等处形成迁徙性脓肿。

【病原学】

溶组织内阿米巴生活史有滋养体和包囊两个期。滋养体是溶组织内阿米巴的致病形态，在体外抵抗力弱，极易死亡。按其形态可分为小滋养体和大滋养体。小滋养体是肠腔共栖型滋养体或非致病型滋养体，不侵袭组织，伪足不明显，运动缓慢。但在一定条件下可侵入肠壁组织，吞噬红细胞和组织细胞而变成大滋养体，具有致病力，引起侵袭性结肠病灶。大滋养体是组织型滋养体或致病型滋养体，靠伪足作定向阿米巴运动，可吞噬红细胞和食物。包囊是溶组织内阿米巴的感染形态，呈圆球形，外周为透明的囊壁，内含 1～4 个核，中央有核仁。成熟的四核包囊有感染性。包囊对外界抵抗力较强。能耐受人体胃酸作用，在潮湿的环境中能存活数周或数月，但包囊对干燥、高温及化学消毒剂的抵抗力不强。

迪斯帕内阿米巴（Entamoeba dispar）是与溶组织内阿米巴形态相同，生活史相似的另一虫种，感染人类时只能寄生于肠腔，无致病能力。迪斯帕内阿米巴与溶组织内阿米巴的鉴别可通过同工酶分析、ELISA 和 PCR 分析。

【流行病学】

（一）传染源

粪便中持续排出包囊的人群，包括慢性病患者、恢复期患者及无症状排包囊者。

（二）传播途径

主要通过被包囊污染的食物、饮水、蔬菜、手等经口感染，苍蝇和蟑螂可携带包囊，也起到一定的传播作用。

（三）人群易感性

人群普遍易感，但婴儿与儿童发病机会相对较少。感染后特异性抗体滴度高，但不具有保护性，易反复感染。

（四）流行特点

分布遍及全球，多见于热带、亚热带及温带地区。感染率高低与经济水平、卫生状况及生活习惯有关。农村高于城市，夏秋季发病多，呈散发性。

【发病机制】

经口摄入被溶组织内阿米巴包囊污染的食物或水，进入消化道后，包囊能耐受胃酸的消化作用，顺利通过胃和小肠上段，至小肠下段经碱性胰蛋白酶消化液的作用脱囊，发育成4个滋养体，寄居于结肠腔内，此时成为无症状带虫者。当机体免疫力下降、胃肠功能降低时，滋养体发育并侵入肠壁黏膜，吞噬红细胞和组织细胞，破坏肠壁组织，形成溃疡。滋养体还可分泌具有肠毒素样活性的物质，引起肠蠕动增快、肠痉挛，出现腹痛、腹泻。

【病理变化】

病变主要在结肠，依次多见于盲肠、升结肠、直肠、乙状结肠、阑尾和回肠末段。病变初期为细小、散在的浅表糜烂，继而形成较多孤立而色泽较浅的小脓肿。脓肿破溃后形成口小底大，边缘不整的烧瓶状溃疡，腔内充满棕黄色的坏死物质内含溶解的细胞碎片、黏液和滋养体。溃疡间的组织大多完好，病灶周围炎症反应较少。如溃疡不断深入，导致肠出血和肠穿孔。慢性期病变，组织破坏与修复并存，结缔组织增生，形成息肉、肉芽肿或瘢痕性狭窄等。

显微镜下可见病变部位组织坏死、淋巴细胞及少量中性粒细胞浸润，若并发细菌感染，可见大量炎性细胞浸润及水肿、坏死。

【临床表现】

潜伏期一般为3周，亦可短至数天或长达数月。

（一）无症状带虫者（包囊携带者）

此型常不出现临床症状，多次粪检时可发现阿米巴包囊。当被感染者的免疫力低下时此型可转变为急性阿米巴痢疾。

（二）急性阿米巴痢疾

1. 轻型

症状轻，临床表现为轻度腹痛、腹泻、食欲减退，粪便中可发现溶组织内阿米巴滋养体和包囊。肠道病变轻微，有特异性抗体形成。当机体抵抗力下降时，可发生痢疾样症状。

2. 普通型

起病缓慢，全身中毒症状轻，多无发热或仅有低热，腹胀或腹痛、腹泻。典型表现为排黏液血便、呈暗红色果酱样，每天大便 3～10 次，每次粪便量中等、腥臭味，伴有腹胀及右侧下腹部轻压痛，多无里急后重。粪便镜检只能发现滋养体而无包囊。以上症状可自行缓解，也可因未治疗或治疗不彻底而复发或转为慢性。症状轻重与病变程度有关。

3. 重型

少见，多发生在感染严重、体弱、营养不良、孕妇或接受激素治疗者。起病突然，高热，先有较长时间的剧烈腹痛，随后排出黏液血性或血水样大便，奇臭，每天 10 次以上，伴里急后重，粪便量多、常伴呕吐、失水、甚至休克。较易并发肠出血、肠穿孔与腹膜炎。预后差，如治疗不及时，可于 1～2 周内死亡。

（三）慢性阿米巴痢疾

急性阿米巴痢疾患者未经治疗，经数十日或数周后，大部分可自行缓解；然而未经治疗或治疗不彻底者较易复发或转为慢性。急性阿米巴痢疾患者的临床表现若持续存在达 2 个月以上，则转为慢性。临床表现常为食欲不振、贫血、乏力、消瘦、腹胀、腹泻，有时排便正常，有时便秘与腹泻交替出现，排便规律改变，胃肠功能紊乱，体检时肠鸣音亢进、右下腹压痛。粪便中多可发现包囊，发作期亦可发现滋养体。

【并发症】

（一）肠道并发症

1. 肠出血

当肠黏膜溃疡深达肌层并侵及血管，可引起不同程度肠出血。

2. 肠穿孔

最严重的并发症，肠穿孔使肠腔内容物进入腹腔，导致局限性或弥漫性腹膜炎。穿孔部位多见于盲肠、阑尾和升结肠。

3. 阑尾炎

肠阿米巴病好发于盲肠部位，故易累及阑尾。

4. 结肠病变

由增生性病变引起，包括阿米巴瘤、肉芽肿及纤维性狭窄。多见于盲肠、乙状结肠及直肠等处，部分患者发生完全性肠梗阻或肠套叠。

5. 直肠－肛周瘘管

溶组织内阿米巴滋养体自直肠侵入，形成直肠－肛周瘘管，也可为直肠阴道瘘管，管口常有粪臭味的脓液流出。若只作手术治疗，常复发。

（二）肠外并发症

阿米巴滋养体自肠道经血液或淋巴蔓延至肠外远处器官，形成相应各脏器脓肿或溃疡，以阿米巴肝脓肿最多见，亦可见于其他器官如脑、肺、胸膜、心包、睾丸、前列腺、卵巢等。

【实验室及其他检查】

（一）血常规检查

轻型、慢性阿米巴痢疾白细胞总数和分类均正常；重型与普通型阿米巴痢疾并发细菌感染时，白细胞总数和中性粒细胞明显增高。

（二）粪便常规检查

粪便呈暗红色果酱状，腥臭、粪质多，含血及黏液。在粪便中可检测到滋养体和包囊。粪便标本应新鲜，无尿液混杂，保温保湿，采自患者刚排出粪便，在室温下30分钟内检查，可提高检测率。粪便做0.9%氯化钠溶液涂片镜检见大量红细胞，少量白细胞和夏科－莱登结晶。若能发现以伪足活动、吞噬红细胞的阿米巴滋养体可明确诊断。慢性患者的成形粪便经碘液或苏木素染色后镜检，能发现圆形、有4个细胞核的溶组织内阿米巴包囊。

（三）血清学检查

1. 检测特异性抗体

ELISA、IFAT、RIA检测血清中抗溶组织内阿米巴滋养体的IgG与IgM抗体。血清学检查IgG抗体阴性者，一般可排除本病。特异性IgM抗体阳性提示近期或现症感染，阴性者不排除本病。

2. 检测特异性抗原

单克隆抗体、多克隆抗体检测患者粪便溶组织内阿米巴滋养体抗原，灵敏度高，特异性强，检测结果阳性可作为本病明确诊断的依据。

（四）分子生物学检查

DNA探针杂交、PCR技术检测粪便、脓液或血液中溶组织内阿米巴滋养体的DNA，阳性有助于本病的诊断。

（五）结肠镜检查

必要时作结肠镜检查，可见大小不等的散在溃疡，表面覆有黄色脓液，溃疡间的黏膜正常。取溃疡边缘部分涂片及活检可发现滋养体。

【诊断要点】

发病前是否有进食可疑被污染食物史，是否与慢性腹泻患者、恢复期患者接触；临床表现有痢疾样黏液血便，反复发作，腹痛、腹泻、排出果酱样带有腥臭味的粪便；粪便镜检找到阿米巴滋养体和包囊可以确诊；如有典型症状但粪检未发现病原体者，可借助血清学检查或抗阿米巴治疗有效可作出临床诊断。

【治疗要点】

（一）一般治疗

急性期应卧床休息，给流质或少渣饮食。慢性患者加强营养，必要时输液或输血，腹泻严重者补液及纠正水、电解质紊乱。

（二）病原治疗

目前常用的抗溶组织内阿米巴药物有硝基咪唑类如甲硝唑、替硝唑、奥硝唑、塞克硝唑等和二氯尼特，合并细菌感染时使用抗菌药物。

（三）并发症治疗

肠出血时应及时输液、止血或输血；肠穿孔时在抗阿米巴及抗菌药物治疗的同时尽快手术治疗。

【预防】

（一）消除传染源

彻底治疗病患者及排包囊者，特别应注意检查和治疗从事饮食业的慢性病患者及排包囊者，治疗期间应调换工作，并实行消化道隔离至症状消失或大便连续 3 次找不到滋养体或包囊。

（二）切断传播途径

加强水源和粪便管理，饮水应煮沸，不吃生菜，防止饮食被污染。防止苍蝇孳生和灭蝇。平时注意个人卫生。

（三）保护易感人群

对慢性腹泻者应及时检查治疗。

【护理】

（一）护理评估

1. 一般情况

年龄、性别、身高、体重、营养状况、生育、文化程度、职业、生活习惯等。

2. 健康史

(1)病史：了解起病缓急，腹痛的部位、性质、程度；腹泻的次数、大便的颜色、性状、量，有无里急后重、是否排出暗红色带有腥臭味的粪便，患者的体质强弱，既往用药、治疗情况及疗效。

(2)流行病学资料：个人居住地，卫生习惯；既往是否患过阿米巴病；是否与慢性病患者、恢复期患者接触；当前流行情况等。

3. 体格检查

生命体征、精神、营养、体质状况，神志、面容、表情，腹痛的部位、性质、有无压痛等，肠鸣音是否亢进。

4. 实验室资料

血常规、大便常规检查、血清学检查、分子生物学检查。

5. 心理－社会资料

患者对肠阿米巴病的认识及了解程度，对腹痛、腹泻等症状的心理反应、应对措施及效果，对住院隔离的认识及适应情况，患病对工作、学习的影响，支付医疗费用有无困难；支持系统对患者的态度、对肠阿米巴病的了解程度及对消毒隔离的认识。

(二)主要护理诊断

1. 有体液不足的危险

与腹泻、发热、补给不足或摄入减少有关。

2. 疼痛

与阿米巴原虫所致肠道病变引起腹痛有关。

3. 潜在并发症

肠出血、肠穿孔。

4. 知识缺乏

缺乏对肠阿米巴病的认识及相关消毒隔离知识。

(三)护理目标

(1)患者的体液不足得到及时纠正。

(2)疼痛腹痛缓解或消失。

(3)住院期间无并发症发生或并发症被及时发现和处理。

(4)患者及其家属对肠阿米巴病及相关消毒隔离知识有一定的认识，并能按要求配合医院实施预防并发症的措施。

(四)主要护理措施

1. 消化道隔离

以消化道隔离至3次粪便检查未查出滋养体或包囊为止。餐具、便器单独使用并消毒。粪便以20%漂白粉乳剂消毒。衣被阳光下曝晒。

2. 休息和饮食

急性期或暴发型应卧床休息。给予流质或半流质或少渣高热量、高蛋白、多维生素饮食。慢性和排包囊者避免刺激性食物。

3. 密切观察病情

①生命体征、神志、面色、皮肤黏膜等变化；②腹痛、腹泻性质，大便次数、颜色、性状、量，气味、腹部有无压痛，肠鸣音是否亢进。

4. 对症护理

对剧烈腹痛、频繁腹泻者给予解痉药，如山莨菪碱(654－2)、阿托品等，亦可腹部热水袋热敷。如经适当处理后腹痛仍不缓解，应警惕并发症的发生，如肠穿孔、出血，及时给予抢救。腹泻严重至脱水或进食差者，适当静脉补液。

5. 加强基础护理及心理护理

重者做好口腔护理，皮肤护理，必要时便后温水清洗肛门及周围皮肤，并涂以润滑油，饭前便后洗手，勤换内衣裤。给予精神安慰，鼓励坚持用药，对用药反应事先做好必要的解释。

6. 送检注意事项

送检标本应新鲜，选取脓血部分，便盆应清洁，勿混入尿液。送检注意保温、快速。气温低时将便盆温热后立即送检，以免滋养体死亡而影响检出率。

7. 慢性型的护理

慢性型注意观察有无贫血并给予对症护理。

8. 积极预防并发症

向患者及其家属讲解有关并发症的表现，以便早期发现、及时处理。

(五)效果评价

(1)体液不足是否纠正。

(2)腹痛、腹泻是否减轻或消失。

(3)是否未发生并发症或并发症及时发现和处理。

(4)患者及其家属能说出本病发生的原因和隔离的意义，主动配合治疗、护理。

【健康指导】

(1)广泛宣传加强饮食管理和注意个人卫生对预防肠阿米巴病的重要意义。如定期对饮食从业人员检查，饭前便后洗手，不吃生、冷、不洁食物，避免暴饮暴食，加强锻炼，增强体质。

(2)宣传疾病相关知识：向患者及其家属讲解有关肠阿米巴的病因、传播途径、临床特征、疾病过程、治疗药物、疗程、药物不良反应及预后。告知有关消毒隔离知识、并发症的临床表现、肛门周围皮肤自我护理的方法。说明及早诊断、合理彻底治疗的重要性。讲解患病时对休息、饮食、饮水的要求。

(3)出院后每月复查大便1次，连续留检3次，以决定是否需要重复治疗。

二、肝阿米巴病

肝阿米巴病(hepatic amebiasis)是由溶组织内阿米巴通过门静脉到达肝脏，引起肝细胞溶化坏死，形成脓肿，又称阿米巴肝病，是肠阿米巴病最常见的重要肠外并发症。以长期发热、全身性消耗、肝区疼痛、肝脏肿大有压痛、白细胞总数增高为主要临床特征。约半数患者在1周或数年前曾有患肠阿米巴病的病史。肝脓肿也可在没有阿米巴痢疾的患者中出现。目前有特效的治疗药物和方法，治愈率较高。

【病原学和流行病学】

见肠阿米巴病。

【发病机制】

侵入肠壁的溶组织内阿米巴滋养体可经门静脉、淋巴管或直接蔓延侵入肝脏。如果侵入肝脏的原虫不多，且人体抵抗力强，可将原虫消灭而不造成损害。若机体抵抗力下降，或肝脏内环境发生改变，少数存活的原虫继续繁殖，可引起小静脉炎和周围静脉炎。在门静脉分支内，由原虫引起的栓塞使该部位肝组织缺血、缺氧，大滋养体从被破坏的血管内逸出，借助溶组织及原虫分裂作用造成肝组织局灶性坏死、液化而形成脓肿。自原虫侵入至脓肿形成，平均约需1个月以上。

【病理变化】

脓肿所在部位深浅不一，常为单个大脓肿，也可为多发性，多位于肝右叶顶部。肝脓肿区大片肝组织坏死液化成脓液，颜色呈巧克力酱样，质黏稠或稀薄，有肝腥味，含有溶解和坏死的肝细胞、红细胞、白细胞、脂肪、夏科－雷登晶体及残余组织等，脓肿可因不断扩大而浅表化，可向邻近组织穿破。

【临床表现】

临床表现的轻重与脓肿的位置、大小及有否继发细菌感染等有关。起病缓慢，体温逐渐升高，热型以弛张热型居多，常伴有食欲减退、恶心、呕吐、腹胀、腹泻、肝区疼痛及体重下降。肝区疼痛是肝阿米巴病重要症状，常呈持续性钝痛，深呼吸及变动体位时疼痛加剧，因脓肿多数在右叶顶部，常刺激右侧膈肌，引起右肩疼痛或右下肺炎、胸膜炎等征象。当脓肿浅表时，可在肋间隙触到显著的压痛点，肝脏肿大，有压痛及叩击痛。

【并发症】

脓肿穿破并发症以向肺实质和胸腔穿破最为多见，向右胸腔溃破可致脓胸，肝脓肿以向肺实质穿破多见，造成肝－肺－支气管瘘。也可向腹腔穿破，造成腹膜炎。向心包穿破是阿米巴肝脓肿的严重并发症，可发生心包压塞和休克。还可穿破至胃、大肠、下腔静脉、总胆管、右侧肾盂等处，造成各脏器的阿米巴病。除穿破至胃肠道或形成肝－支气管瘘外，预后大多恶劣。继发细菌感染是阿米巴肝脓肿的重要并发症。

【实验室及其他检查】

（一）血常规检查

急性期白细胞总数及中性粒细胞增多。慢性期大多正常，但血红蛋白降低。

（二）粪便常规检查

粪便找阿米巴滋养体或包囊，有助于诊断，但阳性率不高。

（三）肝脓肿穿刺液检查

典型的脓液呈棕褐色、黏稠、有腥臭味，若能在脓液中找到滋养体或检测出其抗原，则可明确诊断。

（四）肝功能检查

大部分有轻度肝受损表现，清蛋白下降，ALP 增高，胆碱酯酶活力降低等，但 ALT 等大多正常。

（五）血清学检查

血清学检查溶组织内阿米巴 IgG 抗体阴性者一般可排除本病。特异性 IgM 抗体阳性提示近期或现症感染，阴性者不排除本病。

（六）影像学检查

1. X 线检查

可见病侧膈肌抬高，运动受限，有胸腔积液。

2. B 超检查

可发现肝脓肿部位、大小、数目，也可指导穿刺抽脓的方向和深度。

3. CT 或 MRI

可显示肝内占位性病变。

（七）分子生物学检查

DNA 探针杂交、PCR 技术检测溶组织内阿米巴滋养体的 DNA，阳性有助于本病的诊断。

【诊断要点】

发病前是否生吃不洁食物；是否与慢性腹泻患者接触；是否有痢疾样黏液血便，临床以长期低热、肝脏肿大和局限性压痛，或右下胸腋中线区有压痛等为常见症状和体征；B 超检查可发现脓肿部位、大小及与皮肤距离；在 B 超指导下穿刺抽脓，抽出棕褐色脓液可确定诊断；X 线、CT、MRI 等有辅助诊断价值。

【治疗要点】

（一）一般治疗

卧床休息，加强营养。

（二）病原治疗

选择以杀灭组织内滋养体的药物为主，如甲硝唑、磷酸氯喹等药物；若继发细菌感染，应加用对细菌敏感的抗菌药物。

（三）肝穿刺引流

脓肿直径3cm以上，靠近体表，尤其经抗阿米巴治疗无好转的，可行肝穿刺引流，应于抗阿米巴药治疗2～4天后进行。

（四）并发症治疗

化脓性腹膜炎，内科治疗无效者，可在加强抗阿米巴药物及抗菌治疗的同时行外科手术引流。

【预防】

（一）控制传染源

及时、彻底治疗肠阿米巴病及带包囊者，适当肠道隔离，注意饮食卫生，如为餐饮人员应暂调离岗位。

（二）切断传播途径

提倡灭蝇及加强粪便管理。

（三）保护易感人群

对慢性腹泻者、长期低热体质较弱者应及时检查治疗。

【护理】

（一）护理评估

1. 一般情况

年龄、性别、身高、体重、营养、文化程度、职业、居住条件等。

2. 健康史

（1）病史：询问患者起病情况，有无发热，发热程度及主要热型；腹痛的部位、性质及疼痛程度；大便性状、量，次数、颜色、气味；是否同时患有其他疾病；患者的体质强弱。既往用药、治疗情况及效果。

（2）流行病学资料：个人卫生习惯；既往是否患过肠阿米巴病，是否与慢性阿米巴患者、恢复期阿米巴患者接触，当前流行情况等。

3. 体格检查

体温、血压、脉搏、呼吸，精神、营养、体质状况，神志、面容、表情，腹部有无压痛、包块，皮肤颜色、温度、弹性、是否完好。

4. 实验室资料

血常规检查、B超检查、X线、CT、MRI结果。

5. 心理-社会资料

患者对肝阿米巴病的认识及了解程度，对发热、腹痛等症状的心理反应、应对措施及效果，对住院隔离的认识及适应情况，患病对工作、学习的影响，支付医疗费用有无困难，支持系统对患者的态度、对肝阿米巴病的了解程度及对消毒隔离的认识等。

（二）主要护理诊断

1. 体温过高

与阿米巴原虫引起肝组织坏死脓肿形成有关。

2. 疼痛

与肝脓肿引起肝压痛有关。

3. 营养失调

低于机体需要量：与病程较长、长期发热及脓肿形成致大量能量消耗有关。

4. 焦虑

与环境改变、病程较长、医疗费用较高等有关。

5. 知识缺乏

缺乏肝阿米巴病的知识及相关消毒隔离知识。

6. 潜在并发症

脓胸、急性腹膜炎、继发细菌感染。

（三）护理目标

(1)体温得以控制。

(2)疼痛减轻或消失。

(3)营养有所改善。

(4)患者无焦虑或焦虑程度减轻。

(5)患者及其家属了解疾病的有关知识并能积极配合医护人员进行疾病的治疗及并发症的预防。

(6)未发生并发症或并发症被及时发现和处理。

（四）主要护理措施

1. 消化道隔离

同肠阿米巴病。

2. 休息

发热及其他症状明显时应卧床休息。

3. 饮食

给以高碳水化合物、高蛋白、高维生素、易消化饮食，以补充营养需要。有贫血者给以含铁丰富的饮食。

4. 病情观察

①注意观察体温、肝区疼痛等症状变化，有无脓肿向周围组织穿破症状；②观察营养状态，定时测量体重，注意血红蛋白的变化。

5. 对症护理

(1)高热：见总论“发热”护理。

(2)肝区痛：可采取左侧卧位或患者舒适体位以减轻疼痛，如疼痛剧烈时可按医嘱给予止痛药以减轻疼痛。

6. 用药护理

本病常用药物为甲硝唑、磷酸氯喹，应告诉患者药物名称、用法、疗程及不良反应等。

7. 肝穿刺抽脓的护理

(1)做好术前准备：术前应向患者说明手术目的、方法及术中配合的注意事项，取得患者的合作以减轻其紧张、焦虑。

(2)观察病情变化：抽脓过程中应注意观察患者的反应，并记录脓液性质、颜色、气味及数量。抽取脓液标本后如需细菌培养，应在无菌操作下，将脓液注入无菌培养管，并及时送检。

(3)加强术后护理：术后 8 小时内应严密观察患者症状及血压、脉搏、呼吸等变化，发现异常及时通知医生。嘱患者术后卧床休息 24 小时。

（五）效果评价

(1)体温是否被控制并逐渐恢复正常。

(2)疼痛是否减轻或消失。

(3)营养是否改善。

(4)患者是否无焦虑或焦虑程度减轻。

(5)患者及其家属能否说出本病发生的原因、主动配合治疗和护理。

(6)是否未发生并发症或并发症被及时发现和处理。

【健康指导】

(1)预防措施的宣教，患肠阿米巴病后进行彻底治疗，则可预防肝阿米巴病。

(2)讲述肝阿米巴病的疾病过程、检查及治疗措施，特别是肝穿刺抽脓是有效治疗措施之一，讲解此手术的有关注意事项，以使患者配合治疗。

【思考题】

1. 名词解释：阿米巴病。
2. 阿米巴痢疾与细菌性痢疾如何鉴别？
3. 试述阿米巴病患者粪便采集时的注意事项。
4. 试述肝阿米巴病肝脏穿刺引流的护理要点。

（张希奇）

第二节 疟疾

疟疾（malaria）是由人类疟原虫感染人体而引起的寄生虫病，主要由雌性按蚊叮咬传播。临床表现以反复发作的间歇性寒战、高热、继之出大汗后缓解为特征。本病在全球致死的寄生虫病中居第一位，其次是血吸虫病和阿米巴病。疟原虫先侵入肝细胞发育繁殖，再侵入红细胞繁殖，引起红细胞成批破裂而发病。间日疟及卵形疟常复发，恶性疟发热常不规则，常无复发，病情较重可引起脑型疟等发作。

【病原学】

感染人类的疟原虫共有四种，即间日疟原虫（plasmodium vivax）、卵形疟原虫（plasmodium ovale）、三日疟原虫（plasmodium malariae）和恶性疟原虫（plasmodium falciparum）。疟原虫的发育过程分两个阶段，即在人体内进行无性繁殖和在蚊体内进行有性繁殖。四种疟原虫的生活史基本相同，都是以人为中间宿主、按蚊为终末宿主。

【流行病学】

1. 传染源

疟疾患者及带疟原虫者。

2. 传播途径

疟疾的传播媒介是按蚊，经按蚊叮咬皮肤为主要传播途径。我国的传疟按蚊主要有中华按蚊、微小按蚊、嗜人按蚊及巴拉巴按蚊等。少数病例是输入带疟原虫的血液、使用含疟原虫的血液污染的注射器或母婴垂直传播。

3. 人群易感性

人对疟疾普遍易感。感染后虽有一定免疫力，但不持久。各型疟疾间无交叉免疫性。反复多次感染后，再感染时症状较轻，甚至无症状。

4. 流行特征

因该病的流行与按蚊的生态环境密切相关，具有地区性和季节性。主要流行在热带和亚热带，其次为温带。间日疟分布最广，以长江流域及南方地区最多；恶性疟多见于云南、贵州、广东、广西及海南；三日疟和卵形疟少见。发病以夏秋季较多，但热带及亚热带四季均有发病。

【发病机制】

感染之初，疟原虫在红细胞内发育阶段一般无症状。随着成批红细胞破裂、释放出裂殖子同时，伴随诱发多种细胞因子及代谢产物入血，引起临床寒战、高热、继之大汗的典型症状。反复发作或重复感染后获得一定免疫力，此时虽有小量疟原虫增殖，可无疟疾发作的临床症状，成为带疟原虫者。疟疾的严重程度主要取决于感染疟原虫的种类(原虫血症的数量)。

【病理变化】

疟疾的病理变化主要是单核－巨噬细胞系统增生。疟原虫在人体内增殖引起强烈的吞噬反应，以致全身单核－巨噬细胞系统显著增生，如肝脾肿大。间日疟与三日疟原虫的红细胞内期裂体增殖多在周围血中进行，其病变主要在单核－巨噬细胞系统。恶性疟原虫的红细胞内期裂体增殖多在内脏血管内进行，容易导致内脏损害。

【临床表现】

一般间日疟、卵形疟的潜伏期为13～15天，恶性疟7～12天，三日疟24～30天。

(一)疟疾典型表现

疟疾的典型症状为反复周期性寒战、发热、出汗缓解，临床典型发作分为以下三期：

1. 寒战期

突然发病，患者始感四肢和背部发冷，继而周身寒颤，面色苍白、唇指发绀、四肢发凉、脉速有力。同时伴头痛、关节酸痛，恶心和呕吐。持续约20分钟至1小时左右，寒战自然停止，体温上升。

2. 高热期

体温迅速上升，通常可达40℃以上，全身酸痛乏力，头痛，但神志清楚。持续2～6小时。

3. 出汗期

高热后期大汗，体温骤降，自觉明显缓解，仍感乏力，持续30分钟至1小时。

各种疟疾的两次发作之间都有一定间歇期。间日疟和卵形疟间歇期为48

小时，三日疟为72小时。恶性疟为36～48小时。数次发作以后患者常有体弱、贫血、肝大、脾大。

（二）恶性疟

恶性疟起病急缓不一，寒战可能不明显，发热则较高，其热型呈不规则，常无明显的缓解间歇期；有明显贫血，可凶险发作。

（三）脑型疟表现

脑型疟为恶性疟的严重临床类型，偶见于间日疟，其发生与微血管堵塞、低血糖及细胞因子有关。主要的临床表现为头痛、发热，常出现不同程度的意识障碍。病情险恶，病死率高。

（四）输血后疟疾

常发生于输入含疟原虫血后7～10天，国内主要为间日疟，临床表现与蚊传疟疾相同，因无肝细胞内繁殖阶段，缺乏迟发型子孢子，故无远期复发。

再燃是由血液中残余的疟原虫引起，多见于病愈后的1～4周，4种疟疾都可能出现。复发是由肝细胞内的迟发型子孢子引起的，只见于间日疟和卵形疟。多见于病愈后的3～6个月。

【并发症】

黑尿热是恶性疟疾的严重并发症之一，是指疟疾患者因严重的血管内溶血，而引起的血红蛋白尿。主要表现为急起寒战、高热、腰痛、酱油样尿（血红蛋白尿）、急性贫血与黄疸。严重者可发生急性肾功能不全。

【实验室及其他检查】

（一）血常规检查

红细胞和血红蛋白在多次发作后下降，恶性疟尤重，白细胞总数初发时可稍增，后正常或稍低，白细胞分类单核细胞常增多，并见吞噬有疟色素颗粒。

（二）疟原虫检查

是确诊疟疾简单而又最确实的根据。

（1）血液涂片染色查疟原虫，并可鉴别疟原虫种类。

（2）骨髓涂片染色查疟原虫，阳性率较血片高。

（三）血清学检查

抗疟抗体一般在感染后2～3周出现，4～8周达高峰，以后逐渐下降。常用的方法有间接免疫荧光、间接血凝与酶联免疫吸附试验等，阳性率可达90%，一般用于流行病学检查。

【诊断要点】

曾在疫区居住或去过疫区、近年有疟疾发作病史、近期接受过输血等；临床表现为典型的周期性寒战、发热、出汗、间歇期无症状，体格检查有脾、肝增大及贫血体征可初步诊断。脑型疟多发生在流行期，多急起发病、高热、寒战、昏迷与抽搐等；血涂片查疟原虫是确诊依据，一般寒战发生6小时内阳性率最高，检查阴性者可反复查，骨髓穿刺涂片染色检查疟原虫，阳性率比周围血涂片者高；如临床表现高度疑似，又无条件作镜检者或多次镜检阴性者可作诊断性治疗试验，可试用杀灭红细胞内期疟原虫的药物（如氯喹），在用药后3天内发作得到控制并不再发作者可能为疟疾，反之则可排除该病。

【治疗要点】

（一）对症支持治疗

发作期及退热后24小时应卧床休息。要注意水分的补给，对食欲不佳者给予流质或半流质饮食，至恢复期给高蛋白饮食，吐泻不能进食者，则适当补液。有贫血者可辅以铁剂。

寒战时注意保暖，大汗应及时用干毛巾或温湿毛巾擦干，并随时更换汗湿的衣被，以免受凉。高热时采用物理降温，高热患者可药物降温，发热者应严密观察生命体征的变化，详细记录出入量，做好基础护理。

（二）抗疟原虫治疗

在疟疾的治疗中既要杀灭红细胞内期的疟原虫以控制发作，又要杀灭配子体和迟发型子孢子以防止传播与复发。

1. 控制发作

（1）氯喹（chloroquine）：磷酸氯喹1g（基质0.6g）口服。6～8小时后再服0.5g（基质0.3g）。第2、3天再各服磷酸氯喹0.5g。3天总量2.5g。该药吸收快且安全，疗程短，毒性较小，是目前控制发作的首选药。部分患者服后有头晕、恶心，过量可引起心脏房室传导阻滞、心律紊乱、血压下降。

（2）青蒿素（artemisinine）衍生物：蒿甲醚针剂，首剂300 mg肌内注射，第2、3天各再肌内注射150mg；或用青蒿琥酯，成人第一天100mg，每天服2次，第2～5天50mg，每天服2次，总量为600mg。疟原虫对青蒿琥酯的耐药率很低，尤其适用于孕妇和脑型疟患者的治疗。世界卫生组织（WHO）在新版《疟疾治疗指南》中指出：静脉注射青蒿琥酯应优于奎宁作为成人重症疟疾治疗的首选。

2. 防止复发和传播

（1）伯氨喹：磷酸伯氨喹（primachin phosphate）紧接控制发作药物后口服，每天39.6mg（基质22.5 mg），连服8天。主要用于间日疟及卵形疟控制复发。恶性疟、三日疟患者服2～4天以杀灭配子体防止传播。葡萄糖-6-磷酸酶（G-6-PD）缺乏者服用后可发生急性血管内溶血。

（2）特芬喹（tafenoquine）：新药（国内尚无）0.3g，每天1次，连服7天。

3. 凶险型疟疾发作的救治

(1)迅速杀灭疟原虫无性体。

(2)改善微循环，防止毛细血管内皮细胞崩裂。

(3)维持水、电解质平衡。

(4)对症处理。

(三)并发症治疗

黑尿热：首先停用奎宁及伯氨喹，继之给予激素，碱化尿液，利尿等。

【预防】

(一)管理传染源

及时发现疟疾患者，并进行登记、管理和追踪观察。对现症者要尽快控制，并予根治。对带虫者进行休止期治疗或抗复发治疗。凡两年内有疟疾病史、血中查到疟原虫或脾大者，可在流行高峰前1个月进行集体抗复发治疗。

(二)切断传播途径

主要是防蚊灭蚊。在有蚊季节正确使用蚊帐，户外活动时使用防蚊药及防蚊设备。灭蚊措施中，除大面积应用灭蚊药外，最重要的是消除污泥积水、根除蚊子孳生场所。

(三)保护易感人群

对高疟区及暴发流行区的人群和流行地区的外来人群给予预防性服药，可用氯喹或乙胺嘧啶。

【护理】

(一)护理评估

1. 一般情况

年龄、性别、身高、体重、营养状况、生育、文化程度、职业、居住地等。

2. 健康史

(1)病史：询问患者起病经过，了解起病缓急，有无典型的周期性寒战、发热、出汗、间歇期无症状；有无高热、寒战、昏迷与抽搐等。既往用药及疗效。

(2)是否曾在疫区居住或去过疫区；是否被蚊虫叮咬；近期是否接受过输血等。

3. 体格检查

体温、血压、脉搏、呼吸，精神、营养、体质状况，神志、面容、表情；有无脾、肝增大及贫血体征；尿色、量及尿比重；有无其他病症。

4. 实验室资料

血常规、疟原虫检查、血清学检查等。

5. 心理－社会评估

患者对疟疾的认识及了解程度、对住院隔离的认识及适应情况，支持系统对患者的态度、对疟疾的了解程度及对消毒隔离的认识。

（二）主要护理诊断

1. 体温过高

与疟原虫引起的大量致热原释放入血有关。

2. 疼痛

头痛、全身痛：与高热有关。

3. 疲乏

与发热、出汗、贫血有关。

4. 潜在并发症

溶血性尿毒综合征。

5. 知识缺乏

缺乏对疟疾的认识及相关隔离知识。

（三）护理目标

（1）体温降至正常，不适感消失。

（2）疼痛减轻或消失。

（3）卧床休息期间能保证患者日常生活需要。患者能了解减轻疲劳的措施。

（4）及早发现黑尿热的早期表现。及时控制症状。

（5）患者及其家属了解疾病的有关知识并能积极配合医护人员进行疾病的治疗及并发症的预防。

（四）主要护理措施

1. 一般护理

①虫媒隔离：病室内要有防蚊、灭蚊措施；②加强休息：患者急性发作期卧床休息，间歇期应增加休息时间，以减少机体能量的消耗；③饮食：给予高热量、高蛋白、易消化的流质、半流质饮食；注意补充水分。贫血患者应给予高维生素、高蛋白质和含铁丰富饮食。

2. 病情观察

①观察发热程度及伴随症状，每天测体温 6 次，高热时随时报告医生；②对恶性疟患者应注意观察体温、神志、瞳孔、头痛、呕吐、抽搐等表现。如患者出现剧烈头痛、寒战、抽搐、颈项强直、意识障碍、呼吸衰竭或高热、腰痛、黄疸、酱油色尿时，应立即报告医生，并配合抢救。

3. 对症护理

(1)典型发作：寒颤时，予以保暖，并防止外伤。高热时予以温水擦浴，醇浴、冰敷等降温措施。遵医嘱使用氯喹等抗疟药物，并注意观察心率、血压的变化。遵医嘱使用退热药物。出汗后及时更换衣服及床单，避免受惊，避免着凉，并嘱患者多饮水防止虚脱，缓解间歇期应嘱患者安静休息以恢复体力。

(2)溶血性尿毒综合征的护理：密切观察有无黑尿热的临床表现，如突起寒颤、高热、腰痛及酱油色尿等，并及时报告医生。立即停用可能诱发溶血的药物，如：奎宁、伯氨喹啉、阿司匹林等。严格记录24小时出入水量，保证尿量每天不少于1000mL。遵医嘱应用氢化可的松和5%碳酸氢钠等药物，以减轻溶血和肾功能损害。贫血严重者，可少量多次输新鲜全血，并观察有无输血反应。

4. 用药护理

(1)使用氯喹者，除应观察胃肠道反应外，应注意观察循环系统的变化，因氯喹过量可引起心动过缓、心律失常及血压下降。

(2)服用伯氨喹啉时少数特异质患者可发生发绀或溶血反应，出现上述反应时应及时通知医生并停药。对有 G－6－PD 缺陷患者及对药物有溶血史者禁用。

(五)效果评价

(1)体温是否下降至正常。

(2)疼痛是否减轻或消失。

(3)疲乏感是否减轻或消失。

(4)未发生并发症或并发症能及时发现和处理。

(5)患者及其家属能否说出本病发生的原因、主动配合治疗和护理。

【健康指导】

(1)宣传疟疾的防治知识。及时发现并彻底治疗患者及带虫者，防止疟疾的传播。积极宣传防蚊措施、彻底消灭按蚊。主要措施是搞好环境卫生，包括清除污水，改革稻田灌溉法，发展池塘、稻田养鱼业，室内、畜棚经常喷洒杀蚊药等。搞好个人防护，包括搞好个人卫生，夏天不在室外露宿，睡觉时最好要挂蚊帐；白天外出，要在身体裸露部分涂些避蚊油膏等，以避免蚊虫叮咬。

(2)宣传预防性服药的重要性。对疟疾高发区健康人群及流行季节出入流行区的易感者，应预防性服药，成人常用服用氯喹，口服0.5g，每周1次，耐氯喹者可服用甲氟喹0.25g，每周1次，或乙胺嘧啶25mg，每周1次。孕妇、儿童宜服用氯喹作预防。

(3)患者治愈后仍应避免劳累，定期随访，如再次出现寒战、发热、大汗反复发作，应速到医院复查。

【思考题】

1. 简述疟疾典型发作的临床表现。

2. 简述疟疾的护理措施。

3. 疟疾并发黑尿病患者的护理措施有哪些?

（张希奇）

第七章　日本血吸虫病患者的护理

血吸虫病(schistosomiasis)是由血吸虫寄生于人体血管内所引起的寄生虫病。目前寄生于人体的血吸虫主要有五种，即日本血吸虫(S. japonicum)、曼氏血吸虫(S. mansoni)、埃及血吸虫(S. haematobium)、间插血吸虫(S. intercalatum)与湄公血吸虫(S. mekongi)。血吸虫病广泛分布于非洲、亚洲、南美和中东76个国家。我国只有日本血吸虫一种，因于1904年在日本首先发现而得名。

日本血吸虫病(schistosomiasis japonica)是由日本血吸虫寄生在人体门静脉系统所引起的寄生虫病。由皮肤接触含尾蚴的疫水而感染，主要病变是虫卵引起的肝、肠肉芽肿。急性期主要表现为发热、腹痛、腹泻或脓血便，肝大与压痛等，血中嗜酸性粒细胞显著增多。慢性期以慢性腹泻、肝脾大为主；晚期则以门静脉周围纤维化病变为主，可发展为肝硬化、并伴有明显门脉高压、巨脾与腹水等。有时可发生血吸虫病异位损害。

血吸虫病是一严重危害人类健康的寄生虫病。目前全世界约有2亿人口遭受感染，是世界卫生组织重点防治的疾病之一。日本血吸虫病流行于中国、菲律宾与印尼。我国主要分布在长江流域及其以南的12个省、市、自治区。20世纪50年代全国约有1000万人受感染。根据2004年疫情调查统计，全国约为84.2万人受感染，其中晚期患者有2.8万人。

【病原学】

日本血吸虫成虫雌雄异体，常雌雄合抱寄生于人或其他哺乳类动物的门静脉系统，主要在肠系膜下静脉。成虫可在人体内生存2~3年，长者可达30年。雌虫在肠壁黏膜下层末梢静脉交配产卵，一条雌虫每天可产卵1000个左右。大部分虫卵滞留于宿主肝脏及肠壁内，部分虫卵从肠壁穿破血管，随粪便入水后，在25℃~30℃时，经12~24小时孵化成毛蚴。毛蚴在水中作直线运动，钻入中间宿主钉螺，在钉螺体内发育成长，经过母胞蚴和子胞蚴二代发育繁殖，7~8周产生尾蚴，每日有数十条至百余条尾蚴不断从螺体逸出后漂浮于水面，当人、畜接触疫水时，尾蚴很快(约10秒钟)经皮肤或黏膜侵入体内，发育成童虫。童虫经微小血管或淋巴管入静脉，随血流经右心、肺、左心进入体循环，其中部分到达肠系膜静脉，随血流移至肝内门脉系统分支，发育为成虫后又逆血流移行至肠系膜静脉中产卵，重复其生活史。从尾蚴经皮肤侵入至成虫交配产卵一般需 30 天左右。

日本血吸虫生活史中，人是终末宿主，钉螺是必需的唯一中间宿主。除人外，日本血吸虫在自然界还有牛、猪、羊、狗、猫、鼠等 41 种动物可以作为它的保虫宿主。

【流行病学】

(一)传染源

受感染的人和动物是主要传染源。

(二)传播途径

主要通过皮肤、黏膜与疫水接触感染(造成传播必须具备下述三个环节：即虫卵随粪便入水、钉螺的孳生、人和动物接触疫水)。

(三)易感人群

普遍易感，以男性青壮年农民和渔民等水上作业者为多，以 10～20 岁感染率最高。感染后可获部分免疫力，这是一种伴随免疫，针对再感染的童虫有一定杀伤作用，但原发感染的成虫不被破坏，这种原发感染继续存在而对再感染获得一定免疫力的现象称为“伴随免疫”。因此，血吸虫能逃避宿主的免疫效应，这种现象称免疫逃逸(immune evasion)。但这种免疫力不持久，故可多次重复感染。特别是来自非流行区的无免疫力者如遭受大量尾蚴感染，易发生急性血吸虫病。

(四)流行特点

①地理分布：目前全世界约有 2 亿人口遭受感染，本病流行有严格的地区性，在我国主要分布于长江中、下游及其以南 12 个省、市、自治区。20 世纪 50 年代全国约有 1000 万人受感染。根据 2004 年疫情调查统计，全国约为 84.2 万人受感染，其中晚期患者有 2.8 万人。②发病季节：以夏秋季多发。

【发病机制】

日本血吸虫发育的不同阶段尾蚴、童虫、成虫、虫卵及代谢产物均可引起一系列免疫反应，但主要是由虫卵，尤其是成熟虫卵所引起肉芽肿反应是本病的基本病理改变。

(一)尾蚴引起的病变

感染初期，尾蚴侵入皮肤可引起局部速发与迟发两型变态反应，主要是由尾蚴头腺分泌的溶组织酶和其死亡后的崩解产物导致局部周围水肿、毛细血管充血和细胞浸润，该处出现红色丘疹，称为尾蚴性皮炎，持续 1～3 天消退。

(二)童虫引起的病变

童虫移行于肺时，引起肺点状出血和白细胞浸润，出现发热、咳嗽、痰中带血、荨麻疹及嗜酸性粒细胞增多等临床表现，一般在感染后 1～2 周内出现，很快消失。此与虫体代谢产物或崩解物引起的变态反应有关。在严重感染情况下，童虫可达异常部位，成熟产卵，产生产卵肉芽肿性异位损害。

（三）成虫引起的病变

成虫及其代谢产物仅产生轻微的静脉内膜炎、轻度贫血与嗜酸性粒细胞增多。

（四）虫卵引起的病变

虫卵是是引起宿主免疫反应和病理变化的主要因素。由含有毛蚴的虫卵分泌，通过卵壳上微孔释放可溶性虫卵抗原，使T淋巴细胞致敏，当致敏的T淋巴细胞再遇到这些抗原时，释放出各种抗体，吸引大量嗜酸性粒细胞、巨嗜细胞及淋巴细胞等，形成以虫卵为中心的肉芽肿。在虫卵肉芽肿中可检测出高浓度的可溶性抗原。故日本血吸虫卵肉芽肿的形成可能主要由于免疫复合物引起。虫卵周围有嗜酸性辐射样棒状物，系抗原与抗体结合的免疫复合物，称为何博礼现象（Hoeppli phenmena）。急性血吸虫病患者血清中检出循环免疫复合物与嗜异抗体的阳性率甚高，故急性血吸虫病是体液与细胞免疫反应的混合表现；而慢性与晚期血吸虫病的主要病变由虫卵引起，免疫病理变化被认为属于迟发型变态反应，近年来有人认为主要由于与细胞因子网络紊乱有关。

【病理变化】

日本血吸虫主要寄生于在肠系膜下静脉和直肠痔上静脉内，虫卵主要寄生于肝脏和结肠。

（一）结肠病变

主要在直肠、乙状结肠及降结肠。急性期黏膜充血、水肿，黏膜下层有黄褐色颗粒的虫卵结节，溃破后形成浅表溃疡，排出脓血便。慢性期由于纤维组织增生，使肠壁增厚变硬，黏膜粗糙不平，可引起肠息肉和结肠狭窄。肠系膜增厚与缩短，淋巴结肿大与网膜缠结成团，形成痞块，可发生肠梗阻。虫卵沉积于阑尾，易诱发阑尾炎。

（二）肝脏病变

早期肝脏充血肿大，表面可见黄褐色粟粒样虫卵结节。晚期肝内门静脉分支的虫卵结节形成纤维组织，使肝脏变硬、缩小，表面有大小不等的结节，形成血吸虫性肝硬化。继而引起门静脉高压、巨脾、脾功能亢进、食管下端静脉及胃底静脉曲张。

（三）异位损害

虫卵和（或）成虫寄生在门静脉系统之外的器官引起病变。以肺部与脑部多见。肺部病变为间质性虫卵肉芽肿伴周围肺泡炎性浸润。脑部虫卵肉芽肿病变以顶叶与颞叶多见，多发生在感染后6个月至1年内。

【临床表现】

临床表现复杂多样，轻重不一。因感染程度、时间、虫卵沉积部位和病程的不同，我国现将血吸虫病分为急性、慢性、晚期血吸虫和异位损害。

（一）急性血吸虫病

发生与夏秋季，以7～9月多见。男性青壮年与儿童为多。患者常有明确疫水接触史，如捕鱼、抓蟹、游泳等，常为初次重度感染。在接触疫水后数小时至2～3天内，多数患者在尾蚴入侵部位出现有瘙痒感的红色小丘疹（尾蚴性皮炎），2～3天内自行消退。从尾蚴侵入至出现临床症状的潜伏期长短不一，80%患者为30～60天，平均为40天。起病急骤，以发热等全身症状为主。

1. 发热

患者均以发热为主要症状，热度高低、期限与感染程度成正比。体温在下午或晚上较高，可达39℃～40℃，以间歇热、弛张热多见，一般无明显毒血症状。发热期限大多数为2～3周，重症者也可长达数月以上，并伴有消瘦、贫血、营养不良性水肿、恶病质、听力减退、神志淡漠、谵妄、昏迷、甚至死亡。

2. 过敏反应

以荨麻疹较常见，持续数天至1～2周，此外可出现血管神经性水肿、全身淋巴结肿大及压痛、出血性紫癜、支气管哮喘等。血嗜酸性粒细胞显著增多，具有重要诊断参考价值。

3. 胃肠道症状

腹痛、腹泻多见，每天3～5次，初为稀水便，继而出现脓血、黏液。此时粪便易找到虫卵。

4. 肝脾大

90%以上患者肝脏肿大，伴有不同程度的压痛，以肝左叶较显著。半数患者轻度脾大。

5. 肺部症状

半数以上患者在感染后两周内出现有咳嗽、气喘、胸痛。危重患者咳嗽较重、咳血痰，并有胸闷、气促等。另外重症患者可出现神志淡漠、心肌受损、重度贫血、消瘦及恶病质等，亦可迅速发展为肝硬化。

急性期一般不超过6个月，经杀虫治疗后，患者常迅速痊愈。如不治疗，则进入慢性期。

（二）慢性血吸虫病

流行区所见患者大多数属于此类。在急性症状消退而未经治疗或疫区反复轻度感染而获得部分免疫力者，病程经过半年以上，称慢性血吸虫病。病程可长达10～20年甚至更长。临床表现以隐匿型间质性肝炎或慢性血吸虫性结肠炎为主。

1. 无症状型

大多数患者无任何症状，仅在粪便普查或因其他疾病就诊时被发现有虫卵、肝大，B 超示肝脏呈网格样改变。

2. 有症状型

主要表现为血吸虫性肉芽肿肝病和(或)结肠炎。最常见症状为慢性腹痛、腹泻、贫血、消瘦、体力下降等，每天排便多次，常带血性黏液，伴里急后重。重者可有内分泌紊乱，性欲减退，月经紊乱，不孕等。主要体征有肝脾大，肝大以左叶为著。

(三)晚期血吸虫病

为慢性血吸虫病的继续和发展，主要表现为血吸虫性肝纤维化及门脉高压。病程多在 5 ~ 15 年以上。临床上可分为以下 4 型，各种类型可单独或合并存在。

1. 巨脾型

最为常见，约占 70%。脾脏明显肿大，可达脐下甚至盆腔，伴有脾功能亢进。

2. 腹水型

是肝硬化肝功能失代偿的表现，约占 25%。可见腹部膨隆、腹壁静脉曲张、腹水进行性加剧、脐疝等，常伴有贫血、消瘦、下肢浮肿。易并发出血、感染、肝性脑病而死亡。

3. 结肠肉芽肿型

以结肠病变为主。患者经常腹痛、腹泻、便秘或二者交替出现。左下腹可触及压痛及肿块。较易癌变。

4. 侏儒型

少见。是由于幼年时期反复感染血吸虫后累及内分泌腺(如脑垂体、性腺)，使其内分泌功能减退，从而影响生长发育。患者身材矮小，面容苍老，男性睾丸细小，女性无月经，缺乏第二性征，但智力正常，俗称“小老人”。

(四)异位血吸虫病

虫卵沉积在门脉系统以外的器官和组织所引起的损害，称为异位损害，或异位血吸虫病。以肺型和脑型多见。

1. 肺型血吸虫病

多见于急性血吸虫病患者。为虫卵沉积引起的肺间质性病变。轻者可无呼吸道症状，重者有气急、哮喘、胸闷或咯血，肺内有少量干湿啰音，痰中有嗜酸性粒细胞。X 线胸片检查大多数有明显的肺实质病变，可见弥漫云雾状、点片状及粟粒样浸润阴影，以中下部肺叶多见，经治疗后病变一般在3~6个月内逐渐消失。

2. 脑型血吸虫病

以青壮年多见。为虫卵沉积脑部所致。急性期见于急性血吸虫病，表现为嗜睡、意识障碍、抽搐、脑膜刺激征及锥体束征阳性等急性脑膜脑炎症状，脑脊液嗜酸性粒细胞和蛋白质偏高。慢性型多在感染3~6个月后发生，以癫痫发作为主，尤以局限性癫痫多见，脑脊液检查一般无明显变化。颅脑CT可见单侧多发性高密度结节影，多见于顶叶，也可见于枕叶。

【并发症】

（一）上消化道出血

为晚期肝硬化重要并发症，发生率约为10%。主要是肝硬化导致食管下段和胃底静脉曲张而发生出血，出血量一般较大。

（二）肠道并发症

以急性阑尾炎最常见。此外，常有结肠癌以及结肠狭窄引起不完全性肠梗阻。

（三）肝性脑病

多见于腹水型晚期血吸虫病。多由于利尿、大量放腹水等诱发。

（四）感染

因免疫功能减退、低蛋白血症极易引起感染。以急性阑尾炎最常见，其次如病毒性肝炎、伤寒、腹膜炎等。

【实验室及其他检查】

（一）血常规检查

急性期以嗜酸性粒细胞显著增多为主要特点，白细胞计数在$(10\sim30)\times10^9/L$，嗜酸性粒细胞常占20%~40%，偶有高达90%以上。慢性期嗜酸性粒细胞仍可轻中度增高，晚期可因脾功能亢进，全血细胞减少，且伴有不同程度贫血。

（二）肝功能试验

急性期患者血清中球蛋白显著增高，血清ALT也轻度增高。晚期由于肝硬化清蛋白明显降低，A/G比例下降或倒置。

（三）粪便检查

每天送检粪便1次，连续3天，从粪便中查到虫卵或孵化出毛蚴即可确诊。急性期患者粪检阳性率高，晚期患者阳性率低。

（四）免疫学检查

包括皮内试验、环卵沉淀试验（COPT）、间接血凝试验（IHA）、酶联免疫吸附试验(ELISA)测定体内特异性抗体。但抗体存在时间长，不易区分现症感染和过去感染。单克隆抗体检测患者循环抗原的微量法对诊断及考核疗效有重要意义。

(五)直肠黏膜活组织检查

乙状结肠镜检查可见肠黏膜充血水肿，黄斑、息肉、溃疡及瘢痕等病变。自病灶处(以距肛门8~10cm背侧黏膜处取材阳性率最高)取米粒大小黏膜压于两玻片之间检查有无血吸虫卵。检出活虫卵有确诊价值，其阳性率高于粪便检查虫卵。

(六)肝影像学检查

肝脏B超及CT扫描可判断肝脾大小、肝硬化程度。

【诊断要点】

(一)流行病学资料

去过流行区、有疫水接触史。

(二)临床表现

急性期有发热、荨麻疹、腹痛、腹泻消化道症状及肝脾大、血中嗜酸性粒细胞显著增多等。凡去过流行区或接触过疫水的患者有长期不明原因的腹泻、腹痛或便血、肝脾大、门静脉高压者，均应考虑慢性血吸虫病的可能。发现有巨脾、腹水、腹内痞块、肠梗阻、侏儒症等，均应考虑为晚期血吸虫病。

(三)实验室检查

1. 血常规

白细胞及嗜酸性粒细胞显著增高。

2. 粪便检查

粪便中检出虫卵或孵出毛蚴即可确诊。

3. 免疫学检查

敏感性与特异性高，有实用价值。

4. 肝功能试验

血清转氨酶轻度增高。晚期由于肝硬化，血清清蛋白降低，可有清蛋白与球蛋白比例倒置现象。

【治疗要点】

(一)一般治疗

加强营养及支持疗法，改善全身情况。

(二)病原治疗

首选药物是吡喹酮，其具有高效、低毒、可口服、疗程短等优点，可用于各期各型血吸虫病患者。

1. 急性血吸虫病

成人总剂量为120mg/kg，儿童140mg/kg，6天分次服完，其中50%必须前两天服完。超过60kg者按60kg计算。

2. 慢性血吸虫病

成人总剂量为60mg/kg，2天内分4次服完。儿童体重≤30kg者，总剂量为70mg/kg，>30kg者与成人相同剂量。

3. 晚期血吸虫病

肝功能尚好者，总剂量为40～60mg/kg，2天分次服完，每天量分2～3次服完。年老体弱或有并发症者，可按总量60mg/kg，3天内分次服完。感染严重者可按总量90mg/kg，分6天内服完。

4. 预防性服药

在接触疫水后15天口服蒿甲醚，按6mg/kg，以后每15天1次，连服4～10次；或者在接触疫水后7天口服青蒿琥酯，剂量为6mg/kg，顿服，以后每7天1次，连服8～15次。

（三）对症治疗

急性血吸虫病应住院治疗，卧床休息，降温，补充营养，注意水、电解质平衡。晚期血吸虫病按肝硬化采取综合治疗措施。腹水、上消化道出血、肝性脑病、巨脾应给予相应治疗。

【预防】

（一）控制传染源

在流行区每年对患者、病畜进行普查普治，不漏治传染源。如每年冬季对重点人群用吡喹酮40mg/kg一剂疗法，每年春秋对耕牛各治1次，剂量30mg/kg，1次灌服。

（二）切断传播途径

1. 灭螺

灭螺是切断传播途径的关键。可采用物理灭螺（土埋法）与化学灭螺（氯硝柳胺乙醇盐50%可湿性粉剂），反复进行。

2. 粪便处理

粪便须经无害处理后方可使用，防止人畜粪便污染水源，保护水源，提倡使用自来水和井水。

（三）保护易感人群

尽量避免接触疫水。严禁在疫水中游泳、洗澡、捕捉鱼虾，也不要在早晨或雨后赤足行走在河边草地上，防止接触含有尾蚴的露珠或水滴。在流行地区流行季节用吡喹酮25mg/kg一次顿服，每隔14天或1个月服药1次；必须与疫水接触时，皮肤涂擦15%邻苯二甲酸丁二酯(药效持续4小时)，或用2%氯硝柳胺(niclosamide)的脂肪酸制成的防蚴笔涂擦暴露皮肤(防护效果持续10小时以上)，或穿长统胶鞋、防护裤、戴手套，防止尾蚴进入皮肤，避免感染血吸虫病。必要时，于感染季节对重流行区特定人群或在接触疫水后15天可预防性服药。口服蒿甲醚，剂量为每次6mg/kg，以后每半个月1次，连服4～10次；或者在接触疫水后7天口服青蒿琥酯，剂量为每次6mg/kg，顿服，以后每7天1次，连服8～15次。

【护理】

(一)护理评估

1. 一般情况

年龄、性别、身高、体重、营养状况、籍贯、文化程度、职业等。

2. 健康史

(1)病史：询问患者起病情况、热程、热型；食欲情况、食量、体重变化；有无腹胀、便秘、腹泻、每天腹泻次数、性质(有无脓血便、里急后重感)及量；经过何种处理及其效果。

(2)流行病学资料：询问饮食、饮水及个人卫生情况；疫水接触史；既往是否患过血吸虫病。

3. 体格检查

生命体征、腹部症状、体征及肝脾大小、门脉高压情况等。

4. 实验室资料

血常规、肝功能检查、粪便检查、免疫学检查、结肠镜及直肠黏膜活检。

5. 心理－社会资料

患者对血吸虫病的认识了解及对血吸虫病个人防护知识的掌握程度；对发热等症状的心理反应、应对措施及其效果；对支付医疗费用有无困难；家庭及亲友对患者的态度。

(二)主要护理诊断

1. 体温过高

与血吸虫感染有关。

2. 营养失调

低于机体需要量：与血吸虫病引起肝功能损害，导致营养代谢障碍有关。

3. 腹泻

与虫卵在肠道沉积引起急性结肠炎有关。

4. 体液过多

腹水：与血吸虫性肝硬化致门静脉高压有关。

5. 潜在并发症

上消化道出血、肝性脑病、感染、急性肾功能不全。

(三)护理目标

(1)患者体温降至正常范围。

(2)患者能获得足够的营养，体重增加，血生化检查正常。

(3)腹泻等症状减轻或消失。

(4)患者腹水形成和聚集减少，表现为腹围缩小。

(5)患者住院期间未发生上消化道出血、肝性脑病等并发症，或并发症被及时发现和处理。

(四)主要护理措施

1. 休息

急性期及晚期血吸虫病肝硬化有并发症的患者需卧床休息。慢性期患者注意劳逸结合，避免劳累。

2. 饮食

①急性期患者给予高热量、高蛋白、高维生素易消化饮食。避免煎炸、油腻、产气食物；②腹泻患者应注意保暖，给予营养丰富，易消化食物，少量多餐，避免进食粗、硬、过热、多纤维刺激性食物，减少脂肪摄入；③中毒症状严重者，注意供给足够水分，保持水、电解质平衡；④晚期有腹水者，应给予低盐、适量蛋白、高热量饮食，有肝昏迷者应暂停蛋白质饮食，有贫血者给富含铁质食物。

3. 病情观察

①生命体征，尤其是体温变化；②皮疹形态、部位；③腹痛、每日腹泻次数、性状、颜色、量，并做好记录；④观察肝硬化表现：定期测体重和腹围、下肢水肿表现、肝脾大小、肝功能变化、呕血、黑便、意识。

4. 用药护理

指导患者遵医嘱按时、按量坚持服用吡喹酮。本药不良反应小，主要有头晕、头痛、乏力、恶心、呕吐、腹痛，少数可有过敏反应，于服药后0.5 ~1 小时出现，一般不需处理，数小时内可消失。若服用剂量偏大或过量，可引起严重心律失常。

5. 对症护理

(1)发热、腹泻见总论“发热”“腹泻”的护理。

(2)肝硬化并腹水，食管静脉曲张并发上消化道出血或并发肝性脑病给予相应护理。

(3)皮肤护理：少数有过敏反应，反复出现皮疹的患者，遵医嘱给抗组胺类药口服；局部用止痒软膏(剂)涂擦；避免搔抓，防继发感染。

6. 肠镜取肠黏膜作压片检查患者的护理

进行直肠镜取肠黏膜作压片检查的患者，检查前应向患者讲解检查目的、过程、注意事项，术后观察有无出血情况。

7. 心理护理

急性期因症状严重，患者担心预后，可出现恐惧、害怕心理。晚期患者因有腹水、脾大可出现自我形象紊乱、自卑。由于疾病的迁延以及治疗的需要，患者会感觉到孤独、无助，甚至出现消极情绪、自杀倾向，所以护士应主动向患者介绍血吸虫病的发病特点、临床表现、治疗措施，鼓励患者积极治疗。

(五)效果评价

(1)患者体温是否下降至正常。

(2)患者体重增减变化是否在正常范围，抽血查肝功能是否正常或好转，监测检验指标是否正常，如血清清蛋白与球蛋白之比、红细胞(RBC)、白细胞(WBC)计数等。

(3)患者腹泻症状是否减轻或消失。

(4)患者腹水是否减轻，每天测体重和腹围，监测检验指标，如血清清蛋白、球蛋白等是否达正常值。

(5)并发症是否被及时发现和处理。

【健康指导】

(1)开展预防血吸虫病的宣传教育工作，讲述血吸虫病的感染过程，对人体的危害及预防措施，宣传普查、普治及加强个人防护(如避免接触疫水，必须接触时皮肤涂擦防护剂)的意义，增加防病知识与自我保护能力。查灭钉螺，防止人粪与畜粪污染水源，提倡安全用水(用开水、自来水)。

(2)讲解疾病的相关知识及预后，鼓励患者面对现实，一旦确诊应积极治疗。尤其是急性期应及早就医，争取彻底治愈。慢性期应注意生活规律，保证充足的睡眠，增加饮食营养，戒烟戒酒，避免使用损肝药物，防止并发感染。定时复查，一旦发生并发症，如阑尾炎、血吸虫肉芽肿所致的肠梗阻等，应及时就医。对晚期血吸虫患者，应指导和帮助患者、家属掌握肝硬化的一般知识，提高自我护理能力，预防和减少肝硬化并发症的反复发作。

(3)出院指导：注意休息，避免劳累，加强营养、合理饮食，定时复查。如出现发热、腹泻、恶心、呕吐等症状时应及时就医。

〔思考题〕

1. 名词解释：免疫逃逸（immune evasion）、何博礼现象（Hoeppli phenmena）、异位损害。

2. 血吸虫病的临床表现有哪些？

3. 急性血吸虫病的临床表现有哪些？如何诊断日本血吸虫病？

4. 血吸虫病的治疗原则如何？

（刘志娟）

附录一　传染病的潜伏期、隔离期与接触者观察期

病名		潜伏期 常见	潜伏期 最短－最长	隔离期	接触者观察期
病毒性肝炎	甲型	30 天	15～45 天	自发病日起隔离 3 周	检疫 45 天，每周检查 1 次 ALT
	乙型	60～90 天	28～180 天	急性期隔离至 HBsAg 阴转，恢复期仍不转阴者，按 HBsAg 携带者处理。有 HBV 复制标志者，应调离饮食业、幼托工作。不能献血	检疫 45 天。可注射乙肝疫苗、免疫球蛋白，疑诊肝炎的幼托和饮食行业应暂停原工作
	丙型	40 天	15～182 天	急性期隔离至病情稳定	同乙型肝炎
	丁型	重叠感染 混合感染	3～4 周 6～12 周	同乙型肝炎	同乙型肝炎
	戊型	40 天	10～75 天	自发病之日起隔离 3 周	检疫 60 天
艾滋病		15～60 天	9 天至 10 年以上	隔离至病愈。不能献血。	接触者或性伴侣应医学观察 2 年
传染性非典型性肺炎		14 天	2～10 天	必须集中隔离治疗至体温正常 7 天以上；呼吸道症状明显改善；胸部 X 线照片显示阴影明显吸收	接触者须隔离医学观察 2 周
狂犬病		4～12 周	4 天至 10 年以上	病程中隔离治疗	不检疫，被狂犬或狼咬伤者应进行医学观察，观察期间应注射免疫血清及狂犬病疫苗
流行性出血热		7～14 天	4～46 天	隔离至热退	不检疫

续上表

病名	潜伏期		隔离期	接触者观察期
	常见	最短－最长		
手足口病	3～5天	2～10天	主要症状消失、热退、皮疹消退、水疱结痂后才能解除隔离。一般需2周	检疫2～10天
流行性乙型脑炎	10～14天	4～21天	隔离至体温正常	不检疫
脊髓灰质炎	5～14天	3～35天	隔离40天，第一周为呼吸道及消化道隔离，第二周以后为消化道隔离	检疫20天，观察期间可用活疫苗进行快速免疫
麻疹	10～14天	1～4周	出疹后5天	密切接触的儿童应检疫21天，如接受过被动免疫者应检疫28天
流行性腮腺炎	18天	2～3周	至腮腺肿大完全消退。约3周	成人一般不检疫，但幼儿园、托儿所及部队密切接触者应检疫3周
高致病性禽流感	1～3天	1～7天	隔离患者至少至热退后2天	医学观察1周，高危人群可接种流感疫苗
甲型H1N1流感	1～4天	1～7天	隔离至患者退热3天后	对可疑接触者应医学隔离观察7天
伤寒	伤寒10～14天	1～2周	体温正常后15天解除隔离，或症状消失后第5天起间歇送粪培养2次，阴性后解除隔离	伤寒医学观察23天，副伤寒为15天，从事饮食业人员观察期间应送粪便培养1次，阴性者方可工作
副伤寒甲、乙	副伤寒8～10天	2～15天		
流行性脑脊髓膜炎	2～3天	1～10天	症状消失后3天，但不少于病后1周	医学观察7天

续上表

病 名	潜伏期		隔离期	接触者观察期
	常见	最短－最长		
细菌性痢疾	1～4 天	数小时至 7 天	临床症状消失后 1 周或大便正常后连续粪便培养 2 次（隔天 1 次）阴性	医学观察 7 天
霍乱	1～3 天	数小时至 7 天	腹泻停止后 2 天，隔天大便培养连续 3 次阴性，解除隔离	密切医学观察 5 天
沙门氏菌感染性腹泻	1～5 小时	数小时至 3 天	临床症状消失后连续 2～3 次粪便培养阴性解除隔离	同食者医学观察 1～2 天
白喉	2～4 天	1～7 天	症状消失后，连续 2 次鼻咽分泌物培养阴性，或症状消失后 14 天	医学观察 7 天
百日咳	7～10 天	2～21 天	发病后 40 天或出现痉咳后 30 天	医学观察 21 天
新生儿破伤风	3～14 天	2 天全数月	不隔离	不检疫
鼠疫	腺鼠疫 2～4 天	1～8 天	腺鼠疫隔离至淋巴肿完全消退；肺鼠疫在临床症状消失后，痰连续培养 6 次阴性才能解除隔离	检疫 9 天
	肺鼠疫 1～3 天	数小时至 3 天		
流行性斑疹伤寒	10～14 天	5～21 天	彻底灭虱后，隔离至体温正常后 12 天	灭虱后检疫观察 15 天
钩端螺旋体病	7～14 天	2～28 天	隔离至症状消失	接触者不检疫，有疫水接触者医学观察 2 周
阿米巴病	3 周	4 天至 1 年	症状消失后连续 3 次粪检未找到滋养体及包囊，可解除隔离	不检疫

续上表

病名	潜伏期		隔离期	接触者观察期
	常见	最短-最长		
疟疾	间日疟 13~15天	11天至1年	病愈后原虫检查阴性解除隔离	不检疫
	三日疟 21~30天	14~45天		
	恶性疟 7~12天	6~45天		
猩红热	2~5天	数小时至12天	自发病日起隔离1周，或症状消失后，鼻咽拭子培养3次阴性	医学观察7~12天

（吴晓莲）

附录二　各种物品常用消毒方法一览表

物品名称	消毒方法及时间
病室空气	1. 紫外线照射，30W功率，轮流照射，每方位30分钟。 注意：先除尘，后照射，有效距离2m。 2. 过氧乙酸熏蒸，$1g/m^3$（肝炎$3g/m^3$）、20℃、1小时。 3. 甲醛溶液熏蒸$12.5\sim25mL/m^3$，作用12小时（加热法）。 注意：熏蒸时关闭门窗
门窗、家具、地面、墙壁	1. 3%~5%煤酚皂溶液擦洗。 2. 0.5%过氧乙酸溶液擦洗。 3. 0.5%~1.5%漂白粉澄清液擦洗（肝炎用3%漂白粉）
门把套	1. 0.2%~0.4%过氧乙酸溶液浸湿。 2. 强力杀菌液（84消毒液）浸湿。 3. 3%~5%煤酚皂深液浸湿。 注意：一日多次，保持湿润

续上表

物品名称	消毒方法及时间
衣服、被单	1. 高压蒸汽，压力15磅，30分钟后洗净。 2. 在肥皂水内煮沸15～30分钟后洗净。 3. 0.4%过氧乙酸溶液浸泡20分钟后洗净。 4. 甲醛溶液80mL/m^3熏蒸6小时或125mL/m^3熏蒸6小时。 5. 环氧乙烷400～1000mL/m^3，浸泡
褥垫、棉絮、枕芯、绒毯	1. 日光照射6小时。 2. 环氧乙烷400mL/m^3熏蒸12小时。 3. 甲醛溶液80mL/m^3熏蒸6小时。 注意：物品敞开，定期翻动，如有呕吐物、排泄物，应以过氧乙酸刷净后再熏蒸。
医疗、玻璃搪瓷类用具	1. 高压蒸汽。 2. 煮沸15分钟。 3. 搪瓷类用0.2%过氧乙酸溶液或84消毒液浸泡1～2小时后清洗消毒备用。 注意：先用消毒剂浸泡，洗刷后再煮沸或高压蒸汽消毒
血压计、手电筒、听诊器、热水袋、冰袋	1. 环氧乙烷熏蒸。 2. 福尔马林熏蒸。 3. 2%～3%煤酚皂溶液擦拭。 4. 0.1%苯扎溴铵溶液或0.5%过氧乙酸溶液擦拭。 5. 84消毒液或强力杀菌液擦拭
金属类物品	1. 0.1%～0.5%苯扎溴铵溶液浸泡30分钟。 2. 环氧乙烷熏蒸。 3. 高压蒸汽或煮沸。 注意：加亚硝酸钠以防锈
医疗用具、体温计	1. 0.5%过氧乙酸溶液浸泡30分钟。 2. 75%乙醇浸泡30分钟。 3. 0.1%苯扎溴铵溶液浸泡30分钟。 注意：使用前擦干药液，患者使用后应先擦干净再放置消毒液中
日常食具、药杯、用物、茶壶、漱口杯	1. 0.5%优氯净浸泡30～60分钟后洗净。 2. 84消毒液或强力杀菌液浸泡30分钟。 3. 0.2%～0.5%过氧乙酸溶液浸泡30分钟后洗净。 4. 煮沸15～30分钟。 5. 高压蒸汽。 注意：餐具去残渣，水冲净后再浸泡

续上表

物品名称	消毒方法及时间
压舌板	1. 84 消毒液(强力杀菌液)浸泡 30 分钟。 2. 0.1% ~0.2% 过氧乙酸溶液浸泡或拭擦。 3. 1% 漂白粉澄清液浸泡 30 分钟。 4. 环氧乙烷熏蒸。 5. 煮沸 15 分钟
书信、杂志、报纸、钱币、饭菜票	1. 直射阳光消毒 6 小时。 2. 高压蒸汽。 3. 环氧乙烷熏蒸。 4. 过氧乙酸熏蒸。 注意: 作废者焚烧
痰盂、面盆、痰杯、便器	1. 3% 漂白粉澄清液浸泡 1 小时。 2. 1% ~3% 煤酚皂液浸泡 1 小时。 3. 84 消毒液(或强力杀菌液)浸泡 30 分钟。 4. 紫外线照射(正反面均须照射 30 分钟)
平车、担架、轮椅	1. 0.2% ~0.4% 过氧乙酸溶液拭擦, 作用 30 ~60 分钟。 2. 3% 煤酚皂溶液拭擦, 作用 30 ~60 分钟
排泄物: 尿液、脓液、痰液、粪便等	1. 尿 1000mL、漂白粉干粉 5 ~10g 搅匀, 加盖消毒 2 小时。 2. 脓液或痰 1 份加干漂白粉 5 份搅匀置 2 小时(加盖)。 3. 脓液或痰加等量 0.5% 过氧乙酸搅匀, 加盖消毒 30 ~60 分钟。 4. 痰可盛入纸盒内焚烧。 5. 1 份粪便加 2 份 0.1% ~0.2% 过氧乙酸溶液或 10% ~20% 漂白粉乳剂搅匀, 加盖静置 2 小时
皮肤(手或污染部位)	1. 0.2% ~0.5% 过氧乙酸溶液浸泡 1 ~2 分钟后流水冲洗。 2. 2% 煤酚皂溶液浸泡 1 ~2 分钟。 3. 肥皂流动水洗刷 1 ~2 分钟。 4. 0.2% 优氯净或强力杀菌液浸泡 2 分钟
敷料	1. 煮沸 30 分钟。 2. 高压蒸汽。 3. 焚烧
残余食物	煮沸 30 分钟后倒入便池
垃圾	焚烧
其他(空药瓶、空纸盒)	用 0.2% 过氧乙酸溶液或 1% ~3% 漂白粉上清液喷洒空纸盒; 药瓶 84 消毒液浸泡消毒后作废品处理

(吴晓莲、罗森亮)

附录三　常用生物制品的预防接种方法

制品名称	性质	接种对象	接种剂量和方法	免疫期与复种	保存和效期
脊髓灰质炎（小儿麻痹）糖丸活疫苗	活/自/病毒	3个月至4岁	冬春季服三联混合疫苗，连服3次，间隔1个月	免疫期3～5年，4岁加强1次	30℃～32℃保存2天，20℃～22℃保存12天，2℃～10℃保存5个月，－20℃有效期两年
麻疹活疫苗	活/自/病毒	主要为8个月以上的易感儿童	三角肌附着处皮下注射0.2mL 注射丙种球蛋白后至少1～3个月才能注射	免疫期4～6年以上，7岁加强1次	保存于2℃～10℃，液体疫苗有效期2～3个月，冻干疫菌效期1年，开封后应在1小时内用完
流行性乙型脑炎疫苗	死/自/病毒	6个月至10岁儿童	皮下注射2次，间隔7～10天，6～12个月龄，每次0.25mL，～16岁，每次0.5mL，7～15岁，每次1mL，16岁以上每次2mL	免疫期1年，以后每年加强注射1次	保存于2℃～10℃，有效期1年，冻干疫苗有效期1年，液体3个月
甲型流感疫苗	活/自/病毒	主要为健康成年人	疫苗按1∶5生理盐水稀释后，混匀后喷入鼻内，每鼻孔约0.25mL，4小时内用完	免疫期6～10个月	2℃～8℃保存，冻干疫苗有效期1年，液体3个月
乙型肝炎疫苗	自/抗原	新生儿及易感者	全程免疫：10μg按0、1、6个月各肌内注射1次，新生儿首次应在出生后24小时内注射，HBsAg、HBeAg均阳性的母亲的新生儿出生后可先注射HBIG，2～4周后再开始0、1、6方案注射	免疫期5～9年，必要时可加强注射1次	2℃～8℃保存，有效期2年，严禁冻结

续上表

制品名称	性质	接种对象	接种剂量和方法	免疫期与复种	保存和效期
人用狂犬病疫苗	死/自/病毒	被狂犬或其他患狂犬病动物咬伤、抓伤及被患者唾液污染伤口者	咬伤者于当天和第3、7、14、30天各肌注2mL。5岁以下儿童1mL，2岁以下0.5mL。重度咬伤者可在注射疫苗前先注射抗狂犬病血清	免疫期3个月，全程免疫后3~6个月内再次被咬伤，需加强注射2次，间隔1周，剂量同左；注射6个月后再被咬伤，则需再次全程免疫	2℃~10℃，有效期液体疫苗6个月，冻干疫苗1年
冻干黄热病疫苗	活/自/病毒	出国到黄热流行地区的人员或从事黄热病研究人员	以无菌0.9%氯化钠溶液5mL溶解后，皮下注射0.5mL1次，水溶液保持低温，1小时内用完	免疫期10年	-20℃效期1.5年，2℃~10℃效期6个月
流行性斑疹伤寒疫苗	死/自/立克次体	流行地区人群	皮下注射3次，相隔5~10天，15岁以上0.5、1.0、1.0mL，14岁以下0.3~0.4、0.6~0.8、0.6~0.8mL	免疫期1年，每年加强注射1次，剂量同第3针	2℃~10℃，有效期1年，不得冻结
钩端螺旋体	死/自/螺旋体	流行地区人员	皮下注射2次，相隔7~10天，剂量：14~60岁1.0、2.0mL；7~13岁用量减半，1年后加强1针，剂量同第2针	接种后1个月产生免疫，维持1年	2℃~8℃，有效期1年
卡介苗	活/自/细菌	初生婴儿及结核菌素试验阴性的儿童	出生后24~28小时内皮内注射0.1mL	免疫期5~10年	2℃~10℃，液体菌苗效期6个月，冻干菌苗效期1年
霍乱菌苗	死/自/细菌	根据疫情安排，重点为水陆口岸人员、环境卫生、饮食业、医务人员及水上居民	皮下注射2次，间隔7~10天，6岁以下0.2、0.4mL；7~14岁0.3、0.6mL；15岁以上0.5、1.0mL，应在流行前1个月完成	免疫期3~6个月，每年加强注射1次，剂量同第2针	2℃~10℃，有效期3年

续上表

制品名称	性质	接种对象	接种剂量和方法	免疫期与复种	保存和效期
伤寒、副伤寒甲、乙三联菌苗	死/自/细菌	重点使用于部队、港口、铁路沿线工地、环境卫生及饮食业工作人员	皮下注射3次，间隔7~10天，1~6岁0.2、0.3、0.3mL；7~14岁0.3、0.5、0.5mL；15岁以上0.5、1.0、1.0mL	免疫期1年，每年加强注射1次，剂量同第3针	2℃~10℃，效期1年
霍乱、伤寒、副伤寒甲、乙四联菌苗	死/自/细菌	同上	同上	同上	同上
布氏杆菌菌苗	活/自/细菌	疫区畜牧、皮革、屠宰工作人员及兽医实验室、疫区防疫卫生人员等	皮上划痕法：儿童滴1滴，划1个1~1.5cm长的“井”字；成人滴2滴，划2个“井”字，2滴相距2~3cm。严禁注射	免疫期1年，每年接种1次	2℃~10℃，效期1年
鼠疫菌苗	活/自/细菌	重点使用于流行区人群，非流行区人员接种10天后可进入疫区	皮上划痕法：15岁以上3滴，7~14岁2滴，在每滴处各划1个“井”字，相隔2~3cm；皮下法：1次注射，15岁以上1mL，6岁以下0.3mL	同上	同上
炭疽菌苗	活/自/细菌	牧民，屠宰、皮毛、制革人员及兽医	皮肤划痕法：滴2滴菌苗于上臂外侧，相距3~4cm，每滴作“井”字划痕长1~1.5cm，严禁注射	同上	2℃~10℃，效期2年，25℃以下，效期1年
吸附精制白喉类霉素	活/自/细菌	6个月至12岁儿童	皮下注射2次，每次0.5mL，间隔4~8周	免疫期3~5年，第2年加强注射1次0.5mL，以后每3~5年注射1次，0.5mL	25℃以下，不可冻结，有效期3.5年

续上表

制品名称	性质	接种对象	接种剂量和方法	免疫期与复种	保存和效期
吸附精制破伤风类毒素	自/类毒素	破伤风患者及发生创伤后有患破伤风危险者	基础免疫全程3次，分两年完成，第1年注射2次，0.5、0.5mL相隔4～8周，第二年1次，0.5mL，均肌内注射	免疫期5～10年，加强注射一般每10年注射1次0.5mL	25℃以下暗处，不可冻结，效期3年半
百日咳菌菌、白喉、破伤风类毒素混合制剂（百、白、破混合制剂）	死/自/细菌和类毒素	3个月至7岁儿童	全程免疫分两年皮下注射4次，第1年3次，0.25、0.5、0.5mL相隔4～6周，第2年1次0.5mL	免疫期同单价制剂，全程免疫后根据情况用百日咳菌苗或百、白混合制剂或白、破二联类素加强免疫，剂量同左；注射6个月后再被咬伤，则需再次全程免疫	2℃～10℃，效期1.5年
精制白喉抗毒素	被/抗毒素	白喉患者、密切接触又未受过白喉类毒素免疫者	治疗：依病情决定，3万～10万u肌内注射或静脉（滴）注射；预防：皮下或肌内注射1000～2000u，亦可与类毒素0.5mL联合使用，分两处皮下注射	免疫期3周	2℃～10℃，液状制品有效期2～3年，冻干制品3～5年
精制破伤风抗毒素	被/抗毒素	破伤风患者及创伤后有发生破伤风可能者	治疗：新生儿24小时内1次或分次肌内注射2万～10万u，余者不分年龄均5万～20万u肌内注射或静脉注射，以后视病情追加用量；预防：不分年龄均为每次1500～3000u，皮下或肌内注射，伤势严重者剂量加倍	免疫期3周	2℃～10℃，液状制品效期3～4年，冻干制品5年

续上表

制品名称	性质	接种对象	接种剂量和方法	免疫期与复种	保存和效期
多价精制气性坏疽抗毒素	被/抗毒素	受重伤而有发生气性坏宜可能者	预防：皮下或肌内注射1万u 治疗：3万～5万u静注，同时，适量注于伤口周围组织内，以后依病情决定	免疫期3周	同上
精制肉毒抗毒素	被/抗毒素	肉毒中毒者或可疑肉毒中毒	预防：1次皮下或肌内注射每型各1000～2000u 治疗：1万～2万肌内注射或静脉注射，以后依病情决定	免疫期3周	同上
精制抗狂犬病血清	被/免疫血清	被患狂犬病的动物咬伤者	成人0.5～1.0mL/kg，儿童0.5～1.5mL/kg，半量伤口处注射，半量肌内注射，越早越好	同上	同上
乙型肝炎免疫球蛋白(HBIG)	被/免疫球蛋白	HBsAg阳性(尤其是HBeAg阳性)母亲所产新生儿，医源性或意外受HBsAg阳性血污染者	新生儿：出生后24小时内及2个月龄各肌内注射1次，每次1mL(100u) 医源性污染后立即肌内注射5mL	免疫期2个月	2℃～10℃，有效期2年
人丙种球蛋白	被/球蛋白	丙种球蛋白缺乏症患者，甲型肝炎或麻疹密切接触者	治疗：丙种球蛋白缺乏症，每次肌内注射0.15mL/kg； 预防甲型肝炎：儿童1次肌内注射0.05～0.1mL/kg，成人每次3mL； 预防麻疹：1次肌内注射0.05～1.5mL/kg(儿童最大量每次6mL)	免疫期3周	2℃～10℃，有效期3年

注：活：活疫(苗)；死：死(苗)；自：自动免疫；被：被动免疫。

（吴晓莲）

中英文词汇对照

A

阿米巴病 amebiasis
埃尔托生物型 EI Tor biotype
埃及血吸虫 S. haematobium
奥司他韦 Oseltamivir
澳洲群 L. australis

B

白喉 diphtheria
白喉杆菌 Bacillus diphtheria
白喉抗毒素 diphtheria antitoxin, DAT
白细胞 WBC
百白破 PDT
百日咳 pertussis, whooping cough
百日咳杆菌 bordetella pertussis
败血症 sopticemia
暴发型肝炎 fulminant hepatitis
变态反应 allergy
丙氨酸氨基转移酶 ALT
丙型肝炎病毒 HCV
病毒性肝炎 viralhepatitis
病毒血症 viremia
病原体 pathogen
病原体被清除 pathogen was cleared
病原携带状态 pathogen be carrier state
波摩那群 L. pomona
博代菌属 bordetella

C

产气荚膜梭状芽胞杆菌 clostridium perfringens
肠阿米巴病 intestinal amebiasis
肠产毒性大肠埃希菌 ETEC
肠出血性大肠埃希菌 EHEC
肠道病毒71型 EV71
肠毒素 CT
肠侵袭性大肠埃希菌 EIEC
肠黏附性大肠埃希菌 EAEC
肠致病性大肠埃希菌 EPEC
传播途径 route of transmission
传染病 communicable diseases
传染性 infectivity
传染源 source of infection
重叠感染 superinfection

D

迪斯帕内阿米巴 entamoeba dispar
丁型肝炎病毒 HDV
毒力 virulence
毒血症 toxemia
对流免疫电泳 CIE

E

恶性疟原虫 plasmodium falciparum

F

发病期 period of apparent manifestation
放射免疫沉淀试验 RIP
非特异性免疫 nonspecific immunity
肥达反应 Widal test
副溶血弧菌 vibrio parahaemolyticus

G

干性霍乱 cholera sicca
肝阿米巴病 hepatic amebiasis
感染 infection
感染性腹泻 infectious diarrhea
格林－巴利综合征 Guillain-Barre syndrome, GBS
钩端螺旋体 leptospira

钩端螺旋体病 leptospirosis
古典生物型 classical biotype
谷丙转氨酶 ALT,GPT
谷草转氨酶 AST,GOT
固相放射免疫测定法 SPRIA

H

海鸥弯曲菌 c. laridis
何博礼现象 Hoeppli phenmena
赫克斯海默尔反应 Herxheimer reaction
红细胞血凝素 HA
环磷酸腺苷 cAMP
环卵沉淀试验 COPT
黄疸出血 leptospira icterohemorrhagie
恢复期 conbalescent period
获得性免疫缺陷综合征 acquired immune deficiency syndrome, AIDS
霍乱 cholera
霍乱毒素 cholera toxin, CTX 或 CT
霍乱弧菌 vibrio cholerae

J

肌钙蛋白 cTnI
肌酸激酶同工酶 CK－MB
脊髓灰质炎 poliomyelitis
脊髓灰质炎病毒 poliomyelitis virus
甲型 H1N1 流感 grippe A/H1N1
甲型肝炎病毒 HAV
甲型流感病毒属 Influenza virus A
间插血吸虫 S. intercalatum
间接血凝法 PHA
间接血凝试验 IHA
间日疟原虫 plasmodium vivax
碱性磷酸酶 ALP 或 AKP
结肠弯曲菌 c. colic
金刚烷胺 amattadin
金刚乙胺 rimantadin
聚合酶链反应 polymerase chain reaction, PCR
菌血症 bacteremia

K

抗毒素 sntitoxin
抗生素相关性腹泻 antibiotic associated diarrhea, AAD
柯萨奇 A 组 16 型 CoxA16
空肠弯曲菌 c. jejuni
口腔麻疹黏膜斑 Koplik, s spots

L

立克次体血症 rickettsemia
临床感染 clinnical infection
磷酸奥司他韦 oseltamivir
磷酸伯氨喹 primachin phosphate
流感伤寒群 L. grippotyphosa
流式细胞仪 FlowCytometer, FCM
流行性 epidemic
流行性斑疹伤寒 pidemic macula typhoid
流行性出血热 epidemichemorrhagic fever, EHF
流行性脑脊髓膜炎 epidemic cerebrospinal meningitis
流行性腮腺炎 mumps
流行性乙型脑炎 epidemic encephalitis
氯喹 chloroquine
氯硝柳胺 niclosamide
卵形疟原虫 plasmodium ovale
螺旋体血症 spirochetemia

M

麻疹 measles rubeola
曼氏血吸虫 S. mansoni
湄公血吸虫 S. mekongi
酶联免疫吸附试验 enzyme-linked immuno-absorbentassay, ELISA
美国疾病控制与预防中心 CDC
免疫 immune
免疫调节剂 immunomodulator

免疫球蛋白 immunoglobulin, Ig
免疫逃逸 immune evasion
免疫性 immunity
免疫荧光试验 immunofluorescenceassay, IFA

N

难辨梭状芽胞杆菌 clostridium difficile, CD
难辨梭状芽胞杆菌相关性腹泻 clostridium difficile associated diarrhea, CDAD
脑膜炎奈瑟菌 neisseria meningitidis
脑膜炎球菌 meningococcus
凝血酶原时间 PT
凝血抑制试验 HI
脓毒血症 pyemia
疟疾 malaria

P

破伤风 DT
破伤风抗毒素 TAT
破伤风免疫球蛋白 TIG

Q

七日热群 L. hebdomadis
前驱期 prodromal period
潜伏期 incubation period
潜伏性感染 latent infection
羟丁酸脱氢酶 HBD
侵袭力 invasiveness
禽流感 avian influenza, bird flu
青蒿素 artemisinine
琼脂扩散试验 AGP
秋季群 L. autumnnalis
犬群 L. canicola

R

人类免疫缺陷病毒 human immunodeficiency virus, HIV
日本血吸虫 S. japonicum
日本血吸虫病 schistosomiasis japonica
溶血性尿毒综合征 HUS
溶组织内阿米巴 entamoeba histolytica
瑞特尔综合征 Reiter syndrome
瑞夷综合征 Reye syndrome

S

腮腺炎病毒核蛋白 NP
三磷酸腺苷 ATP
三日疟原虫 plasmodium malariae
沙丁胺醇 sabutamol
沙门氏菌 salmonella
SARS 冠状病毒 SARS - CoV
山莨菪碱 654 - 2
伤寒 typhoid fever
神经氨酸酶 NA
世界卫生组织 WHO
鼠疫 plague

T

胎儿弯曲菌 c. fetus
特芬喹 tafenoquine
特异性免疫 specific immunity
天门冬氨酸氨基转移酶 AST
同时感染 co-infection
唾液弯曲菌 c. sputorum

W

外耳病 weil's disease
弯曲菌肠炎 campylobacter enteritis
伪膜性结肠炎 pseudomembranouscolitis, PMC
魏氏杆菌 cl, wilchil
戊型肝炎病毒 HEV

X

锡克氏试验 Schick test
细菌性痢疾 bacillary dysentery
细菌性食物中毒 bacterial food poisoning
显性感染 apparent infection
新生儿破伤风 neonatal tetanus

血清肌酸磷激酶 CK
血吸虫病 schistosomiasis
血小板减少性紫癜 TTP

Y

亚临床感染 subclinical infection
严重急性呼吸综合征 severeacuterespirato-rysyndrome, SARS
乙型肝炎病毒 HBV
乙型肝炎免疫球蛋白 HBIG
易感者 susceptible
隐性感染 inapparent infection
荧光抗体法 FA
幽门弯曲菌 c. pybridis

Z

扎那米韦 zanamivir
正黏病毒科 orthomyxoviridae
致病能力 pathogenecity

主要参考文献

[1] 杨绍基,任红. 传染病学. 第7版. 北京:人民卫生出版社,2009
[2] 尤黎明,吴瑛. 内科护理学. 第4版. 北京:人民卫生出版社,2009
[3] 吴光煜. 传染病护理学. 北京:北京医科大学出版社,2002
[4] 李秋萍. 传染病护理学. 第2版. 北京:人民卫生出版社,2007
[5] 罗森亮, 贾长宽. 传染病护理学. 第1版. 长沙: 中南大学出版社, 2006
[6] 崔主编. 儿科护理学. 第4版. 北京:人民卫生出版社,2007
[7] 沈晓明, 王卫平. 儿科学. 第7版. 北京:人民卫生出版社,2010
[8] 尤黎明. 内科护理学. 第3版. 北京. 人民卫生出版社, 2006
[9] 卫生部办公厅. 手足口病诊疗指南. 2010
[10] 郑芳明. 手足口病的临床管理及护理. 南昌: 江西医学院学报, 2009;49(9):107-108
[11] 肖运平. 医学微生物学. 上海: 上海科学技术出版社, 2007

图书在版编目(CIP)数据

传染病护理学/贾长宽,罗森亮主编.—长沙:中南大学出版社,2012.8

ISBN 978-7-5487-0551-2

Ⅰ.传... Ⅱ.①贾...②罗... Ⅲ.传染病-护理学

Ⅳ.R473.5

中国版本图书馆 CIP 数据核字(2012)第 140908 号

传染病护理学

贾长宽　罗森亮　主编

□责任编辑　李　娴

□责任印制　易红卫

□出版发行　中南大学出版社

社址:长沙市麓山南路　　邮编:410083

发行科电话:0731-88876770　　传真:0731-88710482

□印　　装　长沙市宏发印刷有限公司

□开　　本　720×1000　1/16　□印张 16.75　□字数 314 千字

□版　　次　2012 年 8 月第 1 版　□2019 年 3 月第 6 次印刷

□书　　号　ISBN 978-7-5487-0551-2

□定　　价　32.00 元